大腸内視鏡の診かた
―フローチャートで考える―

〔編　著〕
棟方　昭博　弘前大学内科学第１講座教授
〔著〕
宇野　良治　弘前大学内科学第１講座

杏林書院

はしがき

　直達鏡による直腸の観察から始まった大腸内視鏡の観察は，SigmoidocameraからColonofiberscope，更にはElectric colonoscopeへと過去半世紀の間に著しい進歩がある．開発の歴史には内視鏡医と，精密光学，電気光学などに関する周辺技術者の情熱と努力および密接な協力関係があり，その結果として世界をリードする日本の消化器内視鏡学が存在している．

　現在のデジタル化された内視鏡画像は，画像解析など研究面での利用は多方面で検討されており，高画素化に伴い微小病変の発見も現実のものとなっている．一方では挿入法に関する話題も多いが，最近の挿入性の向上したスコープでは適切な指導者の下では短期間にスコープの挿入率も向上し，今や第一線の病院での消化器疾患の診断に必須な検査手段である．

　大腸の内視鏡診断が可能となってからは外科的疾患と考えられていた大腸癌が次第に内科側にシフトし，内視鏡治療のウエイトも大きくなりつつあるが，その基本は診断にある．一方，本邦では症例数も少なく，厚生省の難治性疾患に指定されている潰瘍性大腸炎とCrohn病などの炎症性疾患の近年の増加は著しく，第一線の病院での日常診療の対象疾患の一つとなりつつある．多彩な病態を呈する炎症性腸疾患は大腸での炎症の鑑別の中心となる．

　本書では「内視鏡から見た局所解剖」「炎症所見のみかたと鑑別疾患」「腫瘍の観察と診断」の総論の説明から，各論として観察した画像からフローチャートで診断過程の概説を試みた．これまでの教科書，解説書，アトラスにおいては疾患における疫学，頻度から始まり，診断の項目に内視鏡像の特徴が記されているのが一般である．すなわち，まず初めに疾患が来て，その後に内視鏡所見が来るという流れが一般的である．しかし，臨床の場では内視鏡所見から診断をするという逆の流れで思考しなければならない．本書は1～3枚の内視鏡写真を呈示し，「さあ，どう考える？　どう診断する？」といった具合に，これまでにない，極めて実際の臨床現場に近い流れで終始徹底して記述したものである．本書を読み進めるうちに，知らず知らずのうちに内視鏡所見を読む力がつくように企画した．教室例からの呈示ではあるが，できる限り普遍的な症例の選択を心がけた．大腸病変の診断には経験の積み重ねが必要ではあるが，本書を読破することにより基本的な疾患の所見の捉え方を思考の上で体験していただきたい．

　また大腸疾患の内視鏡診断の上で，研修医や若手臨床医の日常の臨床実地に役立たれることを期待したい．本書を通じて内視鏡が単なる診断器具・処置具ではなく，既知あるいは未知なるものを思考し，自己の考察能力を高めるためのものであることを実感していただければ幸いである．また，内視鏡診断にお

ける最近の話題も盛り込み，専門医にとっても読みごたえのあるものとしたつもりである．診断の方法には各派の流儀があることはいうまでもない．流派の異なる先生方には，われわれ流の診断法を楽しんでいただければ幸いである．

　なお，本書の上梓にあたって最初の企画から最終的な校正まで担当いただいた杏林書院の水内正孝氏に感謝の念をささげます．

2000年2月

棟方　昭博

目　次

総　論

Ⅰ．内視鏡からみた局所解剖 ……………………………………………………… 2
　1．回腸 ……………………………………………………………………………… 2
　2．大腸 ……………………………………………………………………………… 2
　　1 直腸 (rectum) ……………………………………………………………… 4
　　2 S状結腸 (sigmoid colon) ………………………………………………… 6
　　3 下行結腸 (descending colon) …………………………………………… 6
　　4 横行結腸 (transverse colon) …………………………………………… 6
　　5 上行結腸 (ascending colon) ……………………………………………… 7
　　6 盲腸 (cecum) ……………………………………………………………… 8
　　7 回盲弁 (ileocecal valve) ………………………………………………… 8
　　8 大腸の組織, 表面構造 …………………………………………………… 8
　3．肛門 ……………………………………………………………………………… 8

Ⅱ．炎症所見のみかたと鑑別診断 ………………………………………………… 9
　1．病変の分布, 色調. 潰瘍随伴の有無 ………………………………………… 9
　◆◇◆通常内視鏡による炎症の観察法◆◇◆ ……………………………… 9
　　1 潰瘍性大腸炎 ……………………………………………………………… 11
　　2 Crohn病 …………………………………………………………………… 11
　　3 虚血性腸炎 ………………………………………………………………… 11
　　4 回盲部から横行結腸の炎症 ……………………………………………… 12
　　5 直腸の炎症 ………………………………………………………………… 12
　　6 全大腸に及ぶ炎症 ………………………………………………………… 12
　2．潰瘍所見と鑑別 ……………………………………………………………… 13
　　1 潰瘍の分布 ………………………………………………………………… 13
　　2 円形潰瘍 …………………………………………………………………… 14
　　3 不整形潰瘍 ………………………………………………………………… 15
　　4 縦走潰瘍 (linear ulcer, longitudinal ulcer) …………………………… 16
　　5 輪状潰瘍 (circular ulcer) ………………………………………………… 17
　　6 瘢痕 ………………………………………………………………………… 17
　　7 潰瘍周辺粘膜の性状 ……………………………………………………… 18

i

Ⅲ．腫瘍の観察と診断 ……………………………………………… 20

1. 存在診断 ……………………………………………………… 20
2. 部位診断 ……………………………………………………… 22
3. 大きさ診断 …………………………………………………… 23
4. 形態診断 ……………………………………………………… 24
5. 質診断（識別判断） ………………………………………… 25
6. 深達度診断 …………………………………………………… 27
7. 副病変診断 …………………………………………………… 29
8. 治療法の選択 ………………………………………………… 30
9. 表面構造について …………………………………………… 32

Ⅳ．形態診断における感度，特異度 …………………………… 33

各 論

1. 潰瘍性大腸炎(1) …………………………………………… 38
2. 潰瘍性大腸炎(2) …………………………………………… 41
3. 潰瘍性大腸炎(3) …………………………………………… 43
4. 潰瘍性大腸炎(4) …………………………………………… 46
5. Crohn病 ……………………………………………………… 48
6. 好酸球性大腸炎 ……………………………………………… 50
7. アミロイドーシス …………………………………………… 53
8. アメーバ赤痢 ………………………………………………… 55
9. 細菌性赤痢 …………………………………………………… 57
10. 出血性大腸炎 ………………………………………………… 59
11. 偽膜性腸炎(1) ……………………………………………… 61
12. 偽膜性腸炎(2) ……………………………………………… 61
13. 偽膜性腸炎(3) ……………………………………………… 61
14. cap polyposis ………………………………………………… 64
15. Behçet病(1) ………………………………………………… 67
16. Behçet病(2) ………………………………………………… 69
17. Behçet病(3) ………………………………………………… 71
18. Behçet病(4) ………………………………………………… 73
19. 単純性潰瘍 …………………………………………………… 75
20. 腸結核 ………………………………………………………… 77
21. 腸結核瘢痕 …………………………………………………… 79
22. 腸結核 ………………………………………………………… 81

23.	有茎性腺腫(1)	*83*
24.	有茎性腺腫(2)	*85*
25.	有茎性腺腫(3)	*87*
26.	有茎性腺腫(4)(腺腫内癌①)	*89*
27.	有茎性腺腫(5)(腺腫内癌②)	*92*
28.	平坦腺腫(1)	*94*
29.	平坦腺腫(2)	*97*
30.	平坦腺腫(3)	*99*
31.	平坦腺腫(4)	*99*
32.	平坦腺腫(5)	*99*
33.	IIa集簇型腺腫(1)	*101*
34.	IIa集簇型腺腫(2)	*103*
35.	IIa集簇型腺腫(3)	*105*
36.	IIa集簇型腺腫(4)	*108*
37.	平坦腺腫(6)	*109*
38.	平坦腺腫(7)	*111*
39.	扁平腺腫	*112*
40.	sm癌(1)Isp型	*114*
41.	sm癌(2)Isp型	*117*
42.	sm癌(3)Is型	*119*
43.	sm癌(4)Is型	*121*
44.	sm癌(5)IIa集簇型	*124*
45.	sm癌(6)IIc＋Is型	*126*
46.	sm癌(7)IIc＋IIa型	*128*
47.	sm癌(8)IIc＋IIa型	*129*
48.	sm癌(9)IIa＋IIc型	*131*
49.	sm癌(10)—non-lifting sign①	*134*
50.	sm癌(11)—non-lifting sign②	*136*
51.	進行癌(1)—non-lifting sign③	*138*
52.	sm癌(12)—non-lifting sign④	*140*
53.	sm癌(13)Isp型	*142*
54.	sm癌(14)IIc＋Isp型	*145*
55.	sm癌(15)IIc型	*148*
56.	sm癌(16)IIa＋IIc型	*150*
57.	sm癌(17)IIa＋IIc型	*153*
58.	sm癌(18)IIa＋IIc型	*155*
59.	進行癌(2)	*157*
60.	進行癌(3)	*159*
61.	sm癌(19)IIb型	*161*
62.	進行癌(4),後腹膜膿瘍	*162*

63.	ポリポーシス(1)	164
64.	ポリポーシス(2)	166
65.	若年性ポリープ(1)	167
66.	若年性ポリープ(2)	169
67.	CMSEP	170
68.	カルチノイド(1)	172
69.	カルチノイド(2)	172
70.	平滑筋腫	175
71.	リンパ管腫	177
72.	脂肪腫(1)	177
73.	脂肪腫(2)	179
74.	平滑筋肉腫	180
75.	腸管嚢腫様気腫症	181
76.	悪性リンパ腫	183
77.	放射線腸炎(1)	185
78.	放射線腸炎(2)	187
79.	放射線腸炎(3)	187
80.	子宮癌の直腸浸潤	188
81.	膀胱癌の直腸浸潤	191
82.	直腸癌(1)	193
83.	直腸癌(2)	195
84.	悪性リンパ腫	195
85.	子宮癌の直腸浸潤	195
86.	直腸癌(3)	198
87.	直腸癌(4)	200
88.	宿便性潰瘍(1)	201
89.	宿便性潰瘍(2)	203
90.	宿便性潰瘍(3)	203
91.	直腸粘膜脱症候群(MPS)	204
92.	急性出血性直腸潰瘍	206
93.	内痔核	207
94.	直腸静脈瘤	208
95.	虚血性腸炎(1)	210
96.	虚血性腸炎(2)	212
97.	虚血性腸炎(3)	214
98.	腸梗塞(1)	216
99.	腸梗塞(2)	216
100.	腸梗塞(3)	216
問題と解説		219

Ⅰ. 内視鏡からみた局所解剖
Ⅱ. 炎症所見のみかたと鑑別診断
Ⅲ. 腫瘍の観察と診断
Ⅳ. 形態診断における感度, 特異度

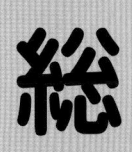
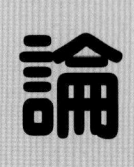

I. 内視鏡からみた局所解剖

　現在，内視鏡は消化管の画像診断の中心的存在であると言って過言ではない．しかし，あくまでも内視鏡は管腔からの観察であり，限界もあることを忘れてはならない．例えば，解剖学的区分は通常腹腔側からみた区分であり，内視鏡検査では厳密に区分することは必ずしも容易ではない．

1. 回　腸

　回腸の内径は1.5〜2.5cmで肛側に行くにつれ狭くなる．小腸の粘膜面には粘膜，粘膜下層からなる**輪状ひだ**（circular fold, Kerckringひだ）があり（図1），回腸で1〜2mmである．通常の内視鏡観察でも長さ1mmの**絨毛**（villi）は絨毯様の表面構造としてみられるが，絨毛の基部の腸腺の溝（陰窩）は認識できない．絨毛の間質の中には毛細血管が入り込んでおり，同部の浮腫や出血も内視鏡的に観察可能である．拡大内視鏡のレベルでは個々の絨毛の大きさや形態色調の変化がより明瞭となる．

2. 大　腸

　大腸の平均の長さは男性161cm（99〜246cm），女性158cm（91〜369cm）である．大腸は盲腸，結腸，直腸に大きく区分され，結腸はさらにＳ状結腸，上行結腸，横行結腸，下行結腸に区分される．内径の最大は盲腸（8.5cm）で最小はＳ状結腸（2.5cm）である．盲腸からＳ状結腸まで筋層の外層をなす縦走筋が集まり3本（前壁に1本，後壁に2本）の**結腸紐**（taenia libera）を形成する（図2）．横行結腸，上行結腸ではこの3本の紐により管腔がtriangleとなる．結腸を内腔からみた場合，節目のように観察されるfoldを**結腸半月ひだ**（semilunar fold）といい，それによって仕切られた膨らみを**結腸膨起**（haustra）という．ハウストラはラテン語由来で水を汲み上げるための鎖のように連ねた袋の形を意味し，正しくは漿膜側からみた解剖用語である．以下，各部位の区分につき

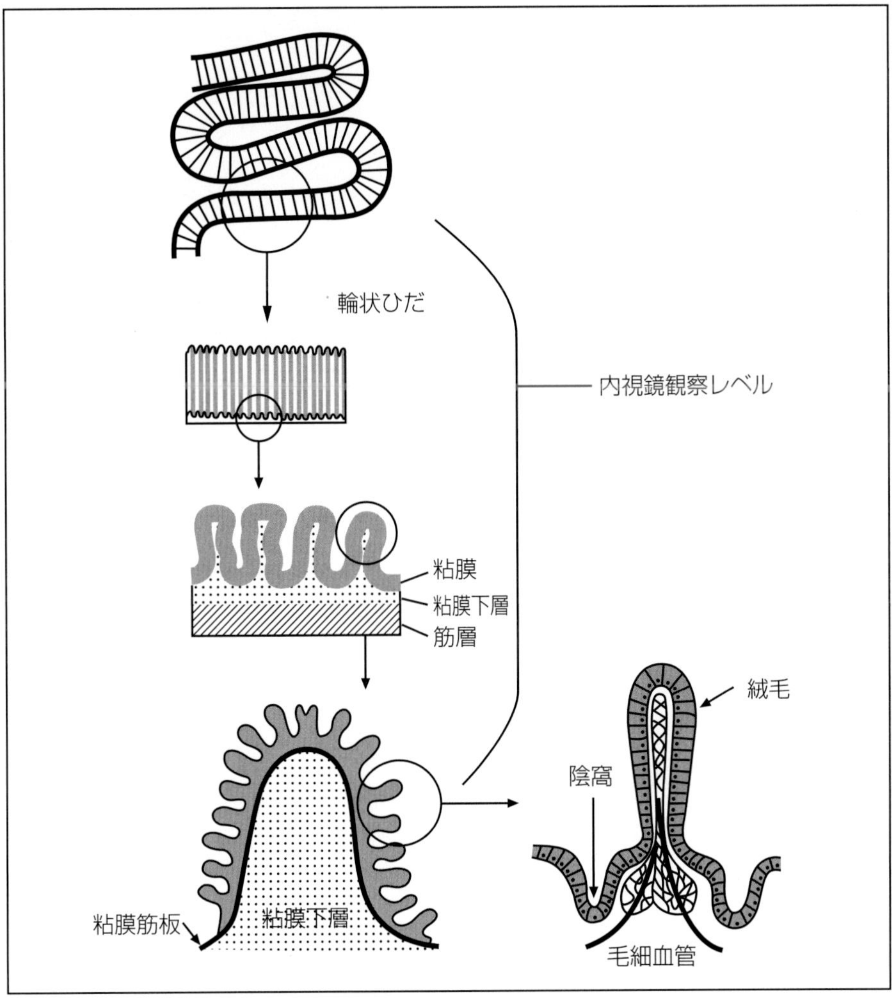

図1 小腸の輪状ひだと絨毛

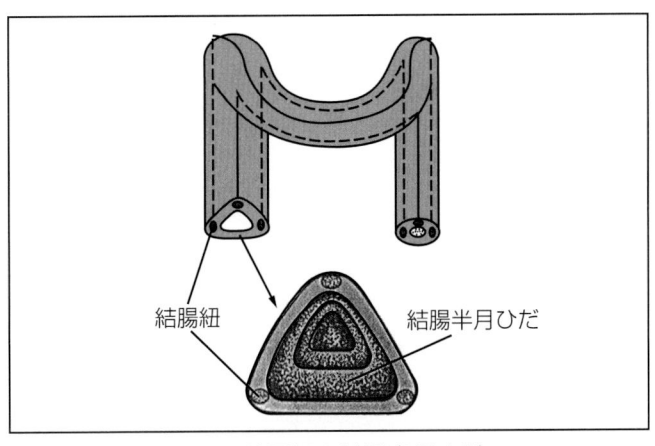

図2 結腸紐と結腸半月ひだ

内視鏡の挿入順に解説する．

1 直腸（rectum）

内視鏡を肛門から挿入すると直腸膨大部（rectal ampulla）の内腔に**直腸横ひだ**（upper, middle, lower）がみられる．上，下直腸横ひだは左側にある．右側にある中直腸横ひだは腹膜反転部にほぼ一致するため，ここまでを下部直腸（Rb）とみなしてよい．これより口側が上部直腸（Ra），さらに直腸S状部（Rs）と続く．大腸癌取扱い規約ではRsは岬角の高さより第2仙椎下縁までで，Raは第2仙椎下縁から腹膜反転部とされているが，内視鏡的に内腔から区分することは出来ない．図3におよその関係を示すが，この付近に病変を認めた場合は肛門縁

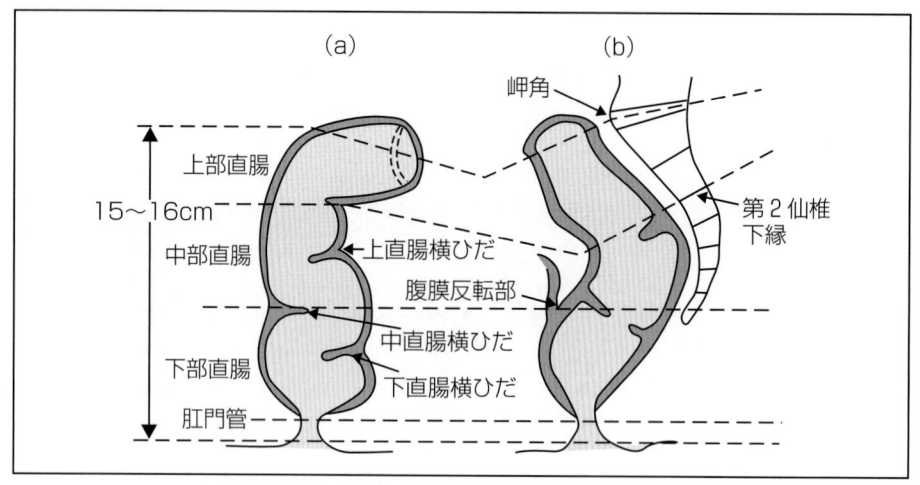

図3　直腸の区分

からの距離で記録するのが実際的である．壁の区分は前壁，後壁，左側壁，右側壁とする．内視鏡のテレビモニター画面ではアップをかけると必ず上方に移動し，ダウンでは下方に移動する．左右アングルも同様に左は左，右は右に移動する．患者が左側臥位の場合，内視鏡の操作部が垂直の場合は図4のAのようにモニター画面上の上は右側壁に位置する．操作部の傾きを水平にした場合は90度画面が時計軸方向に回転し，アングルをダウンにして接近するのが前壁，アップで接近するのが後壁である（図4-B）．左右アングルは右に回すと右側壁，左に回すと左側壁に接近する．直腸にかかわらず，患者の体位やスコープのねじれにかかわらず，すばやく位置関係を知る方法は液体の貯留方向の確認である．液体が貯留している方向が患者の下方であり，患者の体位が如何なる場合でもこの方法により位置関係を知ることができる（図5）．なお，米国の教科書では直腸を直腸横ひだの位置で区分し，肛門から下直腸横ひだまでをlower rectum，さらに上直腸横ひだまでをmiddle rectum，それより口側をupper rectumとしている．

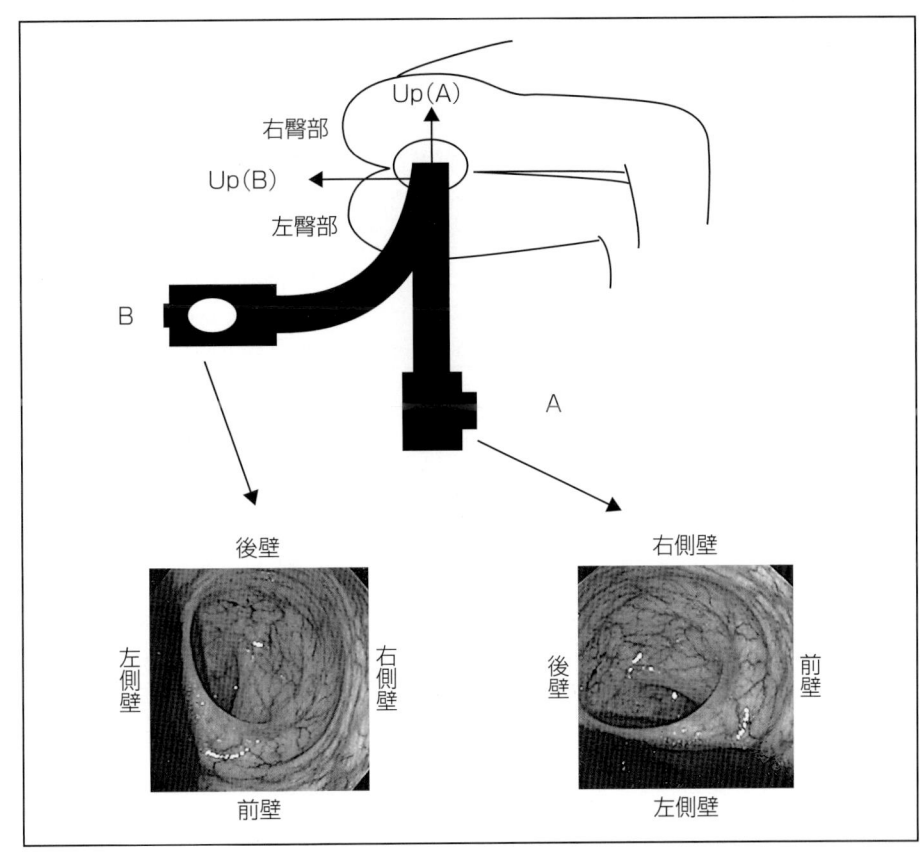

図4　直腸におけるスコープとモニター画面の関係

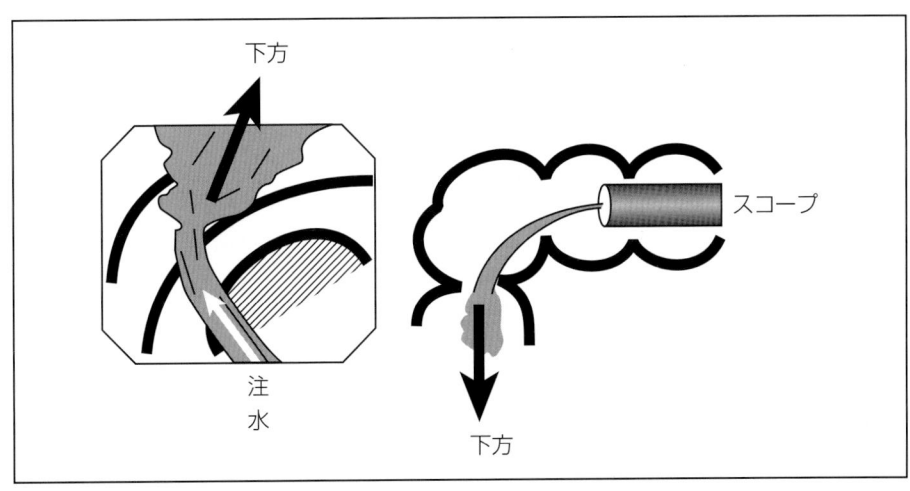

図5　モニター画面で天地方向を知る方法
　　　液体が流れた方向が下方である．

2　S状結腸（sigmoid colon）

　解剖学的に直腸と上行結腸の間の腸間膜を有する区間を示すが，内視鏡的にRsとの境界を認識するのは困難である．一般的に直腸は肛門縁から15，6cmであるので，それより口側から上行結腸までをS状結腸とみなす．固定されている直腸と異なり，小腸や横行結腸と同様に間膜で付着しているのみなので，たやすく移動し，立体的には直腸や下行結腸よりも腹壁側に位置する（図6）．

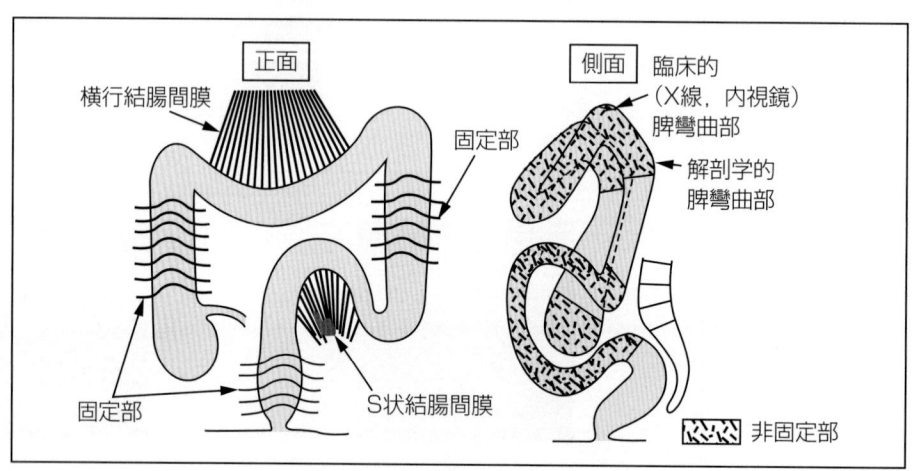

図6　結腸間膜と固定部の関係

3　下行結腸（descending colon）

　S状結腸と下行結腸の移行部（sigmoid/descending juntion；SD移行部）から左結腸曲（脾彎曲部）までをいう．**解剖学的左結腸曲**は固定部の上縁であるが，X線学的，内視鏡的（いわば**臨床的左結腸曲**であり，最も高位にある）位置と異なる．後面は後腹膜に固定されており，前面3分の2は腹膜に被われている．SD移行部は固定部と非固定部の境界であり，下行結腸から引き抜いて来た時，いきなりずるりと抜けてあっと言う間にどんどん管腔が向こうに行ってしまう部位である．

4　横行結腸（transverse colon）

　左結腸曲から右結腸曲（肝彎曲部）の区間をいう．結腸曲は腸間膜を有する横行結腸が後腹膜に固定された上行，下行結腸に移行する境界線と定義されている．左結腸曲は大腸のなかで最も高位にあり，最大鋭角を形成する．側面でみると横行結腸は下行結腸の前方に位置し，S状結腸同様に間膜で固定されているため移動しやすく，間膜のゆるみにより著しく下垂していることがある．

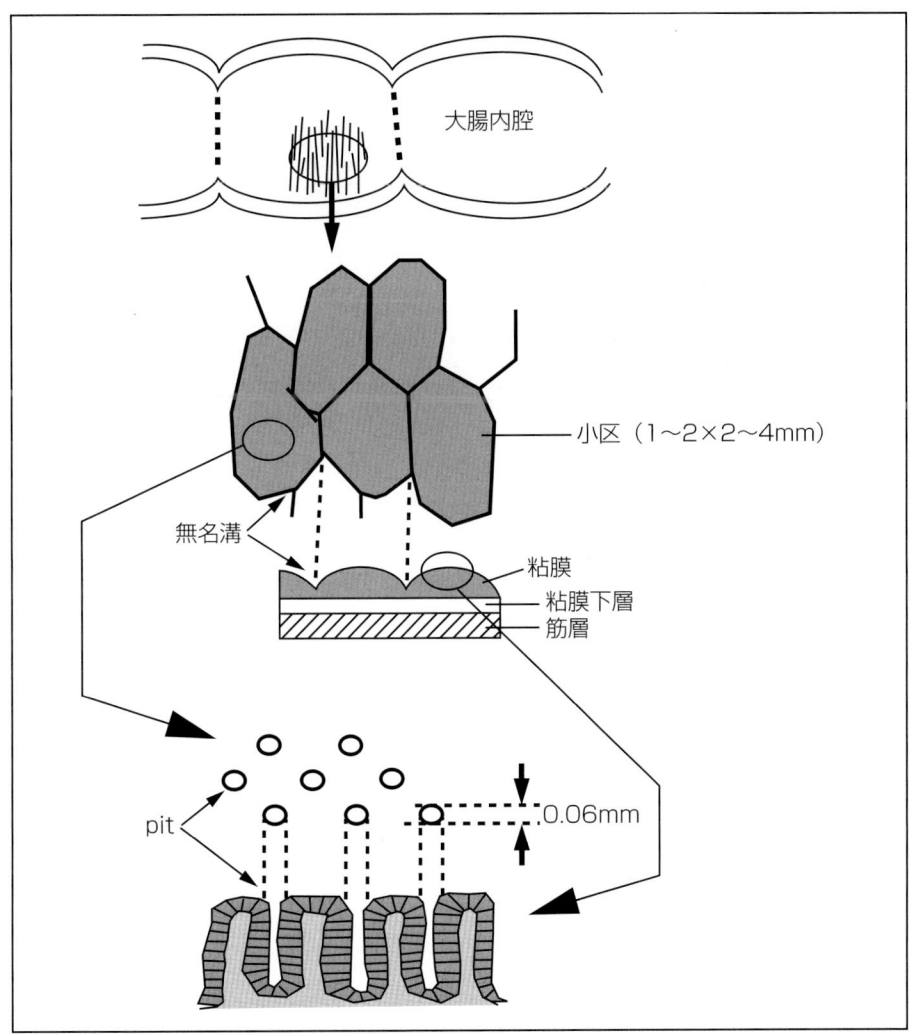

図7 大腸粘膜の無名溝と腸腺開口部（pit）の関係

5 上行結腸 (ascending colon)

　右結腸曲から盲腸までの区間であり，後腹膜に固定されている．ただし，右結腸曲は肝臓の右葉下面に位置し，固定されていない．上行結腸は下行結腸同様に横行結腸よりも背側に位置する．

6　盲　腸（cecum）

　盲腸は長さ（6.5cm）よりも幅（8.5cm）の方が大きく，上行結腸との境界は回盲弁の上唇である．虫垂の入り口（虫垂口，appendiceal orifice）は不完全な弁を形成している．

7　回盲弁（ileocecal valve, Bauhin弁）

　丁度，口唇に似たこの移行部は大腸の内側後方に位置する．内視鏡が屈曲なく挿入された場合は，モニター画面の左側に位置する．上唇（upper lip）と下唇（lower lip）に分かれる．盲腸の内圧の上昇でこの弁は細く平坦化し閉鎖する．すなわち，過度の送気により回腸への内視鏡挿入は困難となる．

8　大腸の組織，表面構造

　大腸は粘膜，粘膜下層，筋層，漿膜の4層よりなる．粘膜は1層の円柱上皮からなり，深い管状の陰窩（長さ0.5〜0.7mm）がみられる．この陰窩は内視鏡的に小さな円形の**腸腺開口部**（pit）としてみられる．大腸粘膜には小区を形成する**無名溝**があり，X線学的にはfine network patternを形成する．上行，横行，下行結腸では横軸に長く平均1×3〜4mm，S状結腸から直腸ではやや四角形に近くなり直径2mmの大きさである．この小区には数十のpitが存在する（図7）．

3．肛門

　肛門管（anal canal）は3cmほどであるが，内視鏡では近接し過ぎで観察は難しい．しかし，直腸内反転で肛門洞，肛門柱付近の観察は可能である．肛門管で扁平上皮で被われている部位は痛覚のレセプターがあるので生検には注意を要する．肛門の位置は腹側正中を12時として時計回転方向で表示する．

炎症所見のみかたと鑑別診断

1. 病変の分布，色調．潰瘍随伴の有無

多くの炎症性腸疾患では何らかの形で虚血や感染の要素が関与しており，時期を逸すると診断が困難になる．また，形態から疾患を診断する場合，その疾患に特徴的な所見を呈する時期があるが，その前後での診断は困難なことも少なくない．例えば，虚血性腸炎では急性期の早い時期（超急性期）には発赤，浮腫，出血を認めるが，この時点では憩室炎なのか，感染性腸炎なのか鑑別は難しく，その後，粘膜が脱落し典型的な潰瘍を生じた段階で診断が容易となる．また，同じ発生機序であってもその重症度により異なった形態を示す．例えば，同じ虚血性腸炎でも，虚血・炎症の程度が強い場合は軽症と異なり粘膜下層を中心とした線維化によって管腔が狭小化した狭窄型となる．

◆◇◆通常内視鏡による炎症の観察法◆◇◆

通常の内視鏡検査で粘膜面の形態，色調，光沢の観察により炎症の状態を把握できる．結腸半月ひだ，直腸横ひだの肥厚は**浮腫**を表す．foldの消失と管腔の狭小，変形があれば粘膜下層の線維化を考える．送気やスコープの接触だけで出血する粘膜は粘膜間質の浮腫・細胞浸潤や粘膜自体のもろさ（friability）を間接的に表している．赤色（点状；petechia，斑状；erythema）は粘膜間質，粘膜下層の赤血球浸潤を表し，**白い粘膜像**は粘膜間質の炎症細胞浸潤（リンパ球，肥満細胞，好酸球など）あるいは粘膜下層の線維化を表す．その他，光の反射により，その表面がなめらかなのか，粗ぞうなのか判別可能である．なめらかであれば，大きな反射面を形成し，粗ぞうであれば**乱反射**がみられる（図8）．粘液，粘膜の脱落物質，粘血膿性の分泌物があれば粘膜面の炎症や壊死が盛んなことを意味しており，それらがなく出血のみの場合は何らかの原因で血管が破綻している病態を考える．

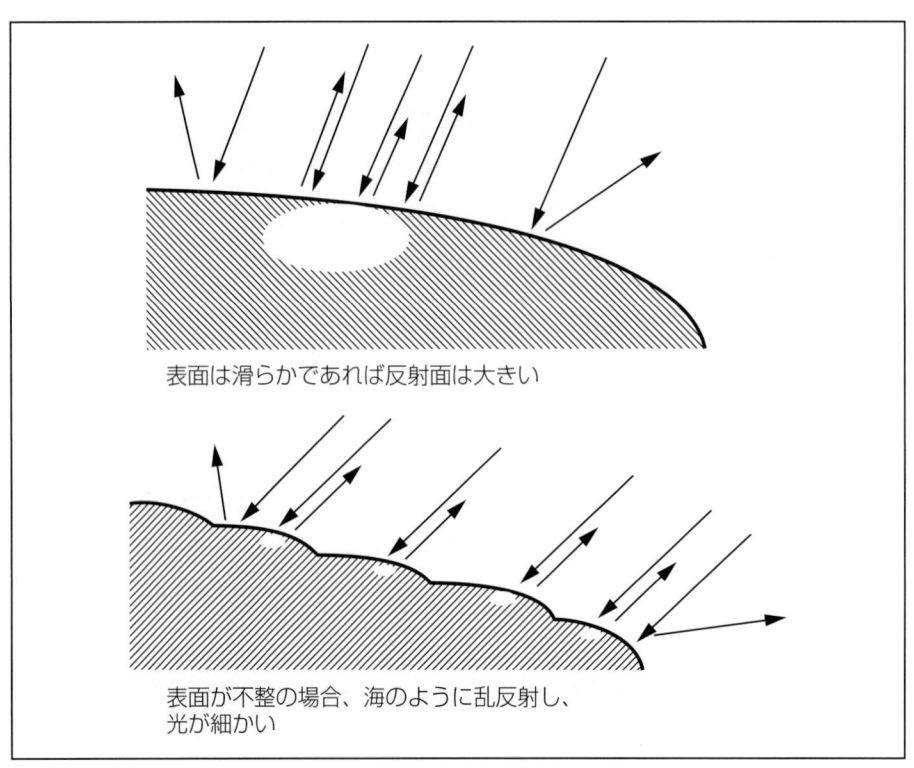

図8 粗ぞう粘膜の乱反射

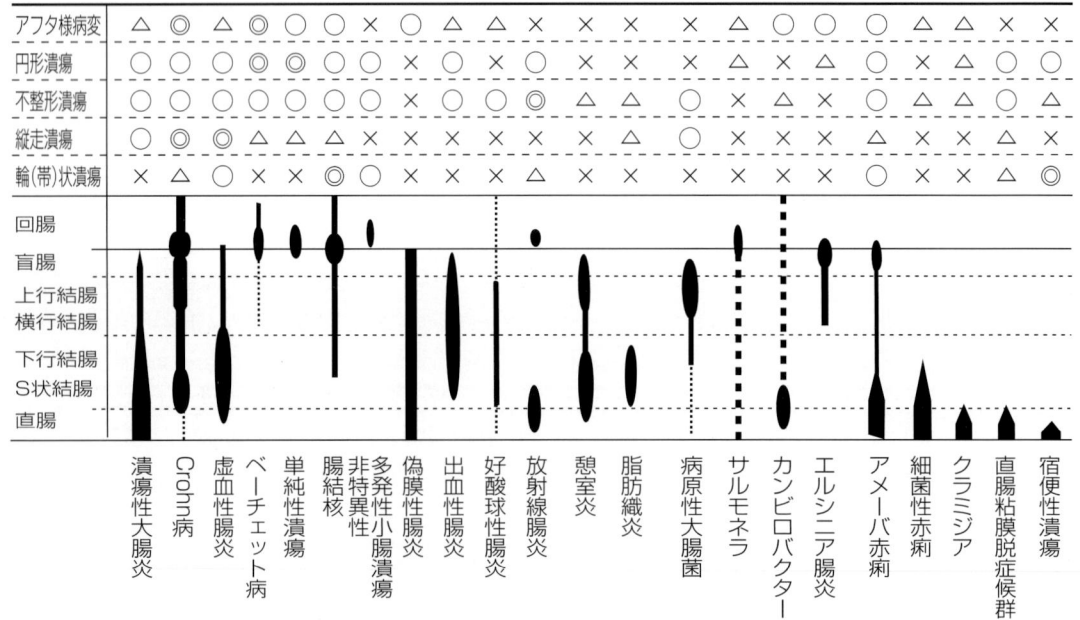

表1 主な腸炎の好発部位と性状　　◎：よくみられる　△：ときにみられる
　　　　　　　　　　　　　　　　　○：みられる　　　×：ほとんどみられない

主な疾患の病変の好発部位と性状を表1に示す．これらの鑑別には全大腸に生じうる3疾患（潰瘍性大腸炎，Crohn病，虚血性腸炎）を確実に診断，もしくは除外してゆくのがポイントである．

1 潰瘍性大腸炎

　潰瘍性大腸炎の病変の拡がりは全大腸炎型，左側大腸炎型，直腸炎型，右側あるいは区域性大腸炎に分けられる．右側型，区域性は別として，直腸から口側にび漫性に連続する比較的均一な炎症像がある．病期の進行に伴って円形，不整，縦走の潰瘍が出現するが，その横軸方向の周辺粘膜にはび漫性の炎症粘膜像が必ずみられる．回腸末端にもbackwash ileitisや小アフタ様び爛を認めることがあるが，小腸に潰瘍はみられない．

2 Crohn病

　Crohn病の病変の分布と頻度は小腸と大腸が半数，大腸以外の消化管が3割，大腸2割，肛門直腸のみは1割に満たない．潰瘍は縦走潰瘍をはじめ種々の形態を示す．リンパ組織の炎症から生じる**アフタ様病変**は最も早い時期にみられ，それが潰瘍化し，さらに癒合して不整形潰瘍や縦走潰瘍を来す．縦走潰瘍は他疾患に比して深く比較的きれいな白苔を有す．**敷石像**（cobble-stone apearance）は潰瘍によって区分され残った浮腫状の粘膜，あるいは粘膜下の浮腫で肥厚したfoldが多発び爛や小潰瘍で分離されて形成したものでCrohn病に特徴的所見である．

3 虚血性腸炎

　虚血性腸炎の罹患部位はS状結腸から下行結腸に多いが，脾彎曲部から横行結腸までも決して少なくない．稀に直腸，盲腸にもみられる．動脈の血栓症では疎血後に急速に壊死に陥り，暗黒色から紫色のくすんだ粘膜をみるが，狭義の虚血性腸炎では急性期には浮腫の強い発赤した艶やかな粘膜が特徴的である．さらに粘膜の血流障害にともなって粘膜の脱落，壊死が生じ縦走潰瘍がみられる．すなわち，内視鏡的にS状結腸から下行結腸に縦走潰瘍がありその周辺は発赤，浮腫を示すが，表面粘膜構造が正常なpit・無名溝であれば虚血性腸炎の可能性が高い．

4 回盲部から横行結腸の炎症

　潰瘍性大腸炎，Crohn病，虚血性腸炎，放射線腸炎などで回盲部に炎症を生じうる．潰瘍は腸結核，Behçet病，単純性潰瘍，閉塞性腸炎でみられる．感染性腸炎で右側結腸に優位な炎症を来す疾患はリンパ系との関係の深いサルモネラ腸炎，エルシニア腸炎である．**エルシニア腸炎**では腫大したリンパ濾胞がびらんを起こしタコイボ状隆起を形成するため，Crohn病との鑑別が難しいが変形を来すことはない．**サルモネラ腸炎**は小腸粘膜上皮細胞，Peyer板から侵入し炎症を引き起こすため回盲部の炎症が強い．潰瘍を来すことは稀で浮腫，発赤，びらんが主である炎症には憩室炎，アニサキス，エルシニア腸炎などがある．**薬剤性出血性大腸炎**の病変は直腸からS状結腸には少なく，多くは下行結腸より深部結腸にみられる．斑状から線状の強い発赤が特徴であり，発赤の中央に潰瘍をみることもあるが，介在する粘膜は正常である．

5 直腸の炎症

　直腸に炎症像を見る疾患には潰瘍性大腸炎，Crohn病，虚血性腸炎，放射線腸炎や直腸粘膜脱症候群がある．直腸から左側結腸に優位な感染性腸炎は腸粘膜に侵入して増殖を来たして細胞破壊，潰瘍形成を来すものが多く，細菌性赤痢，梅毒，クラミジア，アメーバ赤痢，カンピロバクター腸炎がある．**カンピロバクター腸炎**では直腸から連続する粘膜病変（発赤，びらん）が散在性に多発するが，ときにび漫性に連続し，この場合，潰瘍性大腸炎との鑑別は困難である．**細菌性赤痢**は深部に炎症が及ぶことは稀なことが特徴であり，直腸から連続する発赤びらんがみられ，直腸炎型の潰瘍性大腸炎と鑑別が難しい．

6 全大腸に及ぶ炎症

　潰瘍性大腸炎，Crohn病，虚血性腸炎の他に腸結核，偽膜性腸炎，憩室炎，アメーバ赤痢，病原性大腸菌，サルモネラ，カンピロバクターで全大腸に及ぶ炎症を認める可能性がある．その場合は右側結腸優位か左側結腸優位かを見極め，潰瘍の有無・性状，炎症の連続性を軸として鑑別してゆく．偽膜性腸炎は直腸から深部に連続的にび漫性に偽膜がみられ，重症になるに従い偽膜の癒合がみられるが，介在粘膜はおおむね正常である．

2．潰瘍所見と鑑別

1　潰瘍の分布

　潰瘍はその形から円形潰瘍，不整形潰瘍，縦走潰瘍，輪状潰瘍に分類される．これら潰瘍は一般的に前項の表1の好発部位のなかで黒帯の太い部位に生じ易い．
　直腸のみに潰瘍がある場合，宿便性潰瘍（急性出血性直腸潰瘍），直腸粘膜脱症候群，放射線腸炎，虚血性腸炎，細菌性赤痢，クラミジア，アメーバ赤痢，刺激性物質の浣腸，異物などによる刺激性の直腸炎の鑑別が必要であり，病歴・既往歴・渡航歴・生活習慣の聴取から鑑別されうる疾患が多い．**細菌性赤痢**では比較的浅い不整形潰瘍，周囲の発赤，び爛がみられ，カンピロバクター腸炎とともに潰瘍性大腸炎に類似した所見を呈する．**クラミジア直腸炎**は直腸のリンパ濾胞増生に伴ってイクラ様の粘膜像が特徴的であるが時に不整な潰瘍を形成する．
　左側結腸に生じる潰瘍は憩室炎，脂肪織炎，アメーバ赤痢など特異的な所見を呈する疾患が多いが，潰瘍性大腸炎，虚血性腸炎を確実に鑑別することが必要である．**アメーバ赤痢**は分布が潰瘍性大腸炎と類似するが，タコイボ様の周辺隆起の強い円形潰瘍や介在する粘膜の血管透見がみられることが潰瘍性大腸炎と異なる．Ｓ状結腸の**憩室炎，脂肪織炎**は不整形潰瘍を中心に強い浮腫を伴い，漿膜側の炎症に伴って腸管全体はアコーディオン様となって伸展性が悪い．潰瘍性大腸炎で縦走潰瘍のみならず円形の深い潰瘍や不規則地図状潰瘍は直腸にみられることは少なく，Ｓ状結腸から下行結腸に最も多くみられる．
　回盲部に**縦走潰瘍**や**不整形潰瘍**を生じる疾患にはCrohn病，腸結核，虚血性腸炎，Behçet病，単純性潰瘍がある．このなかでCrohn病の小腸病変は腸間膜側に生じるという特徴がある．回盲弁に大腸内視鏡を挿入し，回腸の腸間膜による引きつれ像や位置的関係（腸間膜側は上行結腸側の背側）から腸間膜側の推測は可能であり，おおよその鑑別可能である．**円形潰瘍**を来す疾患にはBehçet病，単純性潰瘍，腸結核，虚血性腸炎，閉塞性腸炎，Crohn病，非定型性抗酸菌症などがあるが，縦走潰瘍と同様にBehçet病，単純性潰瘍の小腸病変は回腸末端の腸間膜の反対側に好発するという特徴がある．これら以外にも右側結腸優位の感染性腸炎（エルシニア，サルモネラ）では回盲部に種々の潰瘍をみることがある．**腸結核**の潰瘍は一般的には回盲部が好発部位であるが，下行結腸，Ｓ状結腸，直腸にも生じることがある．**Behçet病**の潰瘍も回盲部が好発部位であるが，まれに横行結腸にも散在する．広義の単純性潰瘍（nonspecific benign colonic ulceration）は原因不明の潰瘍性病変のすべてを含むが，狭義の単純性潰瘍（simple ulcer）は「盲腸の慢性潰瘍」であり，その意味から分布は回盲部である．しかし，同様の病変は他部位にもみられることもある．

大腸の**縦走潰瘍**は虚血性腸炎，Crohn病，閉塞性腸炎，潰瘍性大腸炎，抗生物質起因性腸炎にみられる．これらはすべて結腸紐（taenia）上に存在するため，その位置関係だけでは鑑別できない．**輪状潰瘍**も腸結核以外に虚血性腸炎，閉塞性腸炎，アメーバ赤痢，放射線腸炎，Crohn病にみられる．これらのなかで放射線腸炎が直腸からS状結腸にみられること，閉塞性腸炎が進行癌の口側にみられること以外は疾患に特異的な存在部位はない．そのため，それぞれの潰瘍の形態や管腔の全体像から総合的に診断を行う．

2　円形潰瘍

　円形潰瘍を来す疾患にはBehçet病，単純性潰瘍，腸結核，虚血性腸炎，閉塞性腸炎，Crohn病，エルシニア腸炎，アメーバ赤痢，非定型性抗酸菌症などがある．このなかで閉塞性腸炎は進行癌がその肛門側にあることから除外して考えれば，アメーバ赤痢以外は回盲部に好発するのでその鑑別が重要である．
　回盲部の円形ないし**卵円形潰瘍**で大きな下掘れ傾向のある場合はBehçet病，**単純性潰瘍**を念頭に診断をすすめる．それらの疾患であれば潰瘍はUl-IVで，その近傍にUl-IIからIIIの**娘潰瘍**や**小円形瘢痕**を伴うことが多い．潰瘍の数はBehçet病で多発する傾向が強いが，単発の場合もある．潰瘍底は比較的平滑で，潰瘍辺縁にはしばしば炎症性細胞浸潤に伴う周堤形成をみる．潰瘍の大きさ，深さの割には線維化傾向は強くなく，Crohn病や腸結核のような硬く動きのない管腔や強い変形は生じない．すなわち，娘潰瘍との間を含め，アフタ様病変以外に粘膜像が正常で，腸管全体が柔らかく，変形がなければBehçet病，単純性潰瘍の可能性が極めて高い．回腸末端の円形潰瘍が非常に大きく，あたかも帯状潰瘍のようにみえることがある．しかし，Behçet病，単純性潰瘍では線維化に乏しく深いこともあり，全周を取りまく前に多くは穿孔するので全周を取りまく帯状潰瘍を内視鏡でみることはない．頻度は低いが**腸チフス**でも大腸に円形から卵円形の境界明瞭な抜き打ち様潰瘍が多発することがある．この場合，配列は縦走傾向のあるものの部位によっては不規則で，その周囲は浮腫状に盛り上がり，各潰瘍間の介在粘膜は肉眼的に正常であるため鑑別を要す．
　同等大の多発した円形ないし卵円形潰瘍が回盲部にある場合はCrohn病，腸結核を念頭に診断してゆく．Crohn病や腸結核では単純性潰瘍のように大きな深い潰瘍が一つだけ生じることはほとんどない．Crohn病では他部位に縦走潰瘍や敷石像などの特徴的所見を認めること，腸結核では潰瘍は浅く，線維化に伴う強い変形や瘢痕を伴うことが鑑別点である．Crohn病では変形があっても潰瘍と潰瘍周囲の粘膜以外の粘膜面は瘢痕，炎症性ポリープ，アフタ様病変がある他はおおむね正常であり，他の感染性疾患と区別される．**腸結核**の多くは長期の病悩期があり，瘢痕・変形を含め粘膜は種々の時期の炎症が混在する．**エルシニア腸炎**はリンパ装置に親和性を持ち，それを介して組織に侵入するため，病変部位は回腸末端から右側結腸にみられる．回腸末端ではリンパ濾胞の粗大結節状または顆粒状変化を認め，類円形アフタ様び爛，潰瘍，回盲弁の腫大を

認めることがあり，Crohn病の鑑別疾患にあげられる．**アメーバ赤痢**ではタコイボ様の潰瘍が大きくなり卵円形潰瘍（やや細長いoval-shaped）を来すが，その周囲に隆起の強いタコイボ様潰瘍や不整形潰瘍がみられる．

潰瘍性大腸炎の重症型でtransmural inflammationを伴った場合，虚血性変化を生じた場合，あるいは**サイトメガロウイルス**を感染した場合では地図状，縦走潰瘍のみならず，円形のカラーボタン様潰瘍や抜き打ち様潰瘍を認めることがある．**カラーボタン様潰瘍**（"Collar-button" ulcer, "Collar-stud" ulcer）は，粘膜の欠損部より粘膜下層の欠損の幅が広いものであるが，粘膜面は円形潰瘍が多く，潰瘍性大腸炎以外にも，Crohn病，Behçet病，サルモネラ腸炎，細菌性赤痢でみられる．これは本来，X線所見の用語であるが，内視鏡的にもその所見は読みとることができる．

3 不整形潰瘍

不整形潰瘍は辺縁が不規則な形状を呈し，方向性を有していない潰瘍で，大きさはアフタ様潰瘍よりも大きいが，帯状・地図状潰瘍よりも小さく，5mmから3cmの大きさである．潰瘍性大腸炎，Crohn病，腸結核，虚血性腸炎，Behçet病，単純性潰瘍，アメーバ赤痢，直腸粘膜脱症候群，放射線腸炎，薬剤起因性腸炎，感染性腸炎などのほとんどすべての腸の炎症性疾患でみられる．よって，不整形潰瘍の分布の同定，形態の成り立ちの推定以外にも周囲粘膜の性状や他の潰瘍の存在の有無を確認することが重要である．まず，回盲部に不整形潰瘍がある場合は好発部位からみてCrohn病，腸結核，Behçet病，単純性潰瘍，アメーバ赤痢，放射線腸炎，カンピロバクター腸炎を鑑別してゆく．不整形潰瘍が直腸から回盲部に散在し，周囲にタコイボ所見がみられ全体的に膿状の分泌物，出血があればアメーバ赤痢を考える．Behçet病，単純性潰瘍の潰瘍は円形潰瘍が主であり，不整形潰瘍はその亜型であり，基本的にその性質（円形潰瘍の癒合，下掘れ傾向）を有する．下掘れ傾向のある潰瘍をみた場合は，その周囲に円形の潰瘍がないか注意深く観察し，円形の娘潰瘍をみた場合にはBehçet病，単純性潰瘍を考えて診断を進めてゆく．また，これらでは潰瘍の辺縁まで正常な無名溝がみられることが特徴である．浅い不整形潰瘍の場合は潰瘍性大腸炎（主に直腸），腸結核を考える．**腸結核性潰瘍**は表面で水平方向に拡がり，かつ癒合する傾向が強く，深部方向には進展しにくいため，小さく深い潰瘍はあまりみられず，張りつめた，ひきつった印象の潰瘍が特徴である．介在粘膜の毛細血管の拡張と間質の強い発赤，管腔の狭窄をみれば放射線腸炎を考える．**カンピロバクター**でも回盲部に不整形潰瘍を形成することがあるが，この場合は周辺粘膜は潰瘍性大腸炎のように直腸から連続性に発赤，び爛を伴う．潰瘍性大腸炎と異なるのは全周性（び漫性）の炎症を呈することは少なく，介在する正常粘膜を有するという点にある．直腸に不整形潰瘍を生じる疾患には潰瘍性大腸炎，Crohn病，虚血性腸炎，放射線腸炎以外に細菌性赤痢やクラミジアによる直腸炎，アメーバ赤痢や直腸粘膜脱症候群がある．**アメーバ赤痢**は分布

が潰瘍性大腸炎と同様であるが，回盲部同様にタコイボ様の周辺隆起の強い円形潰瘍や介在する粘膜の血管透見がみられることなどで潰瘍性大腸炎と鑑別される．**細菌性赤痢**では比較的浅い不整形潰瘍，周囲の発赤，び爛がみられ，潰瘍性大腸炎に類似した所見を呈するが多くは深部大腸に至らない．

4 縦走潰瘍（linear ulcer, longitudinal ulcer）

縦走潰瘍を認める疾患には虚血性腸炎の他に潰瘍性大腸炎，Crohn病，抗生物質起因性腸炎，閉塞性大腸炎，病原大腸菌O157による出血性腸炎，Behçet病がある．縦走潰瘍は腸管の走行に沿った長軸方向の潰瘍で4〜5cm以上の長さを有する潰瘍と定義されている．しかし，忽然と長い潰瘍が生じるのではなく，Crohn病やBehçet病のようにアフタ様病変や小潰瘍の癒合で生じる場合は4cm未満でも縦走傾向のある潰瘍（いわば縦走様潰瘍）が存在するのも事実である．虚血性腸炎，閉塞性腸炎では循環障害によって生じるが，潰瘍性大腸炎の縦走潰瘍形成過程も虚血が関与している可能性が示唆されている．これらはすべて腸間膜紐（結腸紐）上に位置し，通常3本あるとされるが，1本から数本みられることもある．再燃を繰り返すCrohn病では腸間膜紐上の粘膜の1側に2条の縦走潰瘍が並んで走る場合も少なくない．また，脂肪織炎では腸間膜側に沿って縦走する潰瘍を形成することがある．好発部位からみて直腸のみに存在する場合は直腸粘膜脱症候群を考え，回盲部のみにある場合はBehçet病，単純性潰瘍，腸結核を考える．S状結腸から上行結腸に存在する場合は潰瘍の深さや周辺粘膜の性状から鑑別する．潰瘍の深さからみるとBehçet病，単純性潰瘍が最も深く，次にCrohn病であり，虚血性腸炎や左側型の潰瘍性大腸炎は通常浅い潰瘍である．しかし，円形潰瘍と同様に潰瘍性大腸炎でも全大腸炎型や激症型に虚血が関与した場合やサイトメガロなどの感染を合併した場合では穿孔を来す程の深い縦走潰瘍をS状結腸から上行結腸の間に形成することがあるので注意が必要である．Crohn病の縦走潰瘍はアフタ様病変が癒合して生じるため，直線的ではなく蛇行したり，潰瘍の幅も不均一であるのに対し，虚血性腸炎の場合は直線的である．**Crohn病の縦走潰瘍**は，その形態を保ちながら，川の水が涸れてゆくように土手，川原のような段差を形成しながら治癒してゆく．Crohn病で縦走潰瘍を生じた場合，周囲粘膜は表面平滑で黄白色・浮腫状であり，敷石様外観がみられ，潰瘍の治癒に伴い典型的な**敷石像**を呈することがある．すなわち，過去またはその時点に縦走潰瘍がなければ敷石像とはいわない．潰瘍自体の硬さは周辺の腸壁と相対的に比較するとCrohn病が最も硬く，送気・吸引で空気量を変化させても潰瘍自体の形態は変化せず，潰瘍から離れた柔らかい粘膜のみが異常に縮むというアンバランスな動きがみられる．Behçet病，単純性潰瘍では大きな潰瘍が生じても比較的柔らかいため内視鏡の通過は容易であることがCrohn病と異なる．Behçet病で小腸の縦走潰瘍がみられる場合では間膜付着側反対側の円形潰瘍が連なったものであり，形態からそれを推察できることも少なくない．O157による**出血性腸炎**の縦走潰瘍の形成過程には虚血

が関与しているものと推察されており，虚血性腸炎との鑑別は内視鏡的は困難である．

5 輪状潰瘍（circular ulcer）

輪状潰瘍は腸管の走行（長軸）に対して垂直（単軸）方向に全周性の潰瘍である．しかし，内視鏡的には輪状狭窄や半周程の横走する潰瘍をみることはあっても，細い全周性の潰瘍をみることはほとんどないため，「全周性の狭窄を呈する横走する潰瘍」としたほうが実際的である．輪状潰瘍を回腸末端から大腸に認める疾患には腸結核，虚血性腸炎，閉塞性腸炎，アメーバ赤痢，放射線腸炎，Crohn病がある．腸結核では瘢痕や変形を伴い，潰瘍縁がシャープで，白苔を有す浅い潰瘍である．輪状潰瘍の幅が広くなった場合を**帯状潰瘍**といい，この場合，ほとんどの病変は全周性である．全周性の帯状潰瘍を形成するためには，慢性であれば潰瘍が浅いこと，急性であれば虚血のように限局して粘膜の脱落を短時間に来すことが必要である．なぜならば，慢性の深い潰瘍であれば，大きく全周に至る前に穿孔するか，狭窄するであろうし，表層のまばらな急性炎症では明瞭な境界をもって大きな潰瘍を生じ得ないからである．腸結核の帯状潰瘍は潰瘍全体が組織学的に潰瘍を満足させることはなく，陥凹面には再生粘膜と潰瘍が混在して凹凸な面を形成している．虚血性腸炎で虚血の程度が高度の場合において，超急性期を過ぎて粘膜が脱落した時点に帯状潰瘍がみられることがある．このような場合，粘膜の脱落は一斉に生じるため潰瘍面は一様に等しい深さであり，脱落を免れた部分に残存した粘膜が島状にみられる．Crohn病では輪状狭窄はよくみるが，輪状潰瘍のみ存在することはほとんどなく，不整形潰瘍の一部または亜形として存在し，その周辺に不整形潰瘍を伴っている．また，再燃を繰り返すうちに形成される変形した瘢痕部に方向性を失った不整形潰瘍が横につながって生じる．

6 瘢　痕

潰瘍の治癒に伴って生じる**瘢痕**には疾患によって種々の特徴がみられる．瘢痕のみならず狭窄がみられる場合は，著しい線維化を来す程の炎症が粘膜下層に比較的長く存在したか，全層性の強い炎症が存在した証拠である．すなわち，変形を伴う著しい狭窄をみた場合は腸結核，Crohn病を考える．**腸結核**では強い線維化を反映して腸管の短縮を伴った変形や"**萎縮瘢痕帯**"がみられる．潰瘍瘢痕に向かう多方向性のfold集中は腸結核，Crohn病や高度の虚血性病態を生じた場合にみられる．すなわち，軽症の虚血性腸炎ではfold集中を伴わない線状瘢痕として治癒するが，高度の虚血性腸炎，敷石様所見や縦走潰瘍を生じた潰瘍性大腸炎の瘢痕は多発性の"**fold集中**"がみられる．"fold集中"をつくり出すためには線維化の強い粘膜下層とその周囲の伸びの良い粘膜と粘膜下層が

必要であり，その不釣り合いによって生じる．深い縦走潰瘍のない**潰瘍性大腸炎**，すなわち，浅い不整形潰瘍が治癒する場合は，び漫性に比較的均一に炎症を生じており，また治癒する時も均一に線維化を生じるため，潰瘍の存在時期および治癒過程において，fold集中を形成する要素である伸展性の良い周囲粘膜と不均一な線維化が存在しないため，fold集中を形成することができない．一方，Crohn病では潰瘍部の著しい線維化に比して，周辺の粘膜はおおむね正常で，粘膜下層の線維化も潰瘍周辺にとどまる．また，潰瘍面が正常粘膜で覆われてもその下層の線維化が残るため，foldはやや太く，潰瘍が存在した面の外周に集合するという特徴がある．腸結核では萎縮した瘢痕帯を形成するが，その部の線維化の強弱によってfoldを形成することがある．

7 潰瘍周辺粘膜の性状

基本的に潰瘍の周辺の粘膜は疾患そのものの性質を呈している．例えば不整形潰瘍があったというだけでは種々の疾患が挙げられるが，その周囲にび漫性の炎症がある場合は潰瘍性大腸炎や侵入性腸管病原体による感染性腸炎（細菌性赤痢，カンピロバクター）に疾患が絞られる．これらは粘膜面から深部方向に炎症が及んで潰瘍を来すため，その潰瘍周囲粘膜は発赤，び爛，粘液付着，易出血性などの炎症像が必ずみられるからである．それらの所見があり，偽ポリープがみられる場合は再燃を繰り返した潰瘍性大腸炎と診断してよいであろう．潰瘍性大腸炎の場合，全大腸炎型であっても区域的に炎症の程度が異なる場合がある．特に発赤や血管透見像のみにとらわれた場合，病変がスキップしているような印象を受け，分類不能腸炎と誤診しがちである．このような間違いをなくすため，潰瘍性大腸炎での炎症粘膜の存在判定は発赤や血管透見の消失所見ではなく，あくまでも粘膜の表面構造の乱れで診断すべきであり，あいまいな場合は色素散布を行い強調画像や拡大観察で表面構造の観察する必要がある．**拡大内視鏡**による粘膜の表面構造は唐草模様状粘膜（Matts' 1），小潰瘍（Matts' 2a），小腸絨毛状粘膜（Matts' 2q），珊瑚礁状粘膜（Matts' 3）に分類される．画質の悪い内視鏡で色素散布をしない場合の観察ではこれらを識別できず，Matts' 2〜3は単なる発赤と粘膜混濁としかみえないが，最近の強調画像と色素散布を用いればある程度診断可能である．ただし，全病変が同じGradeとは限らず，3段階程混在することが多い．同じように**敷石様所見**と敷石像との鑑別には表面の微細構造を観察することが重要である．敷石様所見は5〜6mm以下の隆起が癒合し編み目状になった不整形潰瘍の間に介在するものであり潰瘍性大腸炎の粘膜変化を有する．

一方，粘膜表面からの直接的な炎症ではなく，間接的に粘膜に障害を来す場合では潰瘍周辺粘膜以外の粘膜変化は軽度か，あっても散在している．虚血性腸炎はその代表的疾患であり障害を受けなかった部位の粘膜はほぼ正常である．すなわち，区域性の炎症があり，その中心に潰瘍があり，その辺縁が発赤しているが，外周まで無名溝やpitが保たれている場合は虚血性腸炎が最も考えられ

る．Crohn病はリンパ濾胞の過形成を経て，粘膜下層から粘膜面へ噴出するようにアフタ様病変を形成し，さらに潰瘍に進展してゆく．これらは単発ではなく，潰瘍周囲にはアフタ様病変がみられることが多い．病変と病変の介在する粘膜の表面構造は敷石像があったとしても潰瘍性大腸炎のような粗ぞうな粘膜は呈しない．また，粘膜の浮腫はあるものの"柔らかくみずみずしい"虚血性腸炎のそれと異なり，全層性の炎症を背景として粘膜面の変化が軽度な割には変形が強く硬い印象がある．潰瘍，潰瘍周囲を含めて易出血性に乏しく，炎症細胞浸潤（リンパ球）を背景に潰瘍やアフタ様病変の外周が蒼白なことも鑑別点である．

　放射線腸炎は婦人科の悪性疾患の治療により生ずることが多く，その照射域である直腸，S状結腸，回腸以外はおおむね正常であり，潰瘍周辺では蛇行した新生血管がみられるのが特徴である．まれな疾患である好酸球性胃腸炎は大小の不整形潰瘍をみることがあり，その周囲粘膜は点状から斑状の発赤がまばらにみられる他に，炎症細胞浸潤（好酸球，肥満細胞）による蒼白な粘膜をみることが特徴である．

　アフタ様病変はほとんどの疾患でみられるが，その出現頻度はBehçet病，腸結核，アメーバ赤痢，エルシニア腸炎で100％，Crohn病，単純性潰瘍で80％，偽膜性腸炎で40％，カンピロバクター腸炎で20％，出血性腸炎，潰瘍性大腸炎で数％である．腸結核，アメーバ赤痢ではアフタ周辺の隆起が強い．

III. 腫瘍の観察と診断

　腫瘍の観察，診断の手順は常に①存在診断　②部位診断　③大きさ診断　④形態診断　⑤質診断　⑥深達度診断　⑦副病変診断の順に行う（図9）．具体的には「S状結腸（②部位診断）に，大きさ1cm（③大きさ診断）の無茎性の隆起性病変（④形態診断）がある（①存在診断）．〜の理由により，この病変は癌（⑤質診断）で，深達度はsmに軽度に浸潤している（⑥深達度診断）と思われる．他に直腸に過形成性ポリープがみられるが，ポリポーシスや炎症性腸疾患の背景粘膜ではない（⑦副病変診断）.」というように記載する．以下，個々について順に解説する．いずれの場合でも共通するのは，検査者自身を一つの診断マシーンと考え，そのマシーンの感度，特異度を自ら知り，自分自身の診断能の限界を認識し，決して過信しないことである．

1. 存在診断

　診断の最初は，まず病変があるか？　ないか？　から始まる．当たり前のことであるが，これが以外と難しい．吸引で生じた隆起をポリープと即座に鑑別できるには1年以上の経験は必要であろう．また，いかにベテランであっても，病変の見逃しが0％であるということは絶対にあり得ない．特に盲腸までの到達を急ぐあまり，**挿入時の観察**はおろそかにされがちである．しかし，挿入時にあまりに丹念に腸管を広げて観察しているとS状結腸に空気が入りすぎて，それより深部への挿入が困難となるのも事実である．大腸内視鏡を挿入し盲腸まで達した時点で何もなかった場合でもゆっくりと抜去し観察して見つかる病変は少なくない．これは特にベテランになり挿入が速くなればなるほど生じる現象である．図10は著者自身が行った検査で「挿入時に発見された病変」と「挿入時に発見されず抜去時のみに発見された病変」の違いである．隆起性の病変で大きさが1cm以上の病変は盲腸までの挿入ですべて発見されているが，表面型で1cm以下の病変は挿入時には殆ど見つかっていない．そのため著者が内視鏡を行い盲腸まで何もなかった場合は，患者に「少なくとも大きく出っ張った病変はないようですが，小さな病変があるかも知れないので，抜きながら観察します」と説明している．挿入時に大きな隆起性病変のみが見つかる原因は，挿

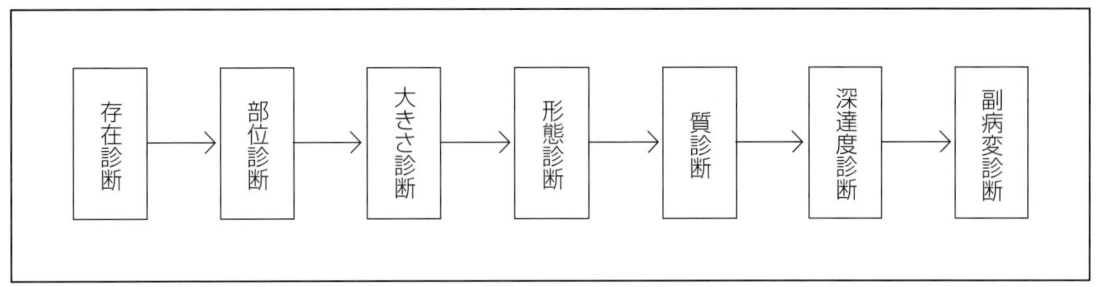

図9　腫瘍の観察・診断の手順

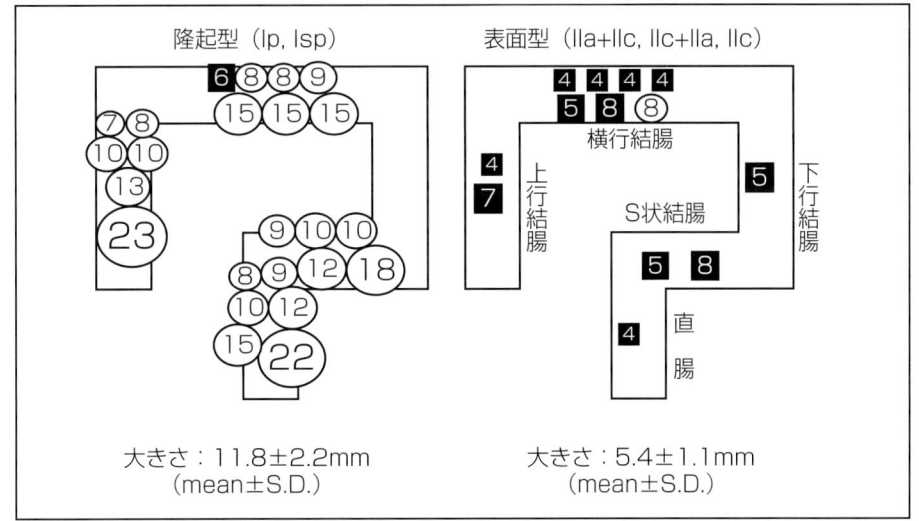

図10　形態別にみた挿入時発見病変と抜去時発見病変の差

隆起型のIp, Ispと陥凹（IIc）をもつ表面型を比較した．
○は挿入時発見病変，■は抜去時発見病変を示す．
○，■の大きさは病変の大きさ（直径，mm）を表す．

入時には管腔を探しながら挿入するため術者の目が暗い（黒い）方向へ集中し，その管腔に突出した物体のみを異常と認識することと，挿入の場合，モニター画面の腸壁は画面の外に消えゆくためと推察される（図11）．逆に抜去時はモニター画面上，腸管側壁は中央に吸い込まれるような動きをするため，小さい病変が認識しやすい（図12）．また，抜去時は挿入というストレスが解除され，観察のみに全力を注げるということも原因であろう．無論，術者によっては，挿入時から余裕があり，挿入時でも小さな表面型を確実に診断できる術者もあろう．著者が言いたいのは内視鏡を施行する以上は各自の検査の特徴，検査感度を分析しておくことが大切であるということである．

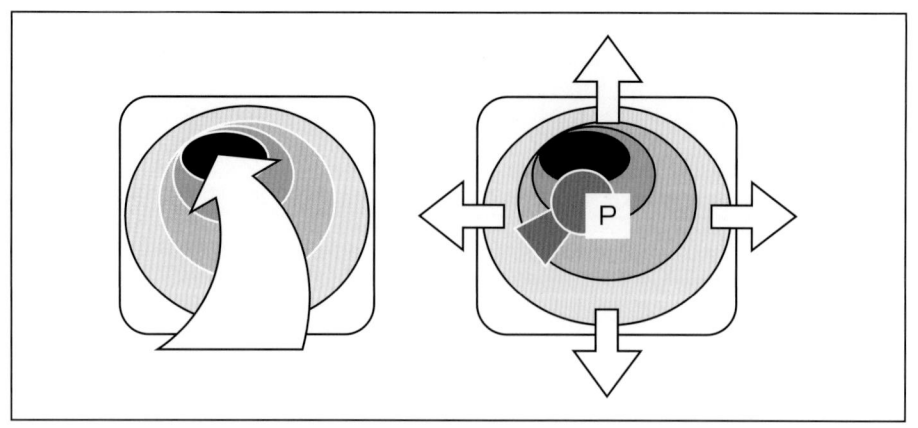

図11　挿入時の内視鏡の動き（左）とモニター画面の
　　　管腔の動き（右）
　　　挿入で周囲粘膜はモニターの外に消え行くが，管
　　　腔に突出したポリープ（P）は手前に迫って来る

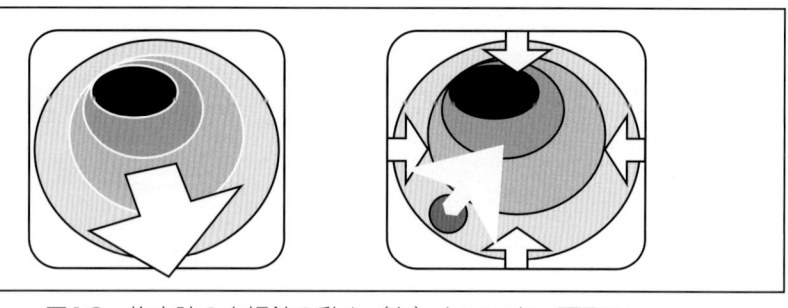

図12　抜去時の内視鏡の動き（左）とモニター画面の
　　　管腔の動き（右）
　　　抜去によりモニターの中央へ病変（●）が移動する

2．部位診断

　病変が見つかった場合には部位を正確に記述して残さなければならない．腫瘍の摘出のために開腹手術する場合では正確な病変の位置は注腸造影に依存されることが多いが，polypectomyした後のfollow upや追加切除される場合は不正確な部位の記載により思わぬ不都合を招きかねない．これらの問題の解決にはX線透視を併用して正確な位置を知るか，それができない場合は点墨を行い，病変部位の再現性を確保する必要がある．大腸内視鏡検査でX線透視は一般的に①ループの状況を想像ではなく実際に把握できる．②病変の正確な位置を確認できる．③挿入手技に対する理解を容易にする．④造影剤を使って狭窄部位や瘻孔を確認できるというメリットがある．その場合の患者の被曝量は生殖器付近でも注腸造影の10分の1にみたない．具体的には妊娠中の患者では48日間

連続して行わない限り，胎児に影響を与えず，遺伝的影響は1年間連日行ってもその確率は0.01である（病変の位置の確認だけだと胸部写真1枚，挿入困難で用いた場合は腹単1枚の量である）．また，パラメディカルや医師の危険性は妊娠中であっても正しく防護エプロンを使用していれば，7.5分の透視で15万人の検査が可能であるとされているので，仮に大腸内視鏡検査で1分間の透視をしても，750万人の検査が可能である．すなわち，患者や施行者の被曝については危険性を証明できるデータはない．しかし，イメージとしての危険性が先行しているため，現在，透視を用いていない施設が多いのが現状である．透視がなくとも一般的には脾臓や胆嚢が青～緑色に透見される部位からオリエンテーションがつけられる．しかし，内視鏡で判断した部位とX線透視で確認した部位の一致率は著者の経験では約50%程度に過ぎない．そのため，透視で確認できない場合の部位記載は控えめに行い，必ず点墨することが望まれる．

3．大きさ診断

現在の電子内視鏡ではモニター画面をみて大きさを判断しなければならない．言うまでもなく，近接すれば物体は大きく見える．大きな腫瘍では管腔の広さと比較して，1cm，2cm，3cmと1cm刻みで判断され記される．しかし，管腔の広さも個人的に異なるし，また，憩室などにより管腔が狭窄している場合も少なくない．「何cm」と記す他に，管腔に対してのおおよその割合も記した方が無難である．また，大きさの評価は術者間，測定方法に差があり，目測のみで行われた1mm間隔での評価は信頼性に乏しいことが多い．図13は著者の1人が

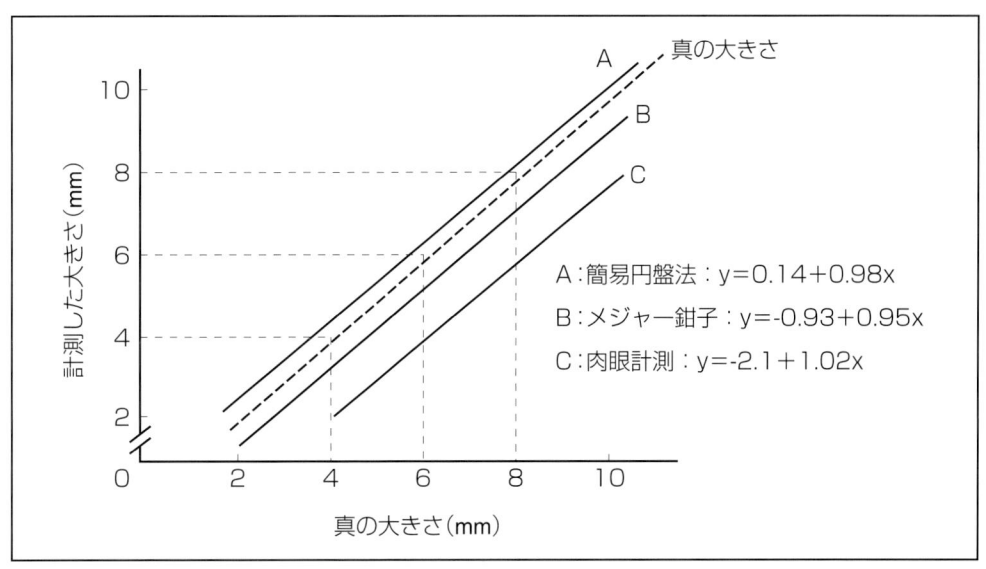

図13　各種内視鏡的計測の結果

行った検討結果である．コロノモデルの中に1mm間隔で大きさの異なる円形の厚紙をおいて大きさを評価したが，肉眼のみでは小さく評価してしまい，真の大きさと著しい乖離がみられた．メジャー鉗子を使用した場合では，メジャーが物体よりも近接してしまうために少し小さく評価される．これらの分析により，著者らは**簡易円盤法**を用いて大きさを評価している．これは市販されているゴム風船を直径6mmに切り抜いたものを鉗子で摘んで鉗子孔から挿入し，病変に隣接させて大きさを比較する方法である．

4．形態診断

詳細な形態診断は次項の質診断の結果で異なってくるが，まずは，おおよその形態を把握する．腫瘍の質にかかわらず，丸いか，左右対称か，陥凹はあるか，基部の性状はどうかを読みとる．この場合，具体的に共通認識できる形容詞を用いてもかまわない．この場合，多くは胃の診断学で用いられる用語が使用されることが多い．例えば，**タコイボ状隆起**は胃の形態学用語であり，厳密

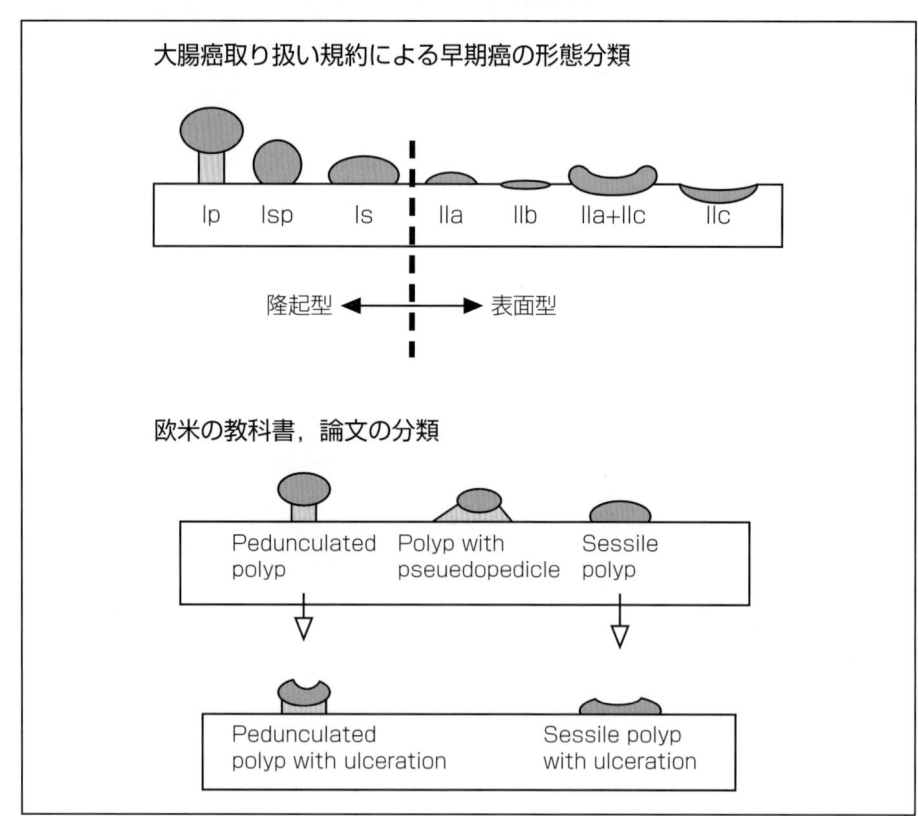

図14　本邦，欧米における形態分類の比較

には吸盤状の隆起が縦に配列しなければ使用してならないと言われる場合もあるが，1個でも共通したイメージを描けるので個人的には大腸の形態用語にも使用しても良いと思われる．

　大腸癌取り扱い規約では進行癌はBorrmann分類に準じて，腫瘤型は1型，潰瘍限局型は2型，潰瘍浸潤型は3型，び漫浸潤型は4型に分類されるが，これは手術摘出標本の肉眼所見であり腸管が切り開かれた状態の形態である．内視鏡診断ではそれを予想して，1'型，2'型，3'型，4'型のように「'」をつける．欧米の教科書ではそのような予想に基づいた分類ではなく直接見えた形態を基にpolypoid cancer, ulcerated cancer, annular cancerと記される．実際に，アップルコア（apple core）を形成したような全周性の狭窄を生じて病変の肛門側しかみえないものでも，切除標本の形態を予想して2'型と記すのには無理があり，annular typeとした方が正直なのかもしれない．

　早期癌，腺腫の形態も日本では早期胃癌の形態分類に準じている（図14）．しかし，欧米ではpolypoid，sessileの分類のみで，陥凹（潰瘍）があるものはそれぞれに「with ulceration」をつけるのみである．日本の分類では，茎の有無，基部の広さで形態が区別される．よって，Ip型の頂部に陥凹があっても表面型とはいわない．Ip型では進行癌はないが，一見Is型にみえる進行癌が稀に存在するので注意を要す．

5．質診断（識別診断）

　隆起性病変がある場合，まず，非腫瘍性病変か腫瘍性病変かを観察する（図15）．境界明瞭な単発性病変で周囲に炎症粘膜がない場合は腫瘍性病変であることが多い．しかし，炎症性病変であっても炎症性肉芽腫の治癒期等では周囲の炎症性変化に乏しく，単発性の粘膜下腫瘍様にみえることがある．一方，境界不明な多発性病変は炎症性であることが多いが，転移性腫瘍やリンパ腫などでは，境界が明瞭ではない多発性病変を来すことがある．すなわち，これらの鑑別には個々の疾患でみられる病変の特徴を知っておく必要がある（表2）．腫瘍性病変と診断した場合，上皮性か非上皮性かの鑑別を行う．それには正常粘膜が被覆しているか否かが重要であるが，粘膜下腫瘍でも大きくなると循環障害により発赤，び爛，腫脹を伴い鑑別が困難なことも少なくない．逆に粘膜下腫瘍様の外観を呈する大腸癌がまれにみられる．これらの場合は腫瘍性の上皮があるか否かが鑑別のポイントとなる．上皮性腫瘍は腺腫と癌に分類されるが，この境界は学問的，政治的，経済的にファジーな状況であり，解決のめどはたっていない．しかし，内視鏡診断では根本的に患者の立場で判断すべきと考える．すなわち，腺腫であれ癌であれ，治療方法と経過観察が変わらなければそこにあえて線を引く必要性はない．例えば，リンパ節転移率の等しい浸潤癌を細かくステージ分類したり，内視鏡治療で終了してしまう粘膜病変を細かく分

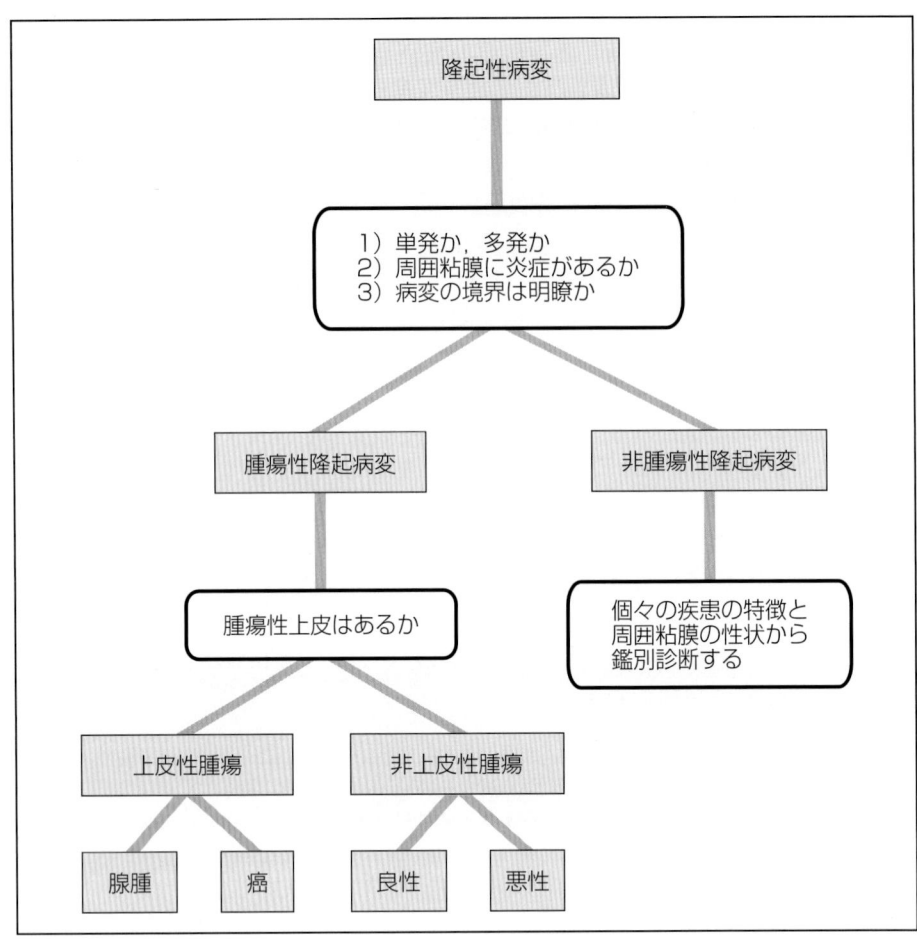

図15 隆起性病変の質判断

表2 大腸隆起性病変

1．非腫瘍性病変
 1）炎症性病変：炎症性肉芽腫，炎症性ポリープ，マラコプラキア
 2）直腸粘膜脱症候群 3）cap polyposis 4）過形成性ポリープ
 5）腸管嚢腫様気腫症 6）過誤腫 7）リンパ濾胞過形成

2．腫瘍性病変
 1）上皮性腫瘍：腺腫，癌
 2）粘膜下腫瘍：脂肪腫，リンパ管腫，血管腫，悪性リンパ腫，平滑筋腫，
          平滑筋肉腫，神経原性腫瘍，悪性黒色腫
 3）転移性腫瘍：骨盤内臓器（子宮，膀胱），腹腔内播種
 4）カルチノイド腫瘍

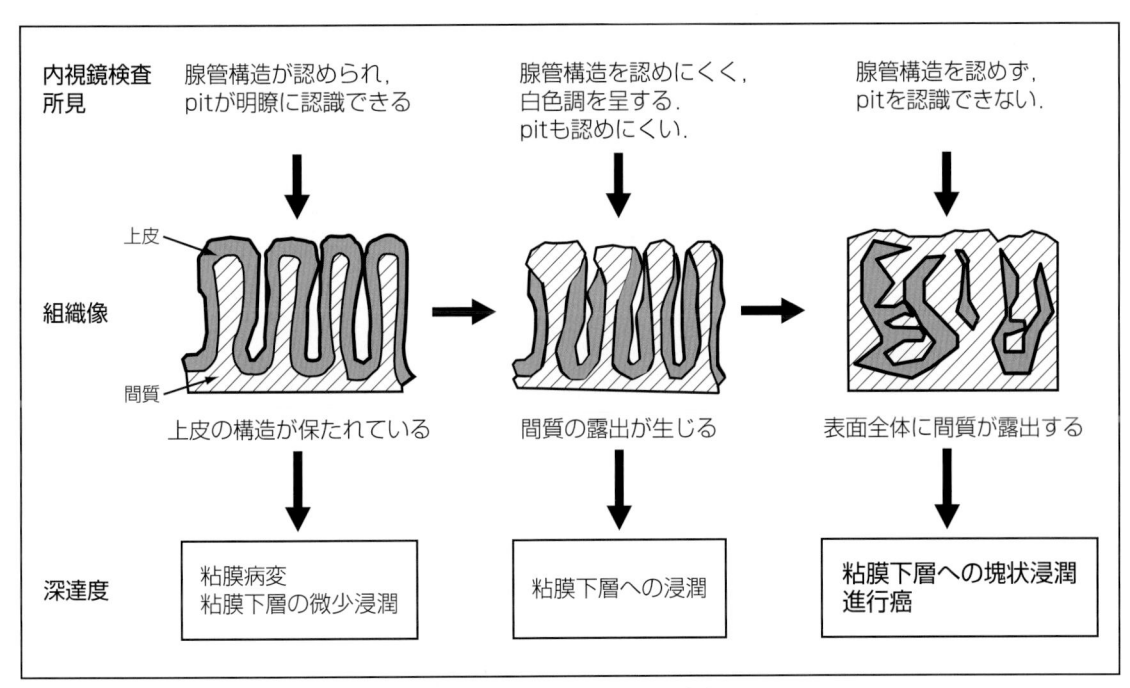

内視鏡検査所見	腺管構造が認められ，pitが明瞭に認識できる	腺管構造を認めにくく，白色調を呈する．pitも認めにくい．	腺管構造を認めず，pitを認識できない．
組織像	上皮の構造が保たれている	間質の露出が生じる	表面全体に間質が露出する
深達度	粘膜病変 粘膜下層の微少浸潤	粘膜下層への浸潤	粘膜下層への塊状浸潤 進行癌

図16 間質の露出と深達度

類する意義は臨床的にはない．大腸癌の場合，sm中等度浸潤（sm2）の付近で開腹手術か，内視鏡治療かが分かれるのでここを見極めることが最も大切である．すなわち，粘膜下層に軽度浸潤しているか，塊状に浸潤しているかを内視鏡的に判断することが重要である．この判断は経験を積めば内視鏡の通常観察である程度は信頼性のある判断が可能である．しかし，各論で述べるように診断が困難な病変も存在することも確かである．

粘膜下腫瘍は良性腫瘍と悪性腫瘍に分類される．良性腫瘍では脂肪腫とリンパ管腫が代表であり，これらはともにCushion signを呈することで診断される．悪性腫瘍では悪性リンパ腫が最も多く，癌との鑑別が困難な場合も少なくない．ポイントは癌は浸潤するに従い線維化が強くなり，狭窄を生じてくるが，悪性リンパ腫は癌のように線維化が強くなく，大きさの割には狭窄を示さないという点である．

6. 深達度診断

癌は浸潤するに従い，表層のfriabilityが強くなり表面でくずれが生じてくる．通常観察では，この程度を見極めることが深達度診断に直結する．**表面構造**は「氷山の一角」であるが，深部の状況を反映した像を呈する．すなわち，癌の浸潤に伴って**間質の線維化**が強くなり（desmoplastic response），上皮が脱落し，

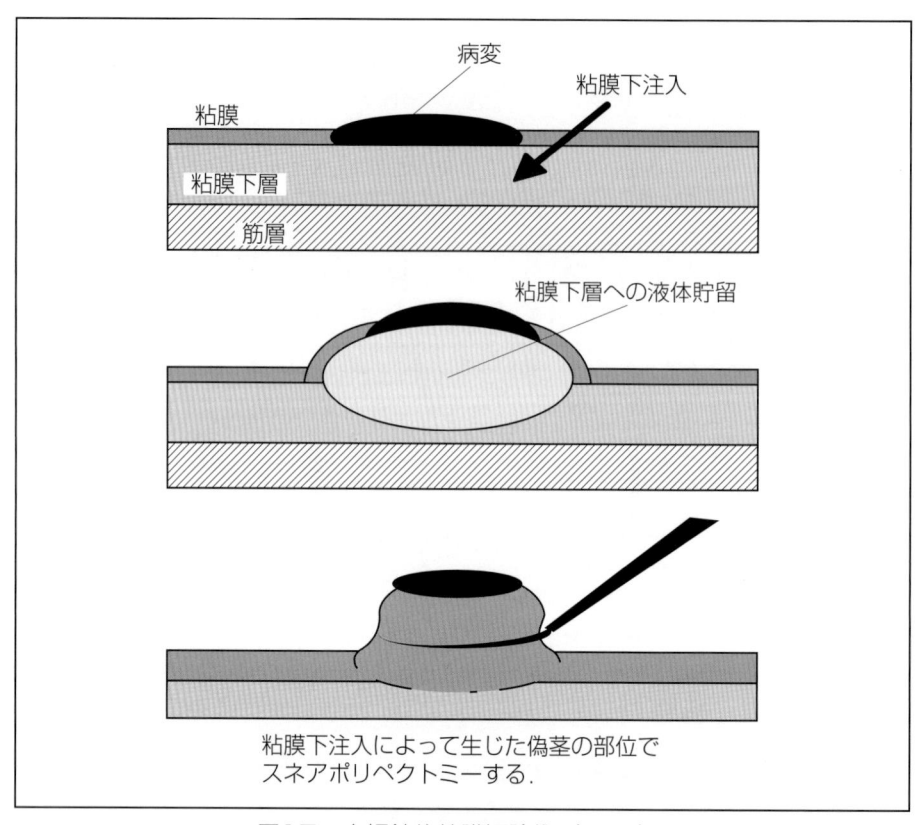

図17 内視鏡的粘膜切除術（EMR）

間質の露出が生じる（図16）．粘膜病変では表面の腺管構造は保たれるが，粘膜下層へ中等度浸潤した段階（sm2）で間質の露出が生じ，表面では粗ぞうで白色の付着物が生じるようになる．表面の間質がすべて癒合すると内視鏡的には白苔を有す腫瘍性陥凹として認識できる．すなわち，通常の内視鏡観察で腺管構造をはっきりと認識できる場合は腺腫か粘膜にとどまる癌か，粘膜下層への微小浸潤の癌である．一方，腺管構造を認識できない場合は粘膜下層へ浸潤した癌であることが多い．陥凹型の腺腫は主にリンパ濾胞の上に生じ，小さな腺口構造を示すため通常観察では腺管構造がみえにくく，拡大内視鏡による観察が有用な場合もある．しかし，隆起性病変では小さな腺口を示すことはほとんどないため通常観察で腺管構造の有無がわかる．

　浸潤癌の**緊満感**は風船に氷を入れた状態と考えればよい．腺腫では水が入った風船のように比較的均一な膨らみをもつのに対し，粘膜下層に不均一に浸潤した癌（sm2，3および進行癌）では，浸潤した癌組織の塊により不均一な隆起を呈する．内視鏡的には辺縁が直線的にゴツゴツした外観を呈する．

　前述したように癌の浸潤によって線維化を生じるため，それに伴いfoldの集中がみられる．その程度の差も深達度診断の参考となる．

　表面型腫瘍では拡大内視鏡検査，超音波内視鏡検査が深達度診断に用いられ

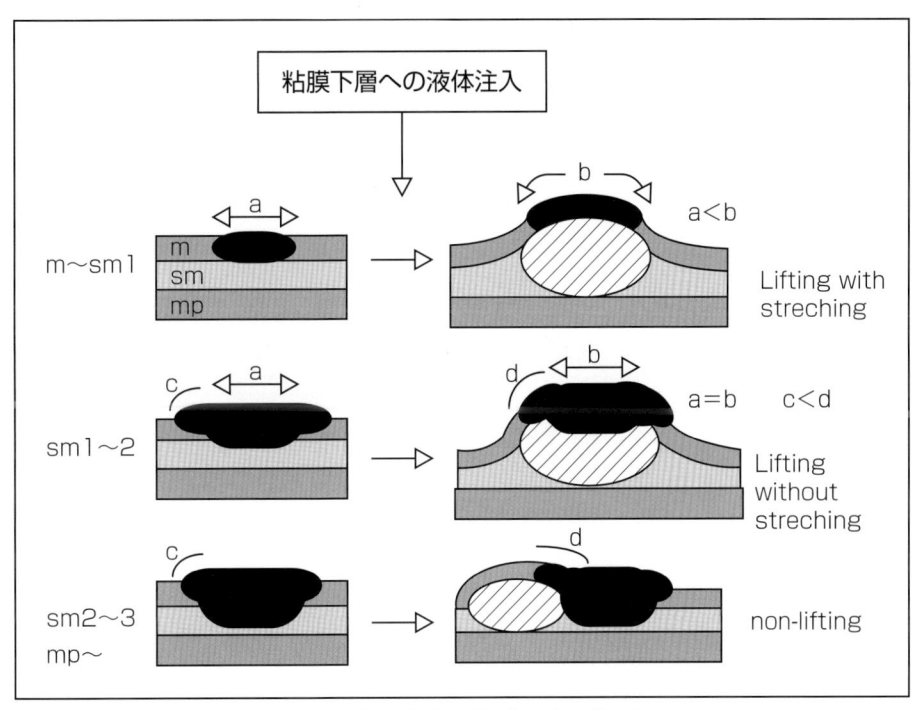

図18 癌深達度と粘膜下注入後所見

る．これらによって深達度が決定された場合でも，最終的にはEMR（**内視鏡的粘膜切除**，endoscopic mucosal resection）のために粘膜下層への液体注入が行われる（図17）．いかに注腸X線検査，拡大内視鏡検査，超音波内視鏡検査でmからsm浅層の癌（sm1）と診断されてもnon-lifting signがみられた場合は粘膜下層に強い線維化が生じていると考え，内視鏡的切除を強行すべきではない（図18）．すなわち，粘下層への局注所見は最終的な関門であり，これをうまくクリアできなければ内視鏡的粘膜切除は困難なのである．粘膜下層への液体注入（粘膜下注入）後にpolypectomyするEMRは，根治療法手技として神格化しているが，本来は正しい組織診断を下すための生検手段である．その結果によっては追加切除がありうることを十分に患者に説明しなければならない．sm中等度浸潤（sm2）の場合の半数は病変中央の形態を保ったまま隆起を示す（**形状保持隆起**）．

7. 副病変診断

　大きな癌があった場合，小さな病変は軽視されやすいので注意が必要である．重要なことは支配血管による部位を考えることにある．癌と多発するポリープがある場合，手術で癌と一緒に切除される腸管にそれらが含まれるか否かを見

極めなければならない．

8. 治療法の選択

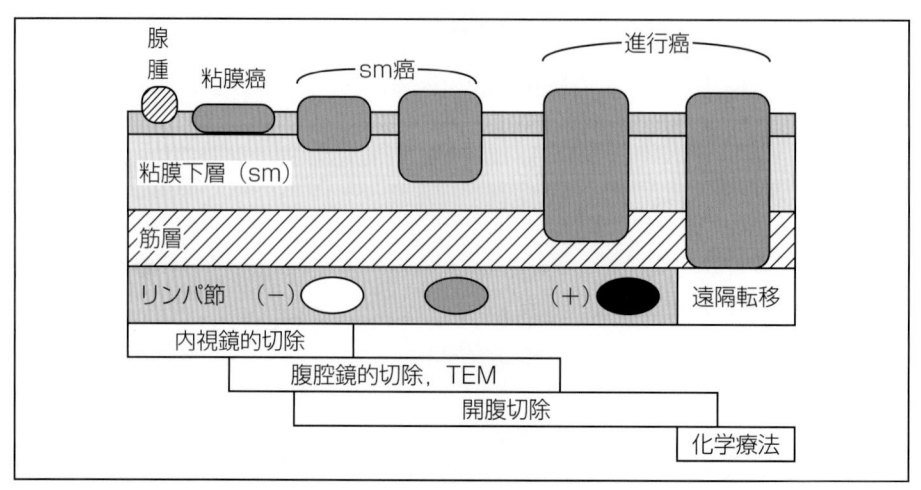

図19 上皮性腫瘍の治療選択

　上皮性腫瘍（癌，腺腫）の治療は局所の完全切除性と転移の可能性から選択される（図19）．腺腫では腺腫内癌の病理学的検索と癌発生母地の除去を目的としてpolypectomyされる．しかし，大きさが微小（5mm以下）の場合は患者

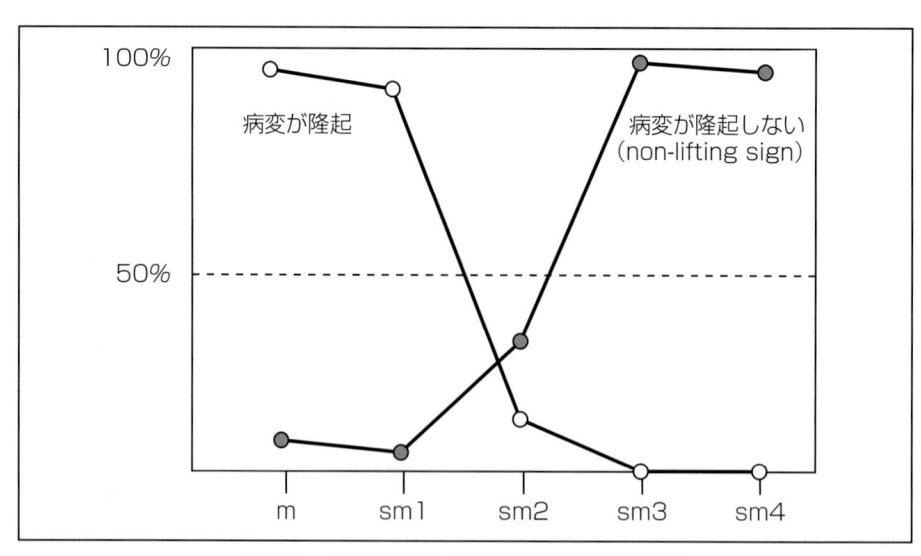

図20 粘膜下注入後所見と深達度の関係

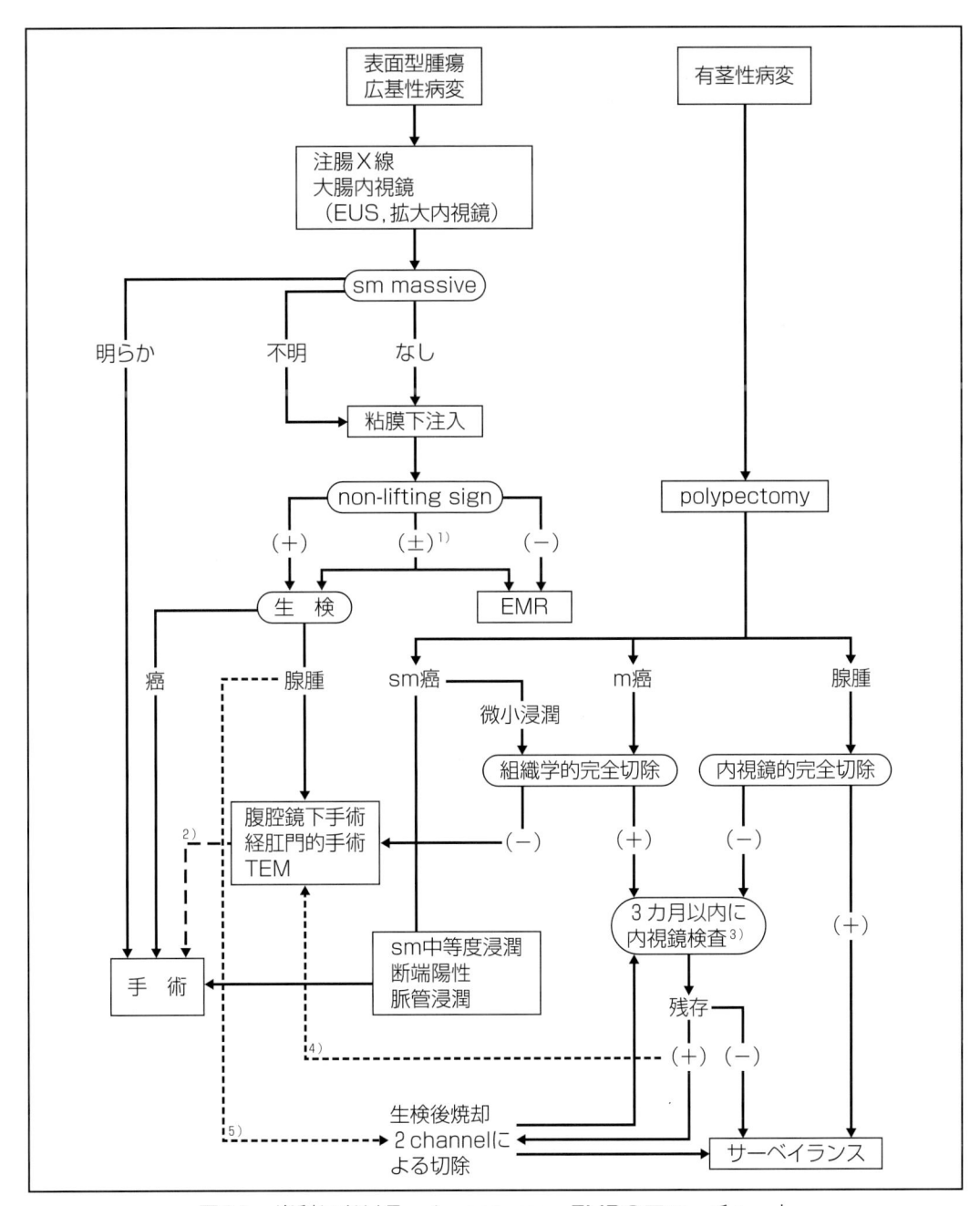

図21　当科におけるpolypectomy，EMRのフローチャート

注：1）他疾患などがあり開腹手術が困難な場合はEMRを選択する．しかし，技術的にEMRが困難な場合は手術を選択する，2）手術に移行してもかまわない．（特に高度癒着や部位的に困難な場合），3）点墨してマーキングをしておく，4）大きな病変の残存など，5）生検後等により線維化の生じた小病変など．

の背景（年齢，併存疾患など）から放置・経過観察される場合もある．しかし，5mmでは95％が問題のない腺腫であると患者に説明しても5％の不安のために施設を変えて摘除を希望する患者が多いのが実情である．2〜3cmと大きい病変や内視鏡的にアプローチ困難な部位の病変は術者の技量，施設の事情を考慮して適応（腹腔鏡下切除，TEM〈transanal endoscopic microsurgery〉，開腹術）を決める．癌の場合はm癌，sm微小浸潤癌がpolypectomyの適応となり，根治が期待できる．前述したように粘膜下層に高度に浸潤した癌（sm3）と判断した場合はEMRを含めpolypectomyの適応とはならない．sm3ではnon-lifting signとなるが，sm2では粘膜下層への注入で病変が隆起することがある（図20）．その他の検査でsm2とはっきり診断できず，治療方針に窮した場合は粘膜下層への注入を行い，隆起した場合は内視鏡的切除により組織学的検索を行い，その結果に基づいて次の治療ステップへ進むのが実際的である（図21）．遺残からの再発病変や多数の生検を行った病変では粘膜病変でも病変が隆起しない場合がある．この場合は粘膜下層で強い線維化が生じているので，無理に内視鏡的切除をせずに腹腔鏡下切除や開腹切除を選択してもよい．

9. 表面構造について

　表面構造の観察は腫瘍の鑑別，深達度診断に有用であることは間違いないことである．著者も十数年その研究を続けてきた．その経験から現在の問題点を指摘すれば，「本来観察すべき部位は陰窩（crypt，pit）ではなく，陰窩を形成する上皮そのものであることにもかかわらず，腫瘍細胞のない穴を基準に考えていること」である．通常観察では上皮の発赤やび爛を観察している．しかし，拡大観察では次元の違う構造，すなわち，白黒反転の陰窩構造をみている．また，脳回転様というのは上皮の模様そのものであり，陰窩のパターンではない．すなわち，「陰窩の所見」は「拡大表面構造」の母集団に含まれる用語である．本来は発赤の場である陰窩と陰窩の間（ridge）の状態が重要であり，陰窩の形態，大きさを云々するよりも上皮の配列のみだれやその色，大きさ，もろさ，染色の状態を詳細に観察することが大切なのである．

　ridgeとは，pitとpitにはさまれた部分で，正常粘膜，腺腫では粘膜に覆われている．癌では表面にび爛が生じてくるが，このび爛の初期にこのridgeの上皮のみが欠損する．さらにび爛が進むとpitの上皮も欠損し，表面すべて間質で覆われる．このridgeという用語は，著者が米国の雑誌に投稿した際に，reviewerから教示された用語である．
（Gastrointestinal Endoscopy 1995；41：460-467）

IV. 形態診断における感度，特異度

　超音波内視鏡，拡大内視鏡などの検査の有用性を比較する手段に「正診率」が用いられている．その場合，何かの所見（拡大内視鏡であればV型）を一つの「検査」をしてとらえている．そして，それをもとに検査の優劣を論じられることが多い．しかし，「正診率」（適中度，陽性反応適中度，陽性反応予測値）は，陽性のなかの疾患の割合，すなわち，検査をして陽性にでた場合，どれくらいの確率で本当に疾患があるのかを知るものであり，検査そのものの能力をみる指標ではない（図22）．なぜならば，「正診率」は対象集団の有病率に影響を受けるからである．感度，特異度が高く良い検査であっても有病率が低い集団で検討すると「正診率」は低くなる．例えば，「粘膜欠損は上皮性腫瘍の悪性所見である」という仮説をたててみよう（図23）．この場合，「粘膜欠損」が検査であり，「癌」が疾患にあたる．この場合の「正診率」は「粘膜欠損のある癌と腺腫」における癌の割合であるが，癌の多い集団では分子が増えるので高い値となる．一方，癌の少ない集団では分母が増えるので低い値になる．同じ検査でも，集団の構成によって結果が異なるのである．

		疾患 あり	疾患 なし	
検査	陽性	真陽性 a	偽陽性 b	正診率 a/a+b
検査	陰性	偽陰性 c	真陰性 d	
		感度 a/a+c	特異度 d/b+d	

図22　感度，特異度，正診率の求め方

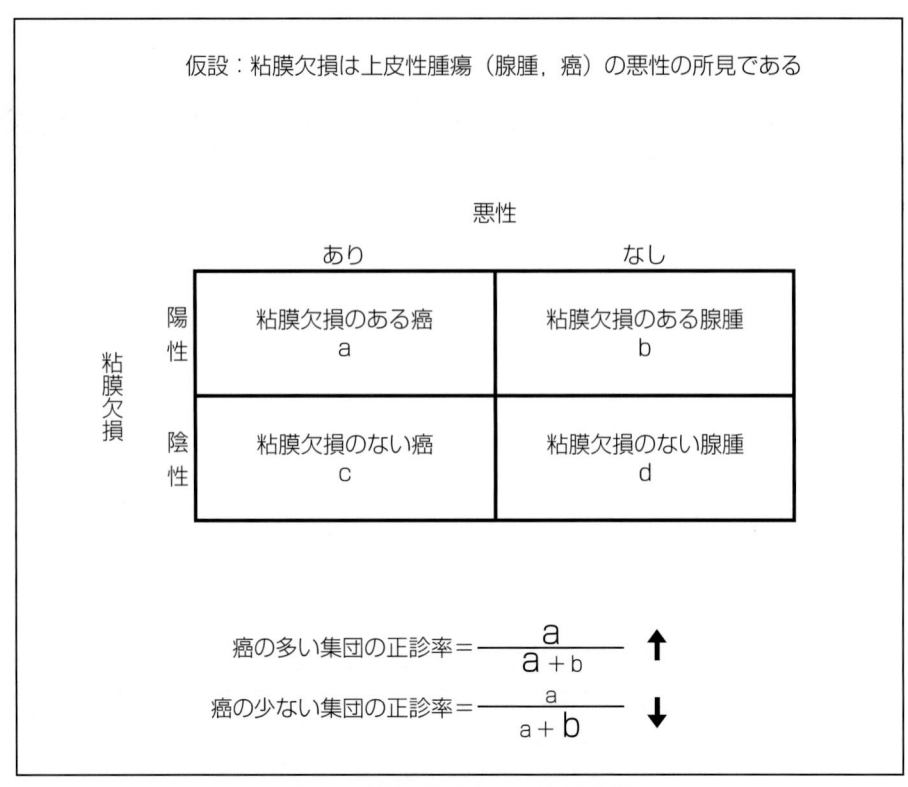

仮設：粘膜欠損は上皮性腫瘍（腺腫，癌）の悪性の所見である

	悪性あり	悪性なし
粘膜欠損 陽性	粘膜欠損のある癌 a	粘膜欠損のある腺腫 b
粘膜欠損 陰性	粘膜欠損のない癌 c	粘膜欠損のない腺腫 d

$$癌の多い集団の正診率 = \frac{a}{a+b} \uparrow$$

$$癌の少ない集団の正診率 = \frac{a}{a+b} \downarrow$$

図23　正診率が変化する具体例

仮説：癌とは上皮性腫瘍で変色（赤色等）をともなうものである

	癌あり	癌なし
変色 陽性	変色のある癌 a （殆ど全て）	変色のある腺腫 b （殆ど全て）
変色 陰性	変色のない癌 c （殆ど0）	変色のない腺腫 d （殆ど0）

感度　$a/a+c = 100\%$　　特異度　$d/b+d = 0\%$

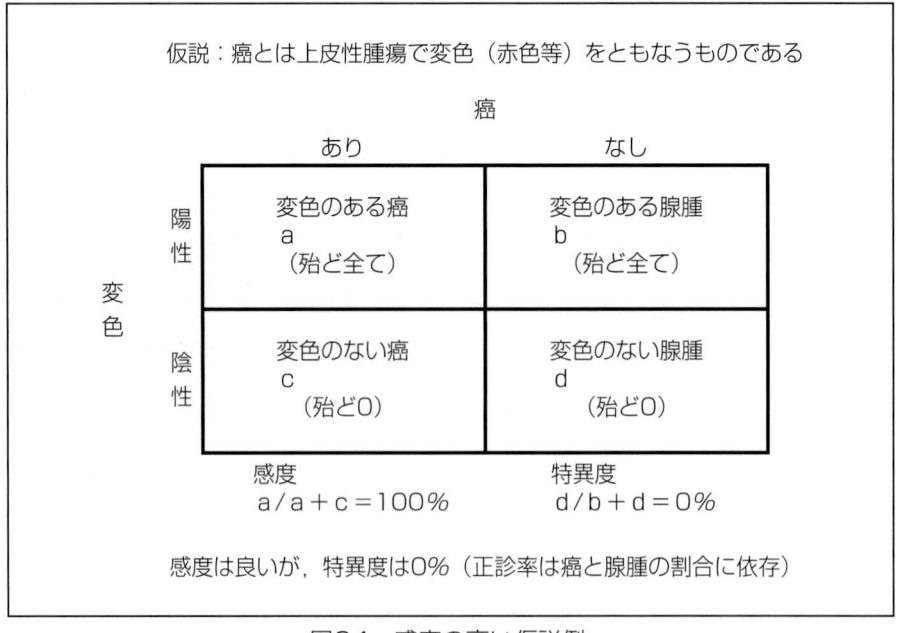

感度は良いが，特異度は0％（正診率は癌と腺腫の割合に依存）

図24　感度の高い仮説例

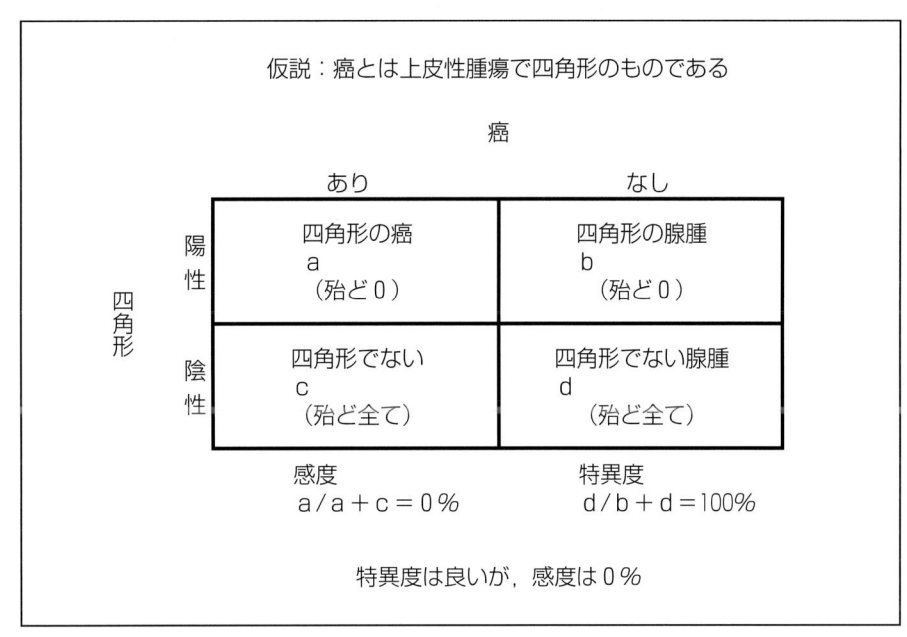

```
                仮説：癌とは上皮性腫瘍で四角形のものである

                                  癌

                        あり                  なし
                ┌────────────────┬────────────────┐
            陽  │   四角形の癌    │  四角形の腺腫   │
            性  │       a        │       b        │
     四       │    （殆ど0）    │    （殆ど0）   │
     角       ├────────────────┼────────────────┤
     形   陰  │  四角形でない   │ 四角形でない腺腫│
            性  │       c        │       d        │
                │   （殆ど全て）  │   （殆ど全て）  │
                └────────────────┴────────────────┘
                      感度              特異度
                   a/a+c＝0%         d/b+d＝100%

                    特異度は良いが，感度は0%
```

図25　特異度の高い仮説例

　検査の優劣を比較するのであれば，感度と特異度の両者を比較しなければならない．感度は「疾患がある人」における検査が陽性になる率である．これを単純に高めるには疾患に当たり前にみられるものを陽性と設定すればよい．例えば，癌は赤い色をしているから「癌とは変色をともなうもの」と仮説をたてたとする（図24）．ほとんどすべての癌に当てはまるので感度は100%である．しかし，癌でないものが陰性となる率の特異度は0%である．すなわち，変色をもって癌とするのは癌を癌と診断できるが，癌でないものまで癌としてしまう悪い検査である．特異度は疾患のない人に対する検査が陰性とでる割合であり，特異度の高い検査は疾患のない人を患者にしない．検査と癌でみると特異度が高ければ腺腫を癌と診断することはない．単純に特異度を高めるには「ありえないこと」を設定すればよい．「癌とは四角形のものである」と設定すれば，四角形の腺腫はないから特異度は100%となる．しかし，四角形の癌もないので感度は0%である（図25）．

　感度，特異度からみた診断学について具体例をあげて説明する．拡大内視鏡観察ではV型が癌に特有な所見とされる．しかし，最近の文献（胃と腸　34巻，1645-1652頁，2000）のデータから計算すると，上皮性腫瘍（腺腫，m癌，sm癌）におけるV型の癌に対する特異度は99%と高いが，感度は29%と著しく低い．また，早期癌全体においてV$_N$型がsm癌の指標であるとする場合の感度は47%で特異度は94%である．すなわち，拡大観察で「V型があるから癌である」「V$_N$型であるからsm癌である」と言えず，「腺腫はV型以外を呈する」「腺腫，m癌はV$_N$型以外を呈する」としか表現できない．すなわち，「癌でない」といえるが，「癌である」とは言えない．

	sm3からmp癌と線維化の強いsm2	m病変，sm1と線維化の軽度なsm2
non-lifting sign陽性	24	6
non-lifting sign陰性	6	197

(日本大腸肛門病学会雑誌　51, 919)

感度＝86％，特異度＝97％

図26　内視鏡的切除に迷った病変におけるnon-lifting signの感度・特異度

　　　non-lifting signの感度，特異度をみてみると，「線維化の強いsm2」と「sm3とmp癌」を陽性とした場合の感度は86％，特異度は96％である．これから，non-lifting signのある場合は線維化のあるsm2癌，sm3から進行癌である可能性が高いこと，non-lifting signのない場合はm病変または線維化のないsm癌であることがわかる（図26）．
　　　以上，簡単に正診率，感度，特異度について説明した．今後，形態診断，深達度診断における種々の検査の比較は感度，特異度で検討する必要がある．それがない現在は，何が優れている検査か，何が有意な所見なのか，論議することもできない．
　　　なお，本書の各論の診断においても，その診断の根拠のすべてが感度，特異度を満足しているものではない．しかし，診断を構築するにあたっては，満足できない条件のなかで，一つ一つの所見をいかに捕らえるか，いかに組み合わせるかが重要である．

各論

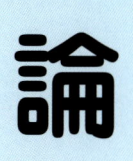

1 潰瘍性大腸炎（1）

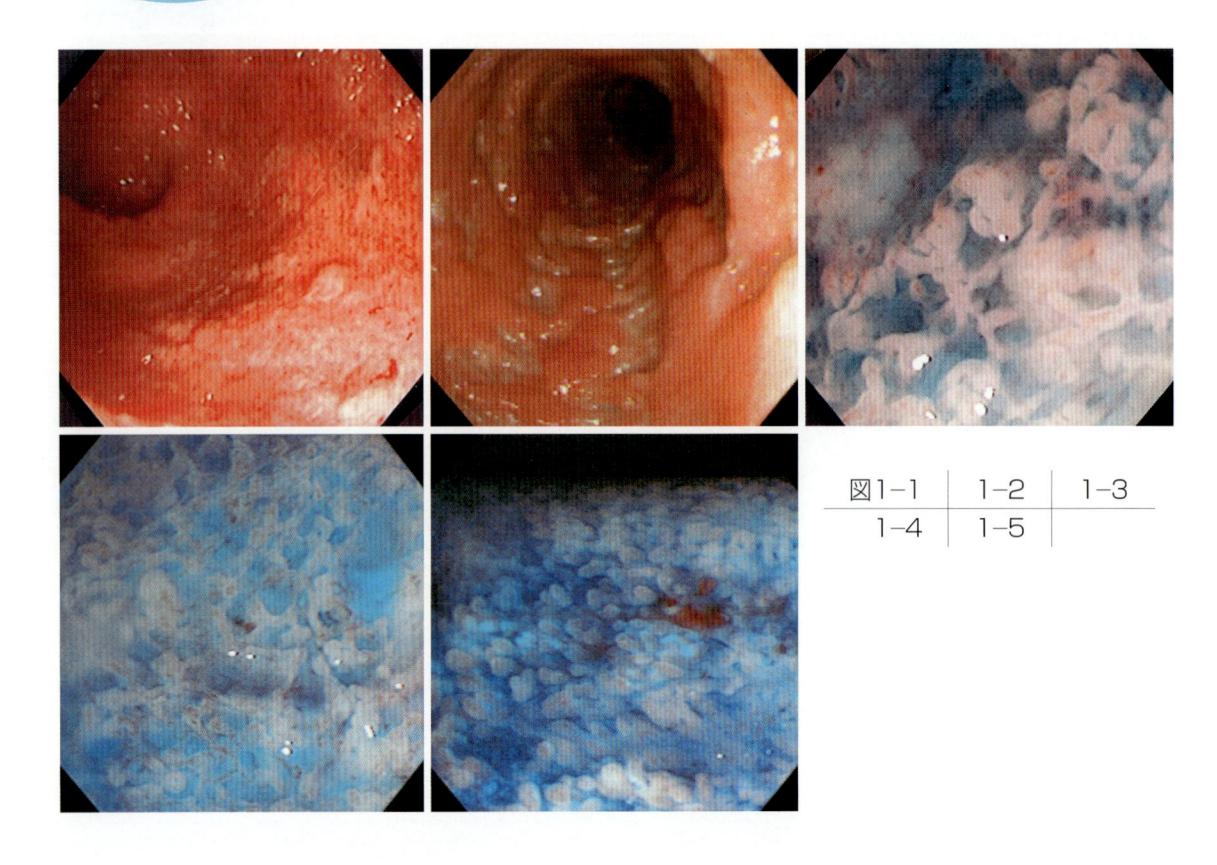

図1-1	1-2	1-3
1-4	1-5	

患者：17歳，男性．
主訴：下痢，貧血，体重減少．

　2カ月前より水様性下痢が生じた．その後，咽頭痛，発熱，咳嗽を生じ，下痢の悪化も見られ近医を受診した．貧血もあり，当科に紹介された．2カ月で15kgの体重減少を認めた．

　大腸内視鏡検査では直腸から盲腸まで連続する粘膜の炎症像（図1-1）があり，S状結腸から横行結腸にかけて縦走潰瘍（図1-2）を認めた．直腸粘膜の拡大内視鏡所見は，小潰瘍（図1-3），珊瑚礁状（図1-4），絨毛状（図1-5）と入り交じった潰瘍性大腸炎の所見に一致していた．

診断のflow chart

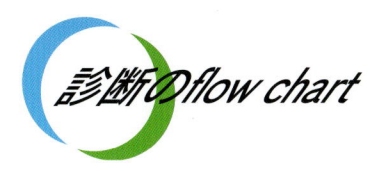

　縦走潰瘍といえば，年齢を考え，若ければCrohn病，高齢なら虚血性腸炎とすれば，国家試験は正解となるであろうが，実際の臨床ではそうはいかない．大腸の縦走潰瘍は虚血性腸炎，Crohn病，抗生剤起因性腸炎，潰瘍性大腸炎に生じる．潰瘍性大腸炎ではサイトメガロウイルスなどの感染や何らかの虚血が生じた場合に生じやすい．純粋に縦走潰瘍の形態からだけでは潰瘍性大腸炎か虚血性腸炎かは区別は困難である．大切なのは，び漫性かつ全周性に粘膜の炎症があるか否かである．縦走潰瘍の介在粘膜が潰瘍性大腸炎のものかどうか？　また，潰瘍のないところの粘膜はどうか？　それが最も診断に直結する．本例は小型の抜き打ち様の潰瘍が集合して生じた縦走潰瘍であるが，縦走潰瘍のない直腸粘膜の表面構造は潰瘍性大腸炎であり何らかの感染か虚血により縦走潰瘍が生じたものと診断した．

経過

　絶食，中心静脈栄養，抗生剤，ステロイドの投与により緩解に至った．縦走潰瘍も絨毛状の上皮で覆われている（図1-6，7）．

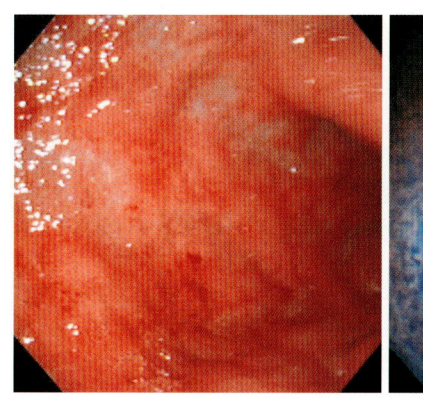

図1-6 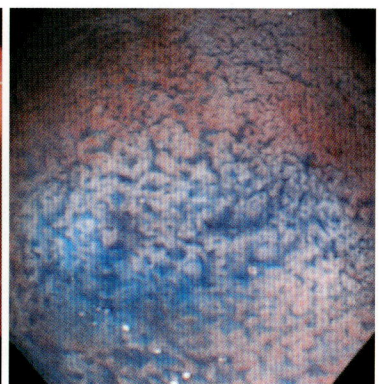　　　　　図1-7

```
          ┌─────────────────────────┐
          │ 縦走潰瘍からスタートしない │
          └─────────────────────────┘
                      │
                      ▼
      ┌───────────────────────────────────┐
      │ 直腸から盲腸までの連続したび漫性の炎症 │
      │ がある                              │
      └───────────────────────────────────┘
                      │
                      ▼
      ┌───────────────────────────────────┐
      │ 拡大観察で潰瘍性大腸炎にみられる      │
      │ 慢性炎症像がある                    │
      └───────────────────────────────────┘
                      │
                      ▼
              ┌───────────────┐
              │  潰瘍性大腸炎   │
              └───────────────┘
                      │
                      ▼
              ┌───────────────┐
              │  縦走潰瘍がある │
              └───────────────┘
                      │
                      ▼
           虚血, 感染を合併した像
```

2 潰瘍性大腸炎(2)

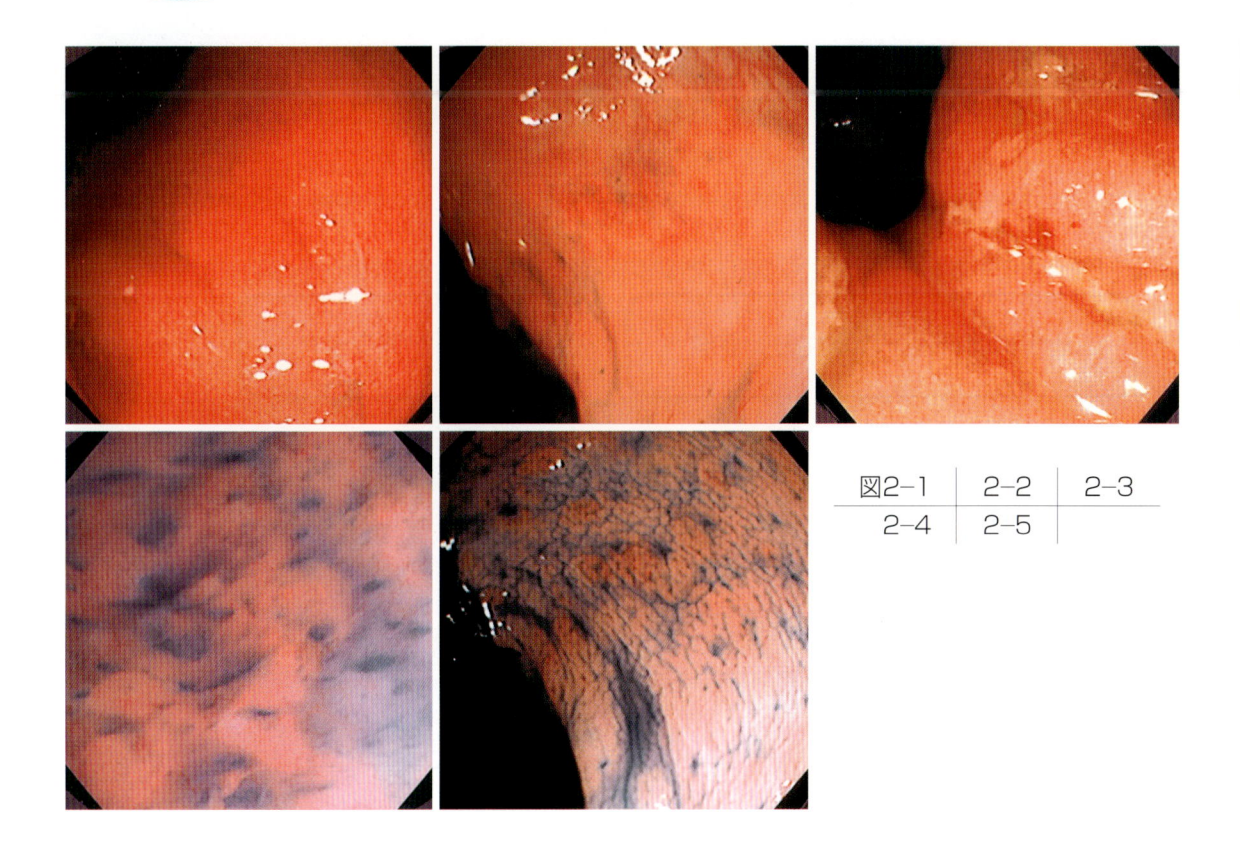

図2-1	2-2	2-3
2-4	2-5	

患者：17歳，女性．
主訴：血便．

　血便で近医を受診した．そこで施行されたsigmoidoscopyでアフタ様病変があるとして紹介された．大腸内視鏡検査では下部直腸にび漫性連続性の炎症像（図2-1）とその口側に散在する発赤がみられた（図2-2）．

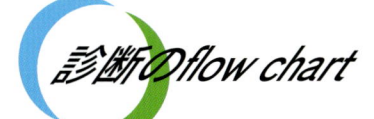

診断のflow chart

　下部直腸のび漫性病変には微小な黄色点がみられ（図2-3），その周囲で発赤

がみられる．これは粘膜間質に赤血球浸潤を伴う炎症があり，cryptに一致して膿状の滲出物が存在する状態（組織学的にはcrypt abscess）であり，潰瘍性大腸炎の所見に一致する．拡大内視鏡（図2-4）でも腺管のねじれなどの慢性炎症，上皮の再生を反映した粗ぞう像（小潰瘍から珊瑚礁状粘膜）を呈している．これらから潰瘍性大腸炎と診断する．問題は散在する発赤であるが，このような発赤を有す粘膜欠損のない陥凹（いわゆる広義のアフタ様病変）は，しばしば潰瘍性大腸炎の口側にみられるものである．色素散布ではリンパ濾胞に一致する陥凹の開大像がみられる（図2-5）．以上から潰瘍性大腸炎と診断する．

経過 生検組織像はcrypt abscess等の典型的な潰瘍性大腸炎の像であった．ペンタサ内服，リンデロン座剤により軽快した．

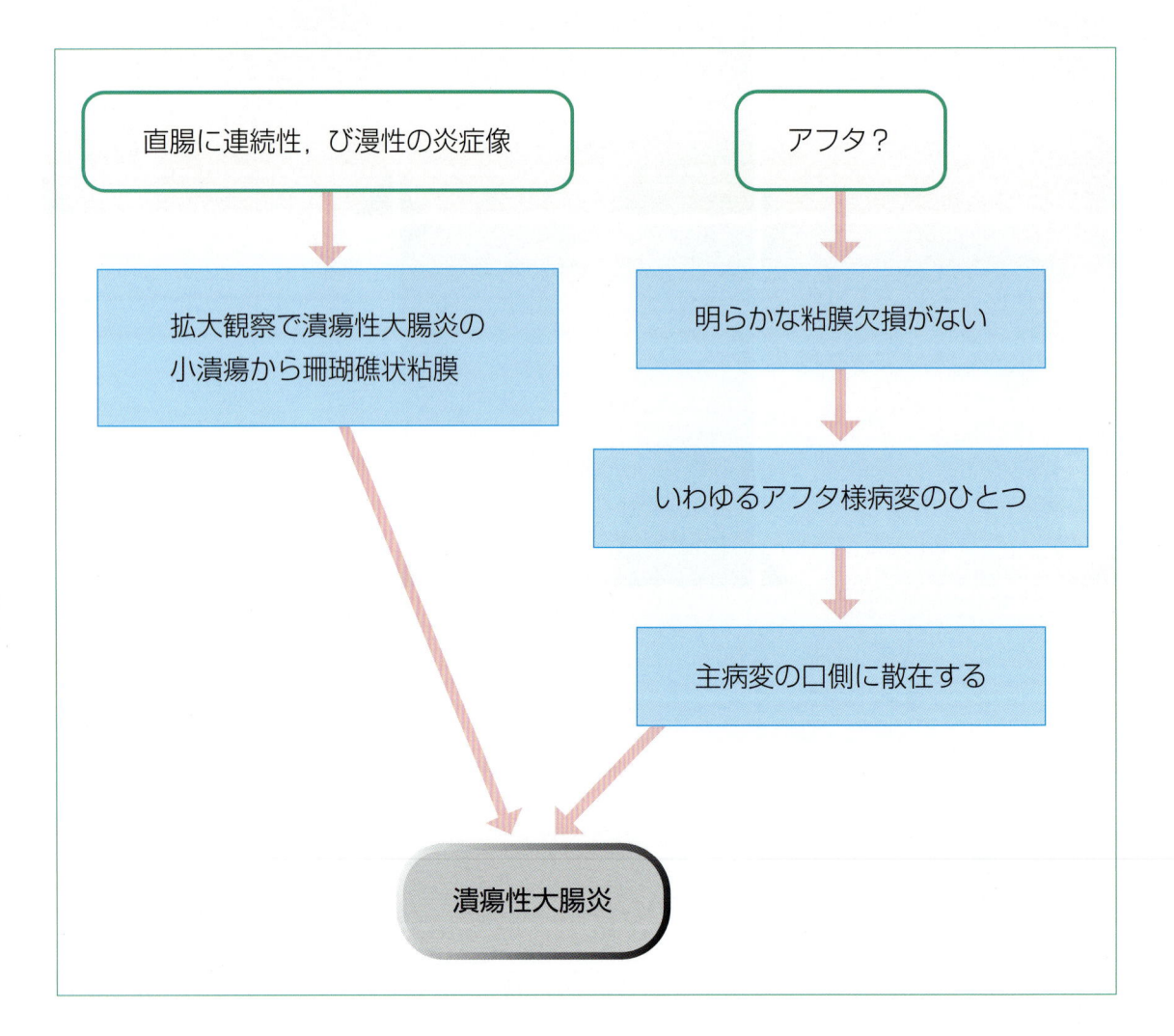

```
直腸に連続性，び漫性の炎症像          アフタ？
            │                           │
            ▼                           ▼
  拡大観察で潰瘍性大腸炎の        明らかな粘膜欠損がない
  小潰瘍から珊瑚礁状粘膜                │
            │                           ▼
            │                 いわゆるアフタ様病変のひとつ
            │                           │
            │                           ▼
            │                   主病変の口側に散在する
            │                           │
            └──────────┬────────────────┘
                       ▼
                   潰瘍性大腸炎
```

3 潰瘍性大腸炎(3)

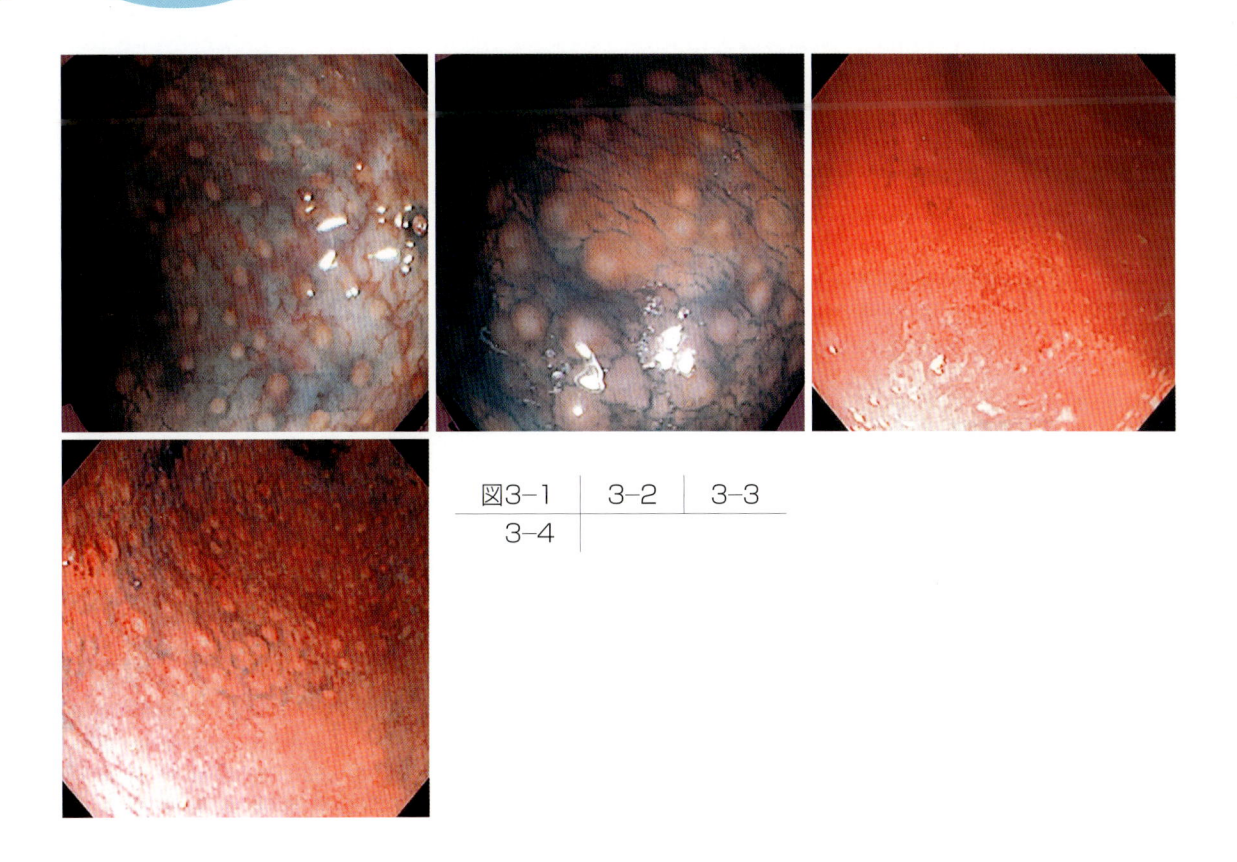

図3-1 | 3-2 | 3-3
3-4

患者：53歳，女性．
　血便があり受診し大腸内視鏡（図3-1，2）で直腸からS状結腸のlymphoidhyperplasiaと診断され経過観察中であった．血便は一時消失したが，繰り返し，1年後には再び血便が激しくなったため大腸内視鏡を施行した．下部直腸にび漫性の発赤がみられ（図3-3），その口側にアフタに類似した小さな白色点がび漫性に散在していた（図3-4）．

診断のflow chart

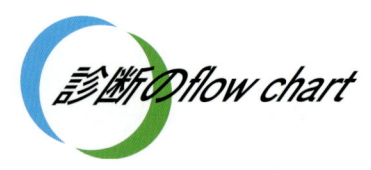

　初回の内視鏡では，いわゆるアフタ様病変がみられる．その色調は中央部で白色であり，リンパ濾胞の過形成の所見に一致する．この時点で，潰瘍性大腸炎，Crohn病，感染性腸炎，薬剤性腸炎を鑑別しなればならないが，はなばなしい潰瘍や，タコイボ状の病変や，周囲粘膜の異常がみられないことから，Crohn病，感染性腸炎は考えにくい．しかし，決定的な特異所見がないような場合は，経過観察もひとつの手段である．というのは，いわゆるアフタ性大腸炎では，原因不明（ウイルス？）で一過性のものも少なくないからである．

診　断　◆　アフタ様病変（潰瘍性大腸炎疑い）

経過

　この例では1年後にリンパ濾胞周囲の粘膜も粗ぞうとなった．すなわち，び漫性連続性の粘膜の炎症が直腸全体に生じた．その粘膜を拡大してみると珊瑚礁状（図3-5），絨毛状（図3-6）を呈し，粘膜の慢性炎症が生じていることがわかる．診断は潰瘍性大腸炎である．び漫性の粘膜炎症の口側には1年前のアフタ様病変が存在しており，潰瘍性大腸炎がリンパ濾胞を門戸としてはじまるという仮説を支持する経過である．

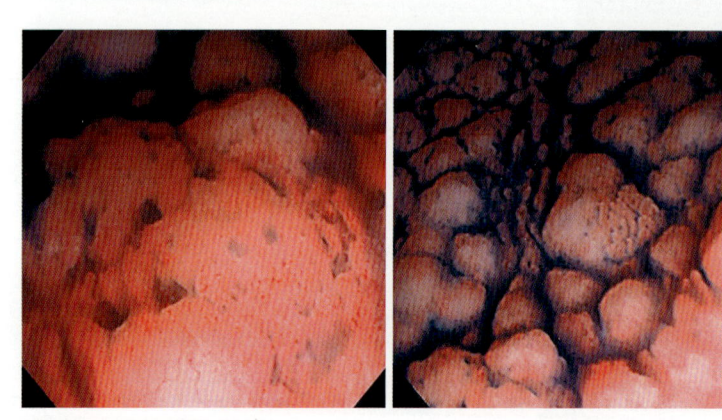

図3-5　　　　　　　　　図3-6

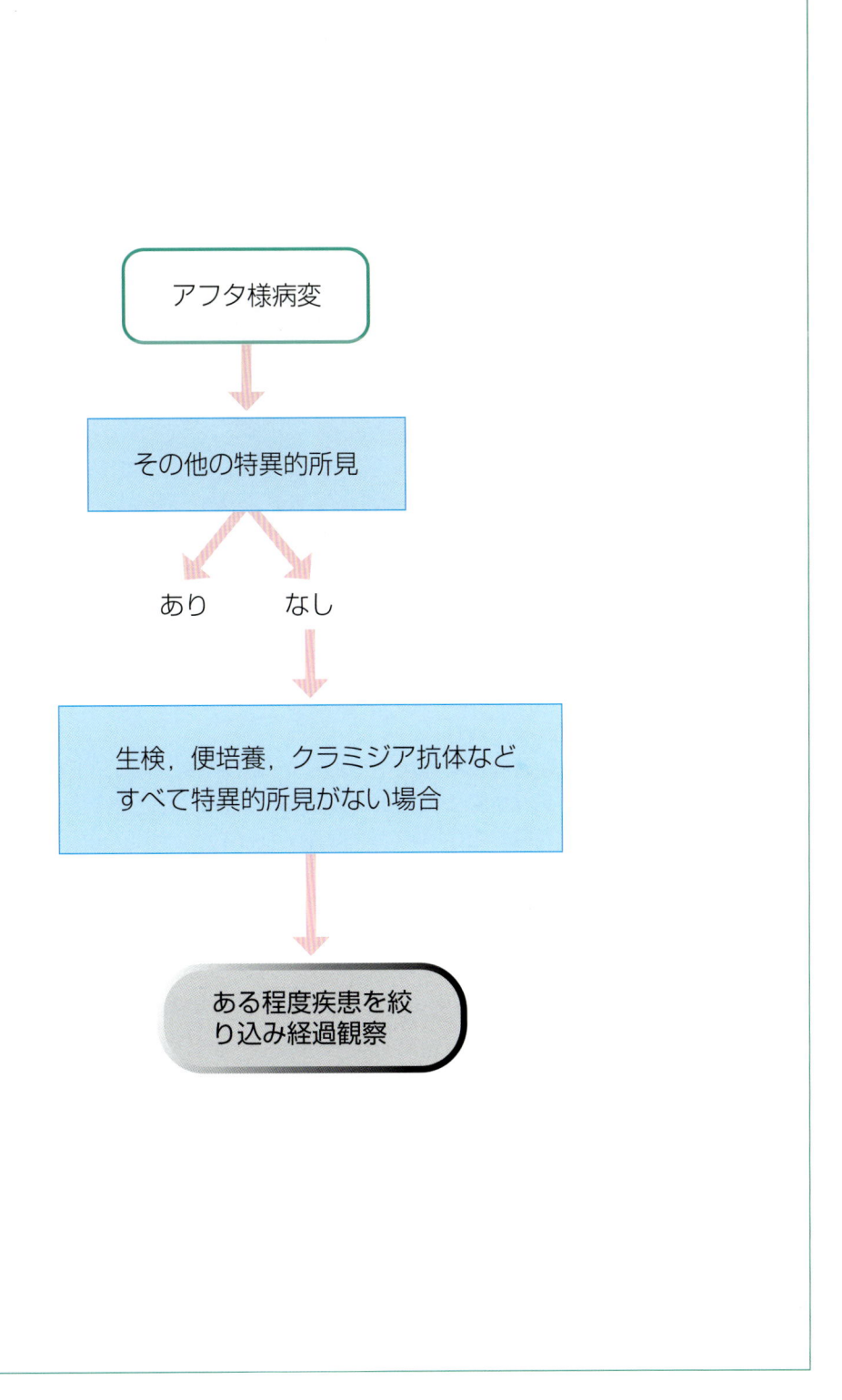

```
       ┌──────────────┐
       │  アフタ様病変  │
       └──────┬───────┘
              ▼
       ┌──────────────┐
       │ その他の特異的所見 │
       └──┬────────┬──┘
         あり     なし
                   ▼
       ┌────────────────────────┐
       │ 生検，便培養，クラミジア抗体など │
       │ すべて特異的所見がない場合      │
       └────────────┬───────────┘
                    ▼
           ┌──────────────────┐
           │ ある程度疾患を絞   │
           │ り込み経過観察     │
           └──────────────────┘
```

4 潰瘍性大腸炎(4)

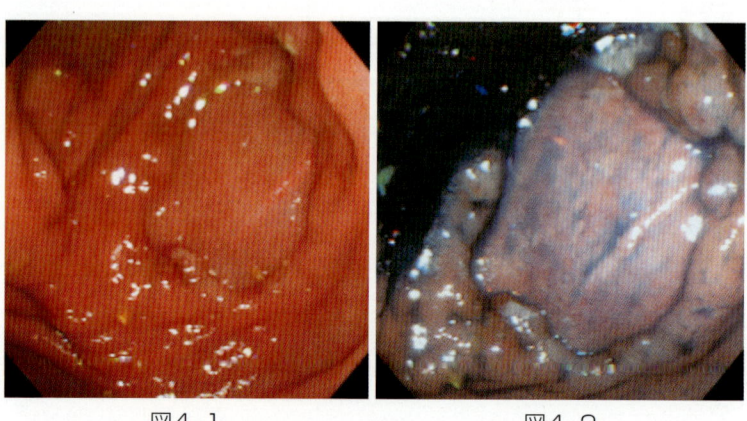

図4-1　　　　　　　　図4-2

患者：24歳，女性．
　潰瘍性大腸炎で通院中であったが，腹痛，下痢，下血を生じ入院となる．直腸から下行結腸まで緩解の像であったが，横行結腸に大きな円形潰瘍が多発していた（図4-1）．

解説

　図4-2は色素散布像である．潰瘍面には再生粘膜はなく，ピンク色の筋層が透見される．潰瘍性大腸炎を発病して数年の経過を経て横行結腸にこのような深い円形の潰瘍が集中して多発する症例が，当科で最近多発している．最近多発している原因として，最近ほとんどすべての例が盲腸まで観察されていることもあるだろう．すなわち，これまで潰瘍性大腸炎が悪化した場合は，「潰瘍性大腸炎は直腸を中心に口側に広がるから，悪化の評価は左側結腸までの観察でよかろう」という思考のもと，前処置は浣腸のみでS状結腸から下行結腸までの観察しかしなかったこともあるだろう．また，状態が悪い時期に奥まで内視鏡を入れるのにも抵抗があった．そして，その方法では臨床症状と内視鏡所見がパラレルでなかったことが多かったことは確かである．しかし，最近，柔軟な内視鏡を使用するようになってから，ためらいなく盲腸まで挿入できるよう

になった．このような潰瘍はサイトメガロ，ヘルペスなどのウイルスの感染が最も考えられる．本例では血清学的，組織学的に検索したすべてのウイルスは陰性であった．未知の感染があった可能性があり，将来解明されるかもしれない．また，区域性で生じているので，何らかの虚血性の原因も考えられる．この症例は結局total colectomyとなった（図4-3, 4, 5, 6）．

診　断　◆　潰瘍性大腸炎に何らかの原因が加わったことによる悪化

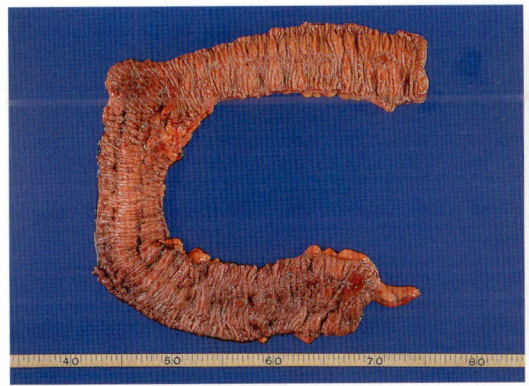

図4-3　切除標本全体像

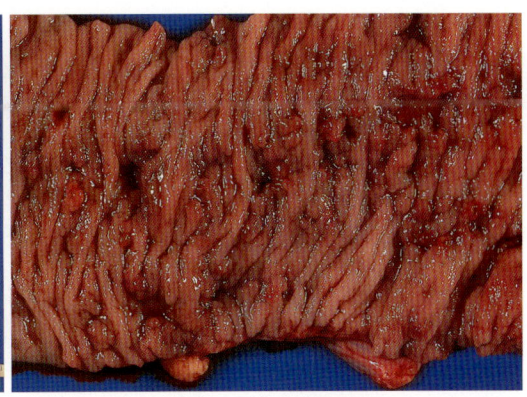

図4-4　上行結腸

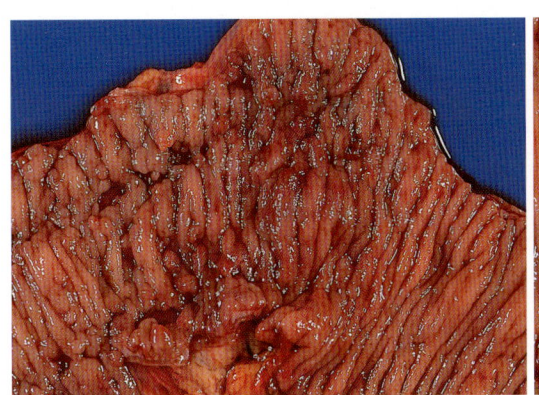

図4-5　脾彎曲部

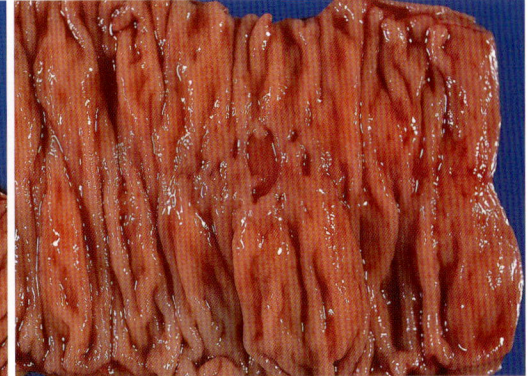

図4-6　S状結腸

5 Crohn病

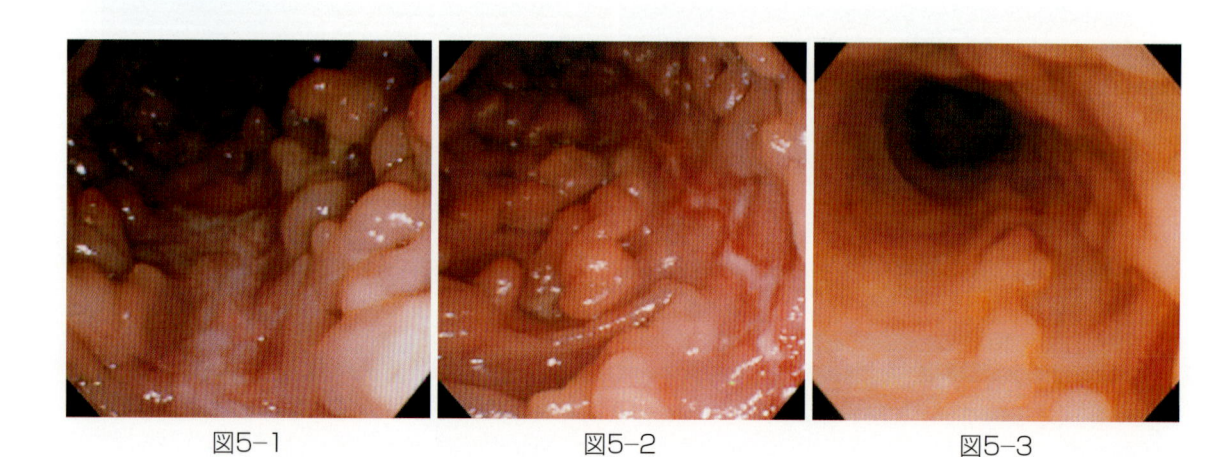

図5-1　　　　　　　図5-2　　　　　　　図5-3

患者：26歳，男性．
　下痢，体重減少があり来院した．大腸内視鏡検査で下行結腸の縦走潰瘍がみられた（図5-1）．

診断のflow chart

　縦走潰瘍を認める疾患には虚血性腸炎，潰瘍性大腸炎，Crohn病，抗生物質起因性腸炎，閉塞性大腸炎，O157による出血性腸炎，Behçet病がある．本例では潰瘍が蛇行しており，直線的で浅い虚血性腸炎のものではない．周囲粘膜に炎症性ポリープがみられ，基本的に慢性炎症の経過が存在することがわかる．また，潰瘍の周囲粘膜に浮腫状のしわがみられる．これは潰瘍自体と周囲の粘膜下層の線維化が強いにもかかわらず，粘膜は柔らかいので粘膜が撓んで，しわを生じているものである．粘膜には浮腫があることもわかる．以上のように慢性の炎症で粘膜下層以深の線維化の強い潰瘍，周囲の粘膜浮腫からCrohn病と診断される．

診　断　◆　Crohn病

経過 　経管栄養による治療により軽快をみた．縦走潰瘍はその形態を保ちながら，川の水が涸れてゆくように土手，川原のような段差を形成しながら治癒した．図5-2は初回の3週後，図5-3はさらに2週後の同じ部位の内視鏡像である．これは潰瘍の粘膜面が修復されるにもかかわらず，潰瘍の線維化が残存するためである．

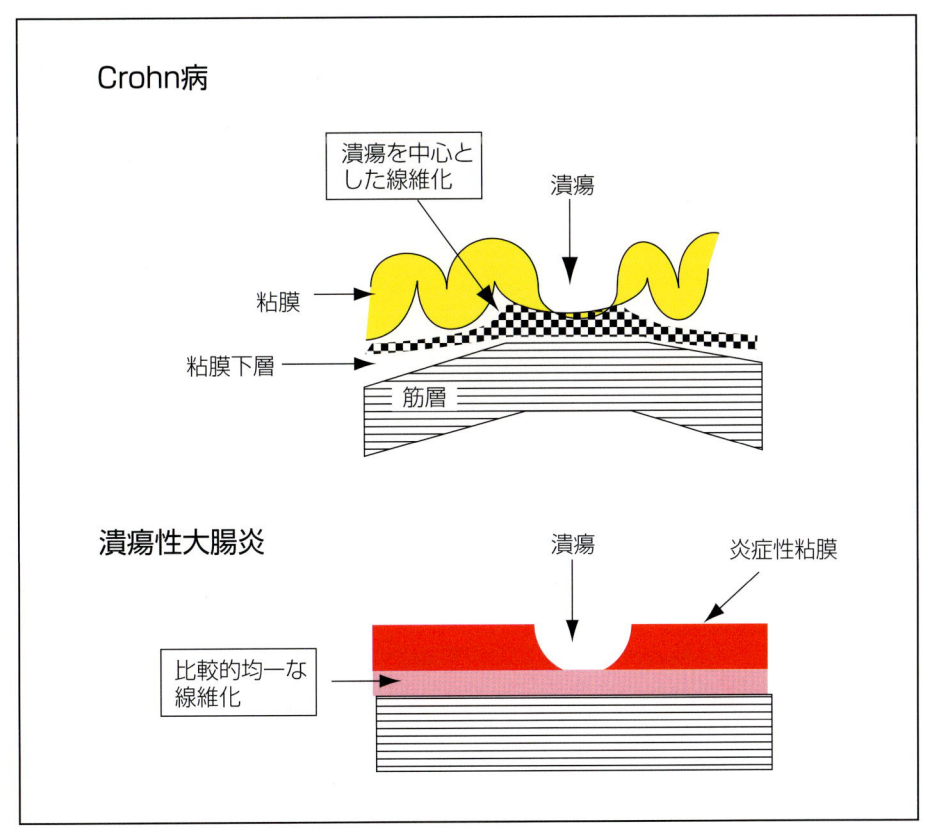

図5-4　Crohn病と潰瘍性大腸炎における粘膜下層の線維化
Crohn病の潰瘍周辺の粘膜は潰瘍性大腸炎のような炎症はなく，粘膜下層の不均一な線維化により粘膜が撓む．潰瘍性大腸炎では，粘膜下層の線維化は比較的均一であり，鉛管状を呈するように拡張不良があっても均一である．

6 好酸球性大腸炎

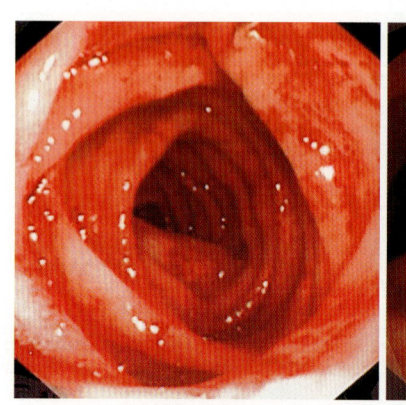

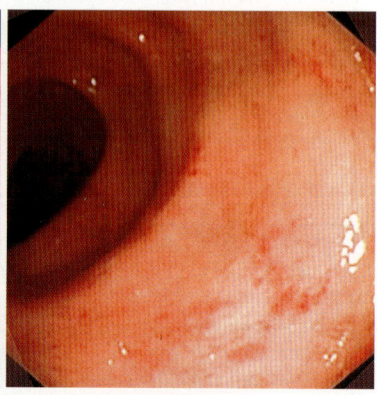

図6-1　　　　　　　図6-2

患者：58歳，女性．

　2年前から腹痛，下痢，下血を繰り返すようになった．感染性腸炎疑いで3カ月間近医に入院したが原因不明のため，精査目的で当科へ転院した．入院時前後において症状はなく，入院直後の内視鏡では全く異常を認めなかったが，入院後1週目に突然下血がみられたため，緊急内視鏡を施行した．S状結腸から上行結腸にかけて，出血とび漫性の炎症像がみられた（図6-1, 2）．直腸，盲腸には異常はなかった．

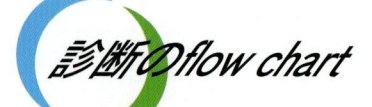

診断のflow chart

　経過と病変の罹患部位からみれば，薬剤性出血性腸炎（抗生物質や抗菌剤，抗炎症剤）に一致する．しかし，出血性腸炎にしては浮腫は強くなく，紅斑と点状出血があまりにバラバラであり，そして全体の粘膜は白い（図6-2）．また，因果関係のある薬剤の内服はない．日常みる疾患に当てはまるものはないので困惑してしまうであろう．まず，この全体の白さに着目して，それが何故白いかを考えてみよう．白色粘膜の原因には①全身の**貧血**を反映したもの，②粘膜下層の**線維化**を反映したもの，③**絨毛状の粘膜**の形態を反映したもの，④粘膜間質の**白血球浸潤**を背景としたもの，⑤粘膜下層の**腫瘍細胞**を反映したも

の，⑥間質の血流に乏しい**上皮性腫瘍**を反映したもの（③を含む），⑦コラーゲン腸炎やアミロイドーシスのように粘膜筋板付近に粘膜下層の血管の透見が悪くなるような**物質の沈着**を生じた場合などがある．本例の場合は腫瘍はなく，粘膜間質の白血球系の細胞浸潤像と思われる．そして，部分的に赤血球浸潤もみられるような炎症と判断される．初回検査で異常がなく，繰り返す炎症だが，瘢痕や粘膜面のび爛よりも間質の細胞浸潤が高度であることを考慮すると，虚血や感染が原因ではない反応性の細胞浸潤を来す炎症と診断される．

診 断 ◆ 好酸球性大腸炎疑い

経過 組織生検で粘膜間質に多数の好酸球浸潤が認められ（図6-3）「好酸球性腸炎」と診断された．

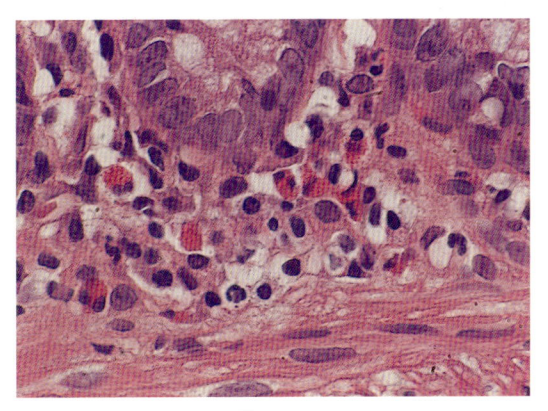

図6-3

〈白色粘膜の原因〉
①全身の貧血を反映
②粘膜下層の線維化
③絨毛状粘膜
④粘膜間質の白血球浸潤
⑤粘膜下層の腫瘍細胞浸潤
⑥血流に乏しい上皮性腫瘍
⑦粘膜筋板付近の物質の沈着

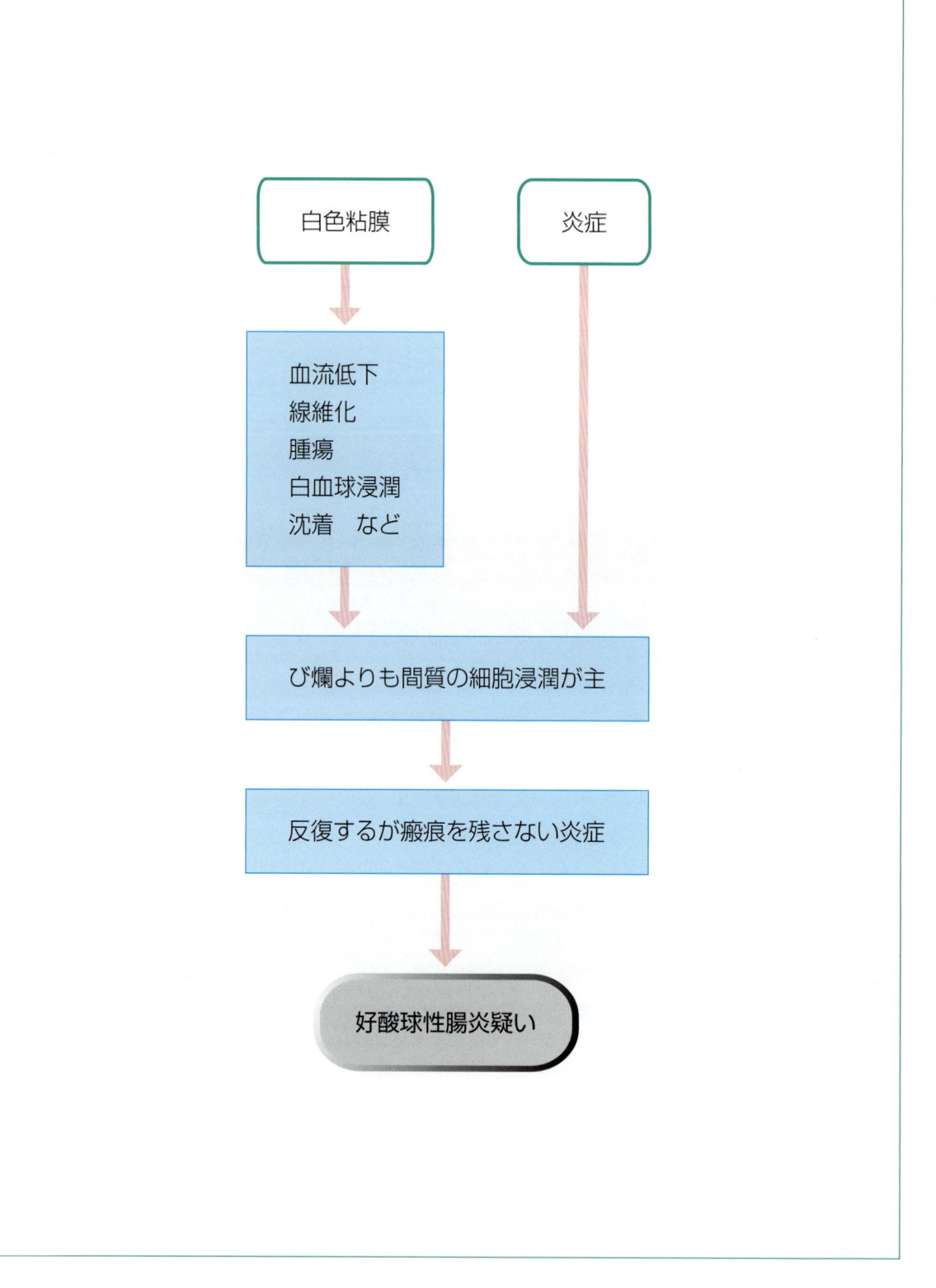

```
   ┌──────────┐        ┌──────────┐
   │  白色粘膜 │        │   炎症   │
   └────┬─────┘        └────┬─────┘
        ↓                   │
   ┌──────────┐             │
   │ 血流低下 │             │
   │ 線維化   │             │
   │ 腫瘍     │             │
   │ 白血球浸潤│            │
   │ 沈着  など│            │
   └────┬─────┘             │
        ↓                   ↓
   ┌──────────────────────────┐
   │ び爛よりも間質の細胞浸潤が主 │
   └────────────┬─────────────┘
                ↓
   ┌──────────────────────────┐
   │ 反復するが瘢痕を残さない炎症 │
   └────────────┬─────────────┘
                ↓
         ┌──────────────┐
         │ 好酸球性腸炎疑い│
         └──────────────┘
```

7 アミロイドーシス

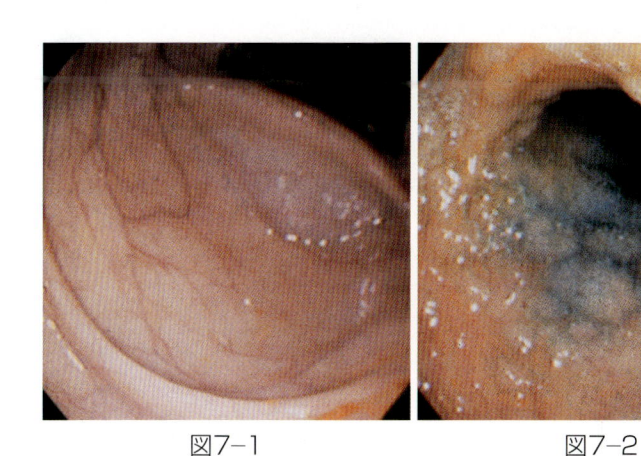

図7-1　　　　　図7-2

患者：60歳，女性．
　発熱，下痢があり来院．胸部X線写真で結核を示唆する陰影があり，喀痰培養でガフキー6号を認めた．抗結核剤を投与していたが，下痢の改善を認めないため大腸内視鏡が施行された．大腸粘膜には潰瘍はなく（図7-1），回腸に微細顆粒状の隆起がび漫性にみられた（図7-2）．

診断のflow chart

　現病歴からすれば，腸結核が考えられるところだが，内視鏡で観察した範囲においてはその所見，すなわち，潰瘍，潰瘍瘢痕，変形などは全くない．小腸にこのような微細顆粒状の所見をみた場合は，アミロイドーシスを一元的に考えて良かろう．この所見は一度みたら記憶に残る所見である．大腸粘膜は蒼白であり，また，光の乱反射の状態から，軽度の凹凸があるものと思われる．

診　断　◆　アミロイドーシス

経過
生検で回腸，大腸ともにアミロイドの沈着がみられた（図7-3）．白色細顆粒

像はAA型に特徴的所見とされるが，本例はAL型であった．すなわち，AL型でも初期像はAA型に類似することがあるのである．

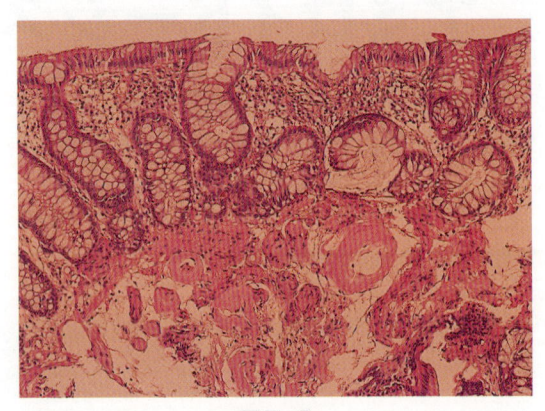

図7-3

回腸に蒼白な微細顆粒が多発

↓

アミロイドーシス（通常はAA型を考える）

AL型は粘膜下腫瘤様隆起の多発とfoldの肥厚

8 アメーバ赤痢

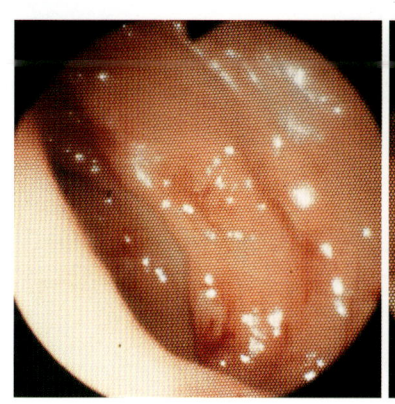

図8-1 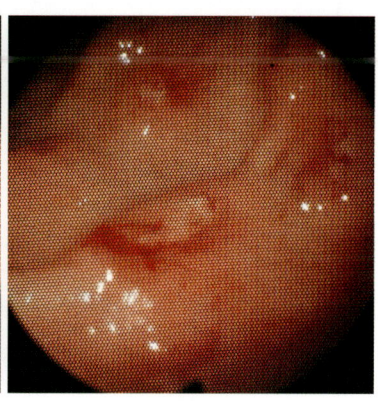　　　　　　　図8-2

患者：42歳，男性．
　5カ月間にわたる下痢，粘血便があり，近医より潰瘍性大腸炎疑いで紹介された．大腸内視鏡検査で全大腸にび爛，小潰瘍がみられた（図8-1, 2）．

診断のflow chart

　　小潰瘍の周辺は浮腫が強く，タコイボ状を呈している．小潰瘍，び爛の介在粘膜も混濁し，易出血性である．全大腸にび爛，小潰瘍をみる疾患は潰瘍性大腸炎，偽膜性腸炎，好酸球性腸炎などの他に，アメーバ赤痢，カンピロバクター腸炎などの感染性腸炎がある．そのなかで本例のように小潰瘍やタコイボ状のび爛のある場合，アメーバ赤痢が最も考えられる．潰瘍性大腸炎の小潰瘍は一般に不整で浅い潰瘍であり，その周辺には比較的均一なび漫性の炎症があり，発赤した粗造粘膜がみられるが，本例にはそれがない．本例の潰瘍は周辺の浮腫のため深い．び爛も同様である．1個1個の病変はCrohn病にも類似しているがCrohn病では線維化が強く，狭窄を生じること，病変が区域性であることから鑑別される．

診　断　◆　アメーバ赤痢

経過　生検でアメーバ赤痢の栄養型虫体が観察され，メトロニダゾールの投与で治癒した．

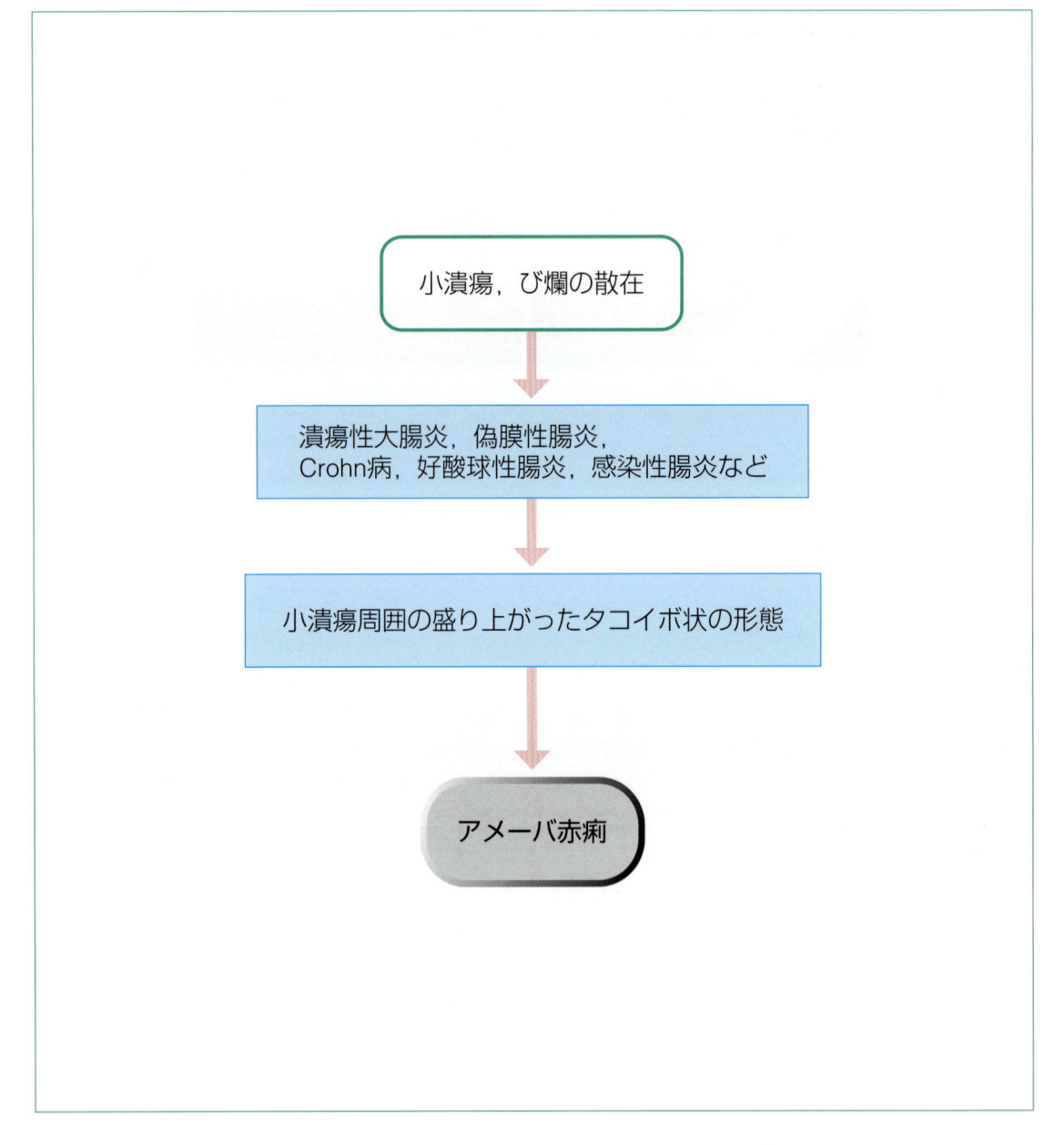

```
┌─────────────────────────┐
│   小潰瘍，び爛の散在    │
└─────────────────────────┘
            ↓
┌───────────────────────────────────┐
│ 潰瘍性大腸炎，偽膜性腸炎，        │
│ Crohn病，好酸球性腸炎，感染性腸炎など │
└───────────────────────────────────┘
            ↓
┌───────────────────────────────────┐
│ 小潰瘍周囲の盛り上がったタコイボ状の形態 │
└───────────────────────────────────┘
            ↓
        ┌──────────┐
        │ アメーバ赤痢 │
        └──────────┘
```

9 細菌性赤痢

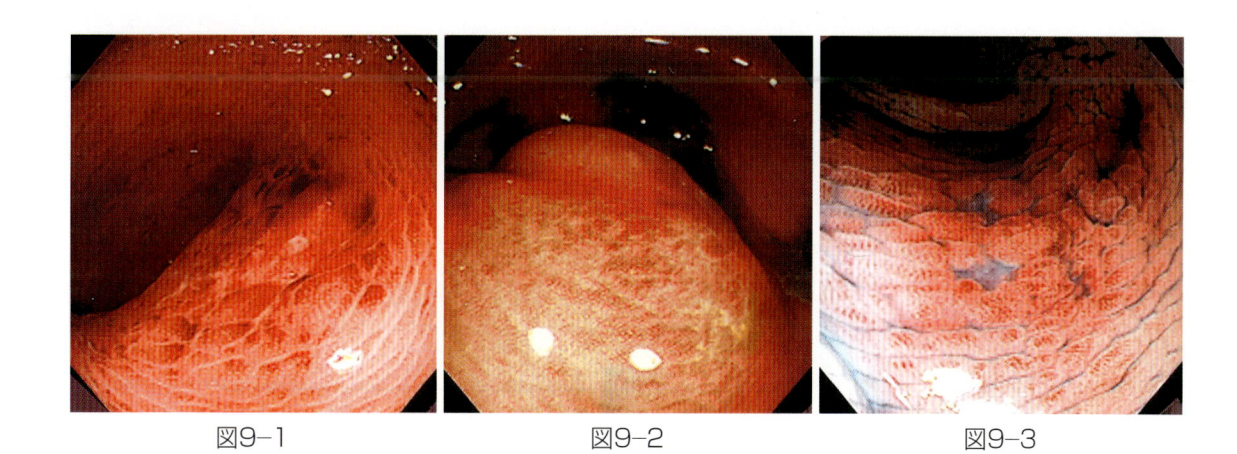

| 図9-1 | 図9-2 | 図9-3 |

患者：53歳，男性．
主訴：下痢，下血．
　現病歴：2カ月前に東南アジアに出張した．帰国後から下痢，発熱が生じたため，近医を受診し感冒と診断され，抗生剤を投与された．抗生剤の内服後から下血が生じたため出血性腸炎疑いで当科へ紹介された．大腸内視鏡検査では上部直腸（図9-1）から盲腸（回盲弁）（図9-2）まで散在する紅斑がみられ，浅い潰瘍も散在してみられた（図9-3）．回腸末端には異常はみられなかった．

診断のflow chart

　本例は既往から薬剤性出血性腸炎または感染性腸炎が考えられる．薬剤性出血性腸炎では一般的に虚血性腸炎のように浮腫が強く，赤くみずみずしい紅斑がある程度の領域をもってみられる．しかし，本例にはそれがない．大腸全体にび漫性に炎症がみられ，診断は感染性腸炎に絞られる．紅斑は散在し，介在する粘膜の無名溝は保たれ，pitも正常である．また，アフタ様のび爛もみられるが，浅く，周囲の隆起に乏しい．すなわち，粘膜の間質を主体とする炎症であり，粘膜下層には炎症がほとんど及んでいない．エルシニア，サルモネラのようなリンパ装置を介在する感染では，回腸のリンパ装置の腫大した炎症像や，

リンパ濾胞炎を反映し，タコイボ様のアフタ様病変がみられるが，本例ではそれがない．また，毒素型のビブリオや病原性大腸菌では強い浮腫を伴うが本例ではそれがない．最も考えられる疾患は細菌性赤痢である．

経過 便培養で細菌性赤痢の診断が確定した．

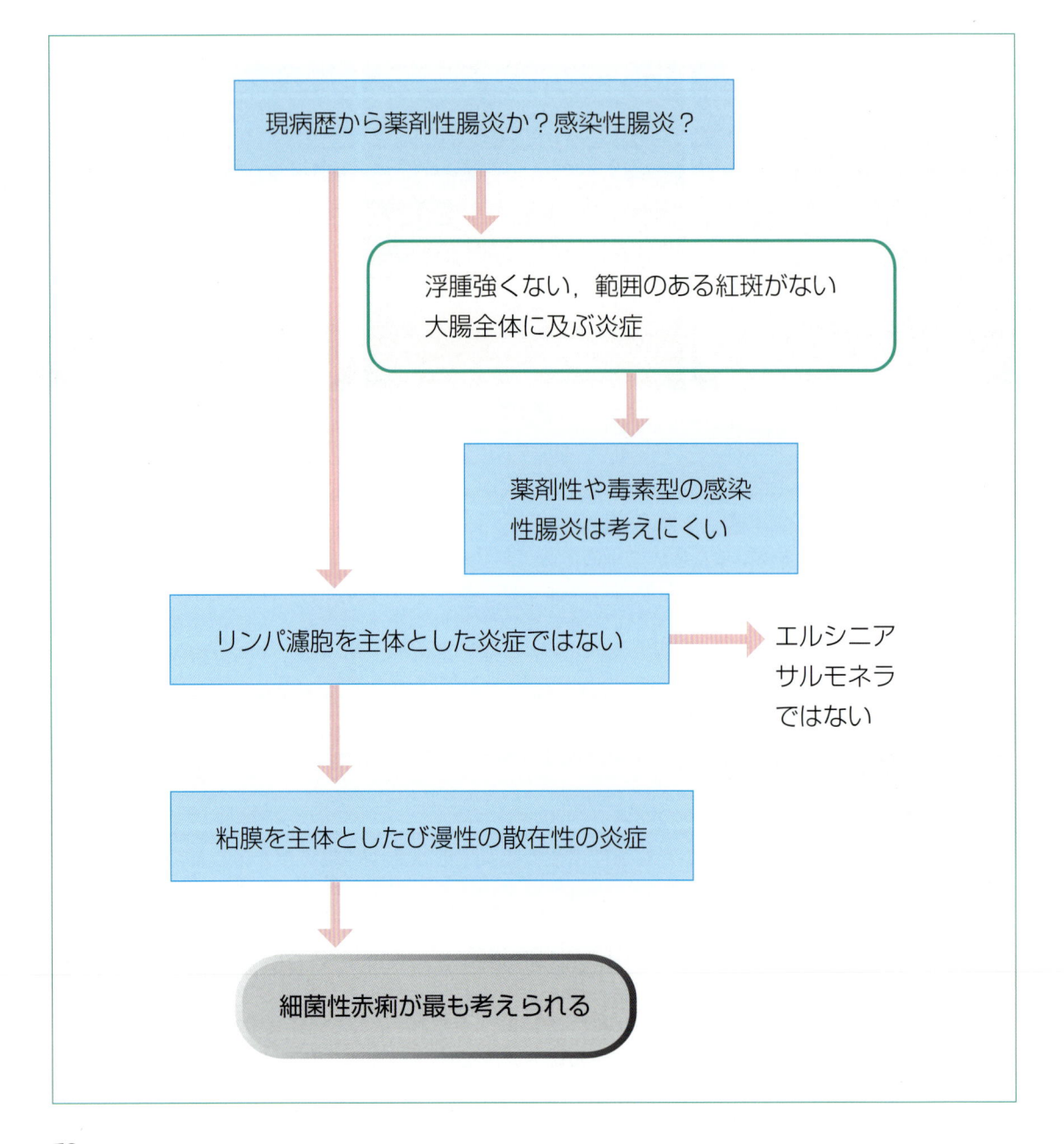

```
現病歴から薬剤性腸炎か？感染性腸炎？
        │
        ▼
  浮腫強くない，範囲のある紅斑がない
  大腸全体に及ぶ炎症
        │
        ▼
  薬剤性や毒素型の感染
  性腸炎は考えにくい

リンパ濾胞を主体とした炎症ではない ──→ エルシニア
                                    サルモネラ
                                    ではない
        │
        ▼
粘膜を主体としたび漫性の散在性の炎症
        │
        ▼
  細菌性赤痢が最も考えられる
```

10 出血性大腸炎

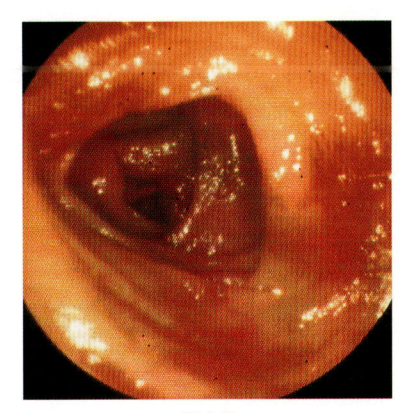

図10

患者：37歳，女性．
　化膿性扁桃腺炎のため抗生剤を5日間投与され，投与終了後の9日目より腹痛，下痢，血便が生じた．大腸内視鏡検査では横行結腸から盲腸まで出血性び爛，浮腫がみられた（図10）．

診断のflow chart

　痛々しいみみず腫れの線状発赤がみられる．胃の表層性胃炎のくし状発赤よりも幅が広く，赤味も強い．このような線状の発赤を来す炎症は出血性大腸炎，腸炎型のclostridium difficile感染，サルモネラ，O157病原性大腸菌の出血性腸炎である．そこまで診断を絞り込めれば，既往，現病歴から抗生剤による出血性大腸炎と診断できるであろう．

診　断　◆　抗生剤による出血性大腸炎

経過
　絶食，補液で経過をみたところ5病日目に症状が消失し，2週間目施行した大腸内視鏡検査では病変は瘢痕を残さず消失していた．

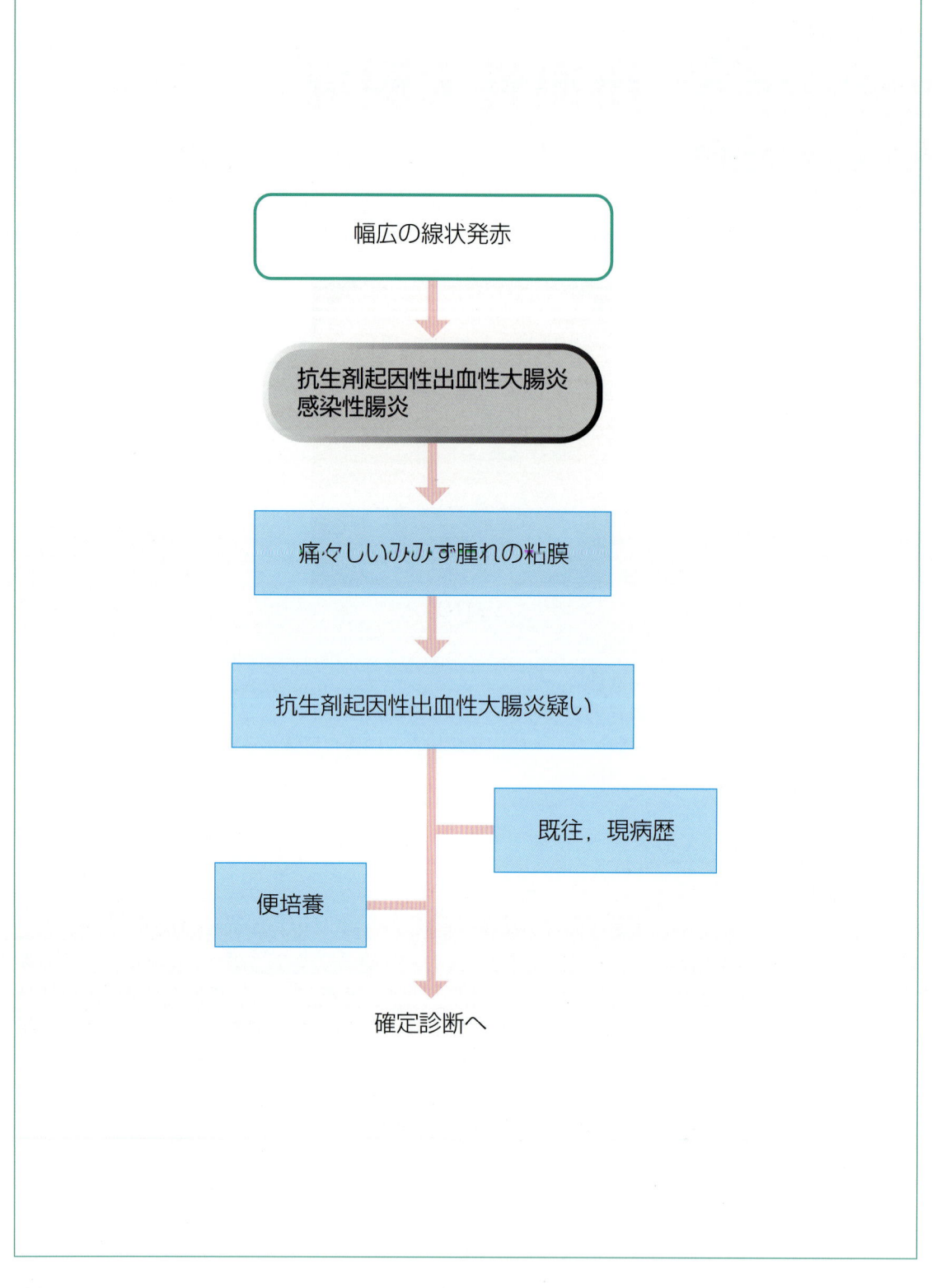

```
         ┌─────────────────┐
         │  幅広の線状発赤  │
         └────────┬────────┘
                  ↓
       ┌───────────────────────┐
       │ 抗生剤起因性出血性大腸炎 │
       │      感染性腸炎        │
       └───────────┬───────────┘
                   ↓
       ┌───────────────────────┐
       │  痛々しいみみず腫れの粘膜  │
       └───────────┬───────────┘
                   ↓
       ┌───────────────────────┐
       │ 抗生剤起因性出血性大腸炎疑い │
       └───────────┬───────────┘
                   │         ┌──────────────┐
                   ├─────────│  既往，現病歴  │
                   │         └──────────────┘
        ┌────────┐ │
        │ 便培養 │─┤
        └────────┘ │
                   ↓
              確定診断へ
```

11 12 13 偽膜性腸炎(1)(2)(3)

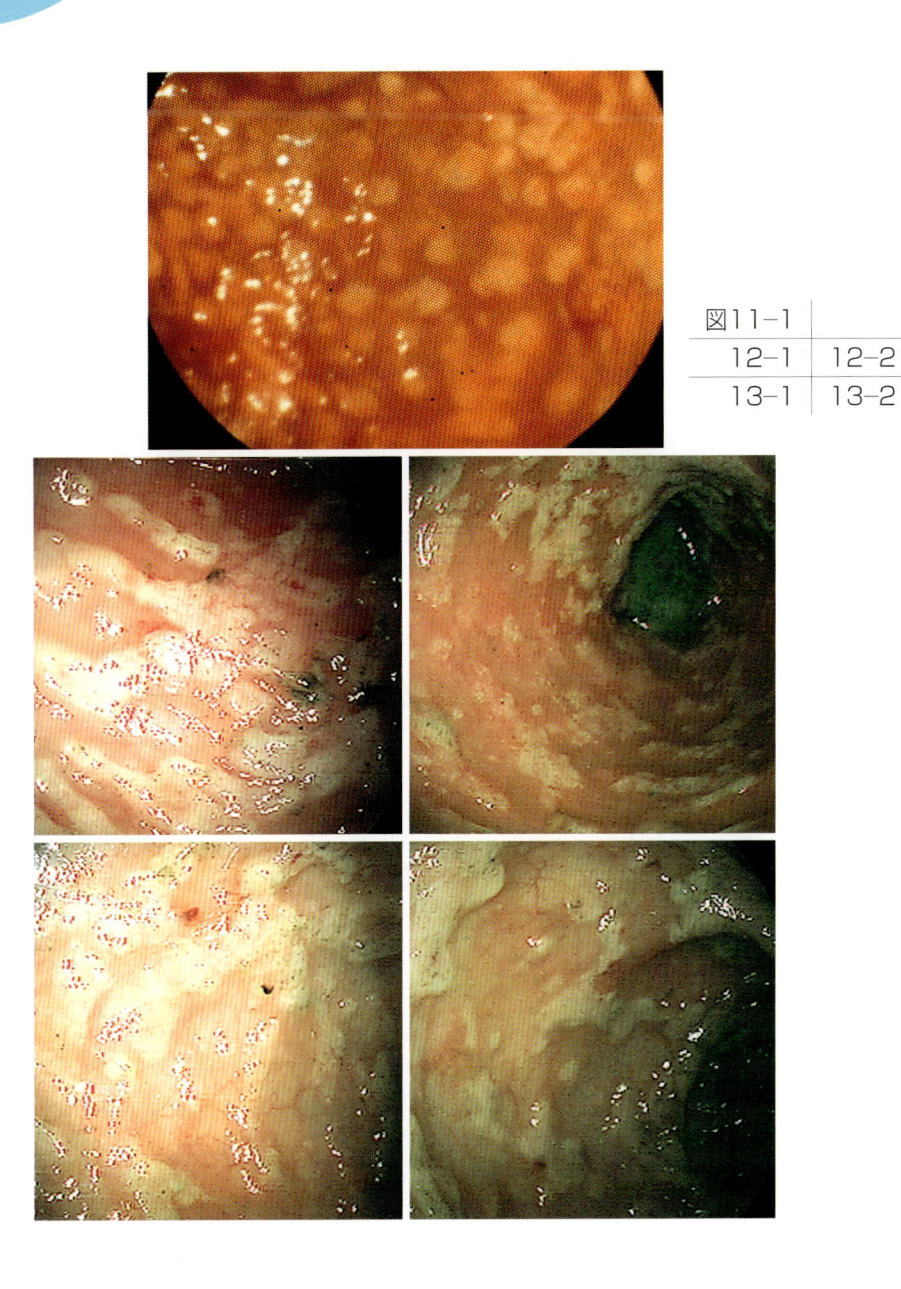

図11-1	
12-1	12-2
13-1	13-2

(11) 患者：81歳，女性．
　脳血管性痴呆で某院精神科入院中であった．肺炎のため抗生剤を6日間投与した後に腹部膨満，下痢，下血を生じた（図11-1）．

(12) 患者：66歳，女性．
　慢性関節リウマチで通院中であったが肺炎を併発し入院した．抗生剤投与1週間目より下痢が生じたため大腸内視鏡を施行した（図12-1，2）．

(13) 患者：62歳，女性．
　慢性腎不全で入院中であったが，褥瘡を生じたため抗生剤の投与を受けた．その後，腹痛，下痢が生じ，止痢剤，抗潰瘍剤を投与されたが，1週後には粘血便も生じたため，大腸内視鏡検査が施行された（図13-1，2）．

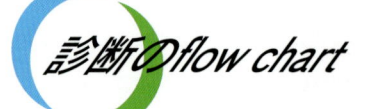

診断のflow chart

　3例は高齢もしくは免疫低下状態であり，抗生剤投与後に生じた腹痛，下痢，下血で臨床的に偽膜性腸炎が考えられ，内視鏡はそれを確認するだけでよかろう．90％以上直腸・S状結腸に存在するため，本症の確定にはsigmoidoscopyで十分である．注意すべきは重症になると偽膜が癒合することである．すなわち，(13)が最も重症である．しかし，予後は基礎疾患の程度，治療への反応に左右される．(13)はバンコマイシンの投与で速やかに治癒し，一方，(11)はバンコマイシンに反応せず，偽膜が癒合し，最終的に死亡した．

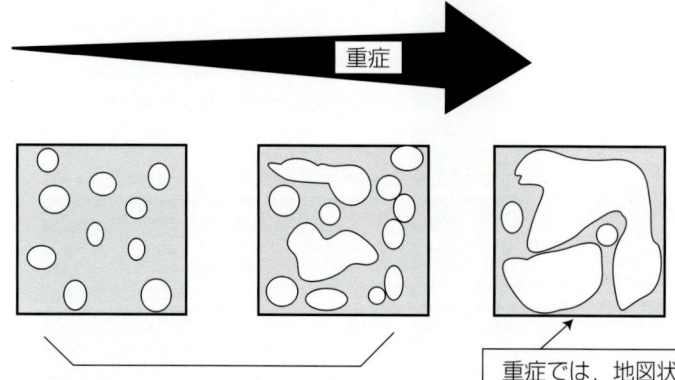

重症 →

本症の多くは，この時点で診断される

重症では，地図状の広範囲の偽膜で覆われる．軽症のみを本症と記憶している場合は誤診することがあるので注意したい．

```
┌─────────────────────────────────────────────┐
│ ほとんどの例は，既往，病歴から偽膜性腸炎      │
│ が疑われて大腸内視鏡検査が施行される          │
└─────────────────────────────────────────────┘
           ↓                    ↓
┌──────────────────┐   ┌──────────────────────┐
│ 状態が悪いことが多い │   │ 偽膜性腸炎のほとんどは直腸，│
│                  │   │ S状結腸にみられる        │
└──────────────────┘   └──────────────────────┘
           ↓                    ↓
        ┌─────────────────────┐
        │   sigmoidoscopy     │
        └─────────────────────┘
                   ↓
        ┌─────────────────────┐
        │    偽膜形成あり       │
        └─────────────────────┘
                   ↓
            ┌──────────┐
            │ 偽膜性腸炎 │
            └──────────┘
```

14 cap polyposis

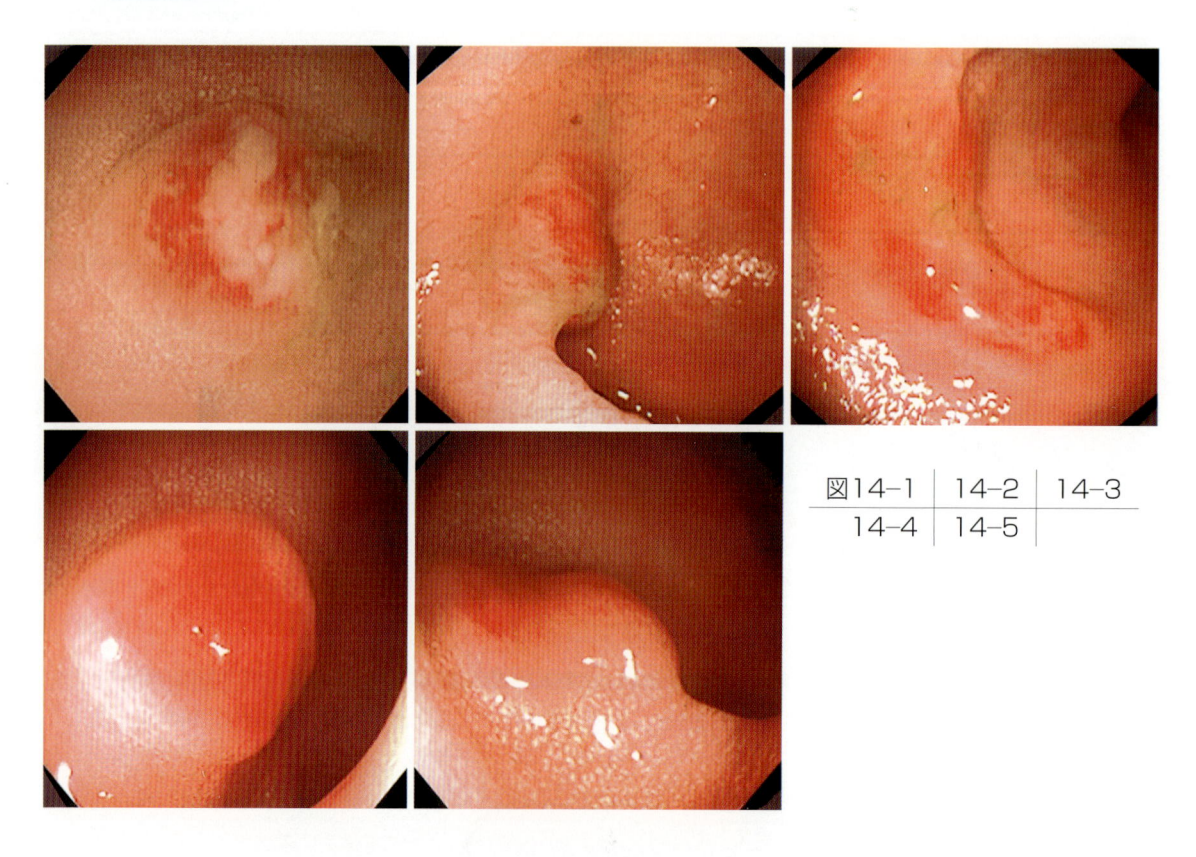

|図14-1|14-2|14-3|
|14-4|14-5|

患者：37歳，女性．

　3年前に血便，下痢があり近医で内視鏡検査を受けmucosal prolapse syndromeと診断された．その後，他医に転院し，潰瘍性大腸炎と診断されステロイド投与を繰り返されていたが，奏効しなくなり，低蛋白血症も生じたため，診断の見直しを含めて当科に転院となる．大腸内視鏡検査で直腸からS状結腸に多発するタコイボ様隆起（図14-1, 2）と平板状の横長の隆起性病変（図14-3）を認めた．

診断のflow chart

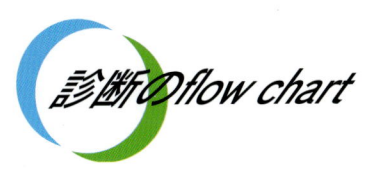

　大腸のタコイボ様隆起といえば，まっさきにアメーバ赤痢を思い出す．アメーバ赤痢では周囲粘膜は汚く，発赤，び爛が強い．しかし，本例にはそれがない．隆起の表面には粘液の付着があり，それを洗い流すとピンク色の粘膜がみられる（図14-4, 5）．この発赤は洗浄で出血を来さず，線維筋症の粘膜に特有の内視鏡像である．また，病変の介在する粘膜は白斑が多発している．これらの所見から，cap polyposisと診断される．cap polyposisの知識のない場合は診断が困難であるが，散在する赤色隆起病変を単なる間質の出血やび爛などではないことがわかれば答えを見出せるかもしれない．

診　断　◆　cap polyposis

経過

　病変の一部をEMRした組織像はcap polyposisに一致していた．メトロニダゾールの投与で軽快し，スレロネマの注腸でほぼ治癒に至り，低蛋白血症も改善した．

解説

　cap polyposisは1985年にWilliamsら（Br J Surg 72：133, 1985）により提唱された比較的新しい疾患概念である．これまで，①直腸，S状結腸に帽子（cap）状に線維素性滲出物と炎症性肉芽組織を伴ったポリープ，扁平隆起が多発する，②組織学的に直腸粘膜脱症候群（MPS）に近似し線維筋症がみられることが知られている．では，それ以前はそのような疾患はなかったのであろうか？　あったとすれば，どう報告されていたのだろうか？　1982年の「胃と腸」（17巻4号447-451）に「蛋白漏出症を伴った直腸腺腫」という症例報告がある．この症例は腺腫とされ病変部を含めて腸管切除されているが肉眼所見，組織所見をみるとcap polyposisそのものである．軽度の貧血，低蛋白血症があり，切除後も再発している．約220-260mLの粘液が排泄され，^{131}I-PVP検査で低蛋白血症は腸管からの蛋白漏出性のものであることが確認されている．

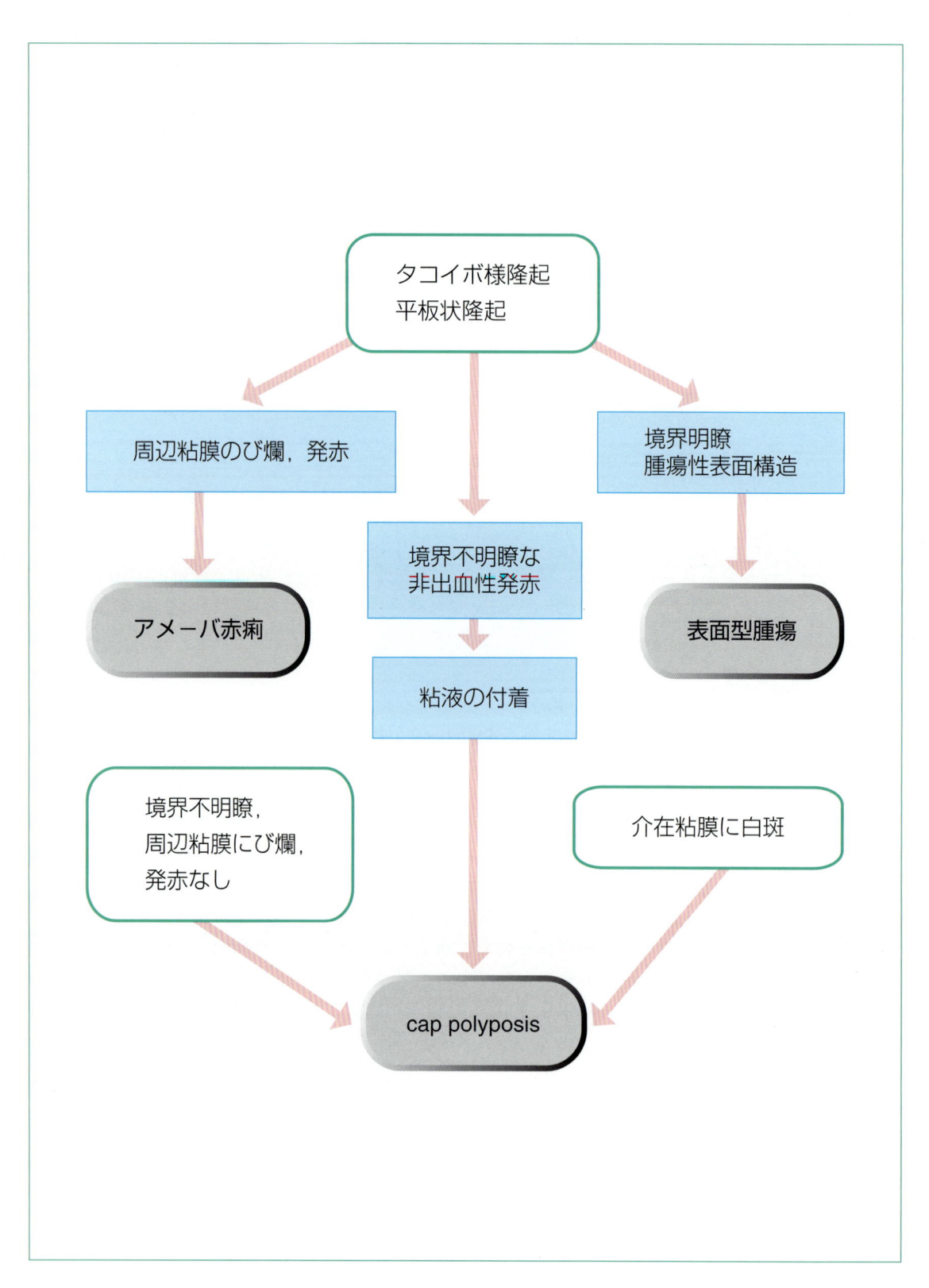

```
                    ┌─────────────────┐
                    │  タコイボ様隆起  │
                    │   平板状隆起    │
                    └─────────────────┘
              ↙             ↓             ↘
   ┌──────────────────┐  ┌──────────┐  ┌──────────────┐
   │周辺粘膜のび爛，発赤│  │境界不明瞭な│  │  境界明瞭     │
   │                  │  │非出血性発赤│  │腫瘍性表面構造 │
   └──────────────────┘  └──────────┘  └──────────────┘
          ↓                  ↓                ↓
   ┌──────────┐         ┌──────────┐    ┌──────────┐
   │アメーバ赤痢│         │粘液の付着 │    │ 表面型腫瘍│
   └──────────┘         └──────────┘    └──────────┘

   ┌──────────────┐          ↓         ┌──────────────┐
   │境界不明瞭，   │                    │介在粘膜に白斑 │
   │周辺粘膜にび爛，│                    │              │
   │発赤なし       │                    │              │
   └──────────────┘                    └──────────────┘
              ↘             ↓             ↙
                    ┌─────────────────┐
                    │  cap polyposis  │
                    └─────────────────┘
```

15 Behçet病(1)

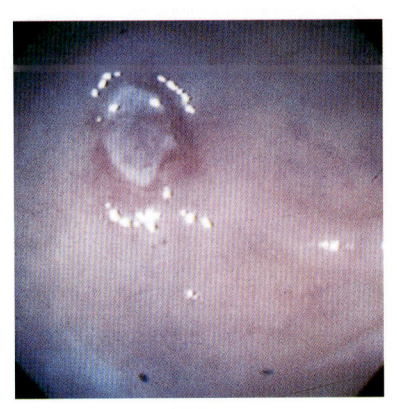

図15

症例：56歳，女性．
主訴：腹部不快感．

　不全型のBehçet病で10年来外来通院中であった．腹部不快感あり，大腸内視鏡を施行したところ，回腸末端部の腸間膜付着部対側に1個の円形潰瘍を認めた（図15）．その他は大腸にも異常はなかった．

診断のflow chart

　Behçet病に生じる潰瘍に矛盾しないか？　が，ポイントである．Behçet病の潰瘍の70％は回盲部に生じる．本例は腸間膜付着部対側にあり，発生部位に矛盾はない．潰瘍自体の形態は類円形で，辺縁の発赤を伴いCrohn病の潰瘍に似ているが，大きさの割には深い．Behçet病の潰瘍として矛盾しない．また，周囲に瘢痕による白色部もあり，多発病変であり腸管Behçet病と診断する．

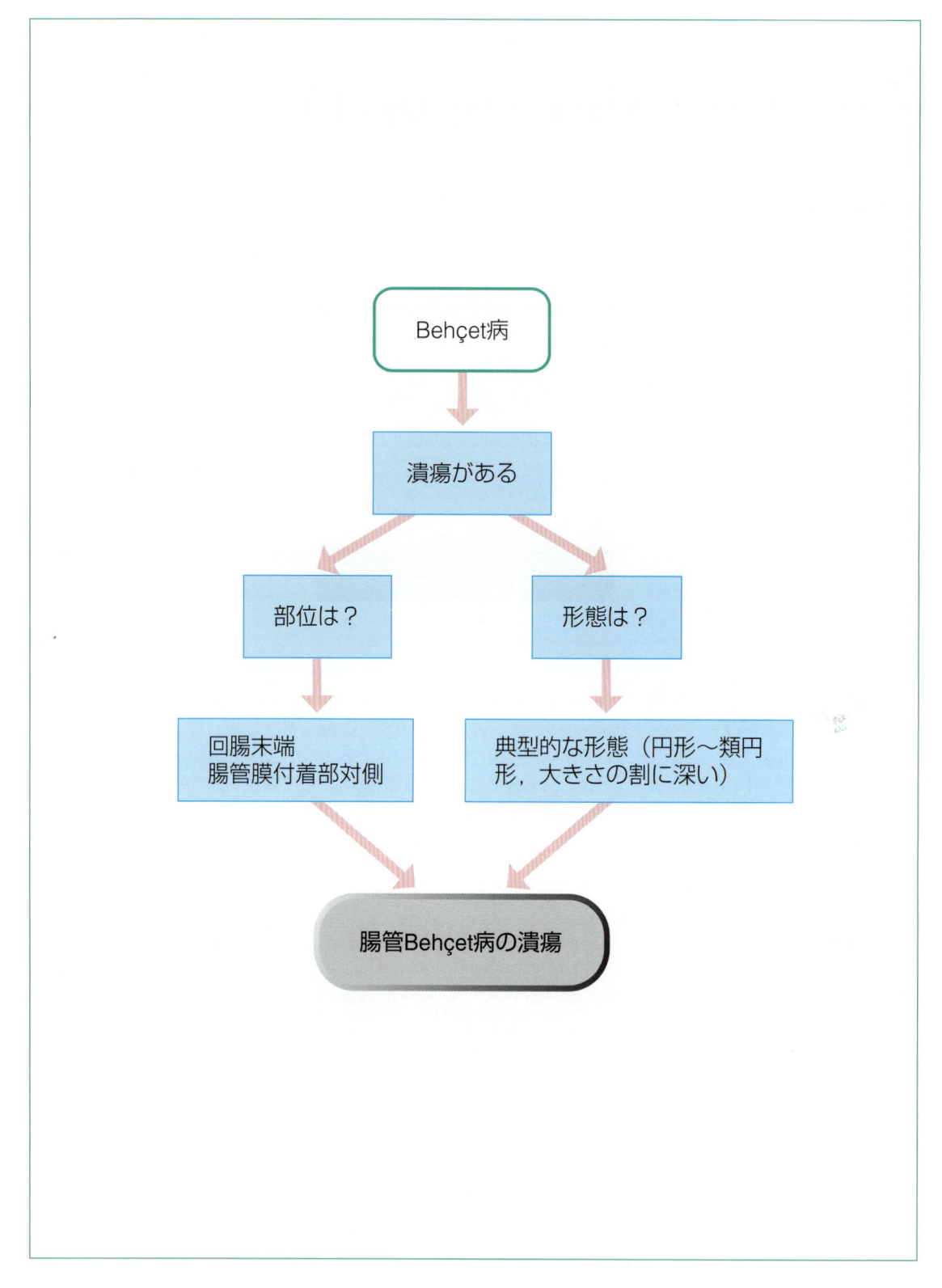

```
┌─────────────┐
│  Behçet病   │
└──────┬──────┘
       ↓
┌─────────────┐
│  潰瘍がある  │
└──┬───────┬──┘
   ↓       ↓
┌──────┐ ┌──────┐
│部位は？│ │形態は？│
└───┬──┘ └──┬───┘
    ↓       ↓
┌─────────┐ ┌──────────────────────┐
│回腸末端  │ │典型的な形態（円形～類円│
│腸管膜付着部対側│ │形，大きさの割に深い）│
└────┬────┘ └──────┬───────────────┘
     ↓             ↓
     └──→ 腸管Behçet病の潰瘍 ←──┘
```

16 Behçet病(2)

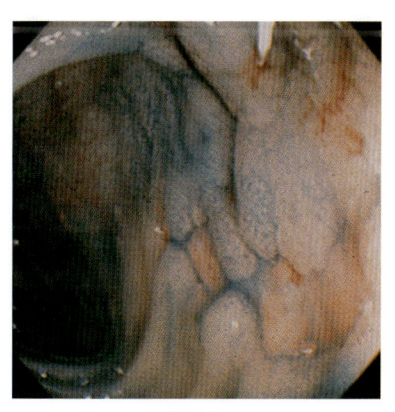

図16

患者：33歳，女性．
　口腔内アフタ，関節炎，外陰部潰瘍があり，Behçet病で経過中の患者である．大腸内視鏡で回腸末端部に潰瘍がみられた．

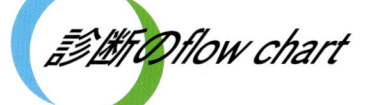

診断のflow chart

　Behçet病の潰瘍としてよいだろうか？　一見，縦走潰瘍にみえるが，円形の潰瘍が連なった不整形潰瘍である．その近傍にはアフタをやや大きくした娘潰瘍もみられる．この写真では左下が腸間膜付着側にあたり，潰瘍は腸間膜付着部対側にみられる．Crohn病では腸間膜側に生じる．また，Crohn病にしてはひだが細く柔らかすぎる．Behçet病の潰瘍と診断する．

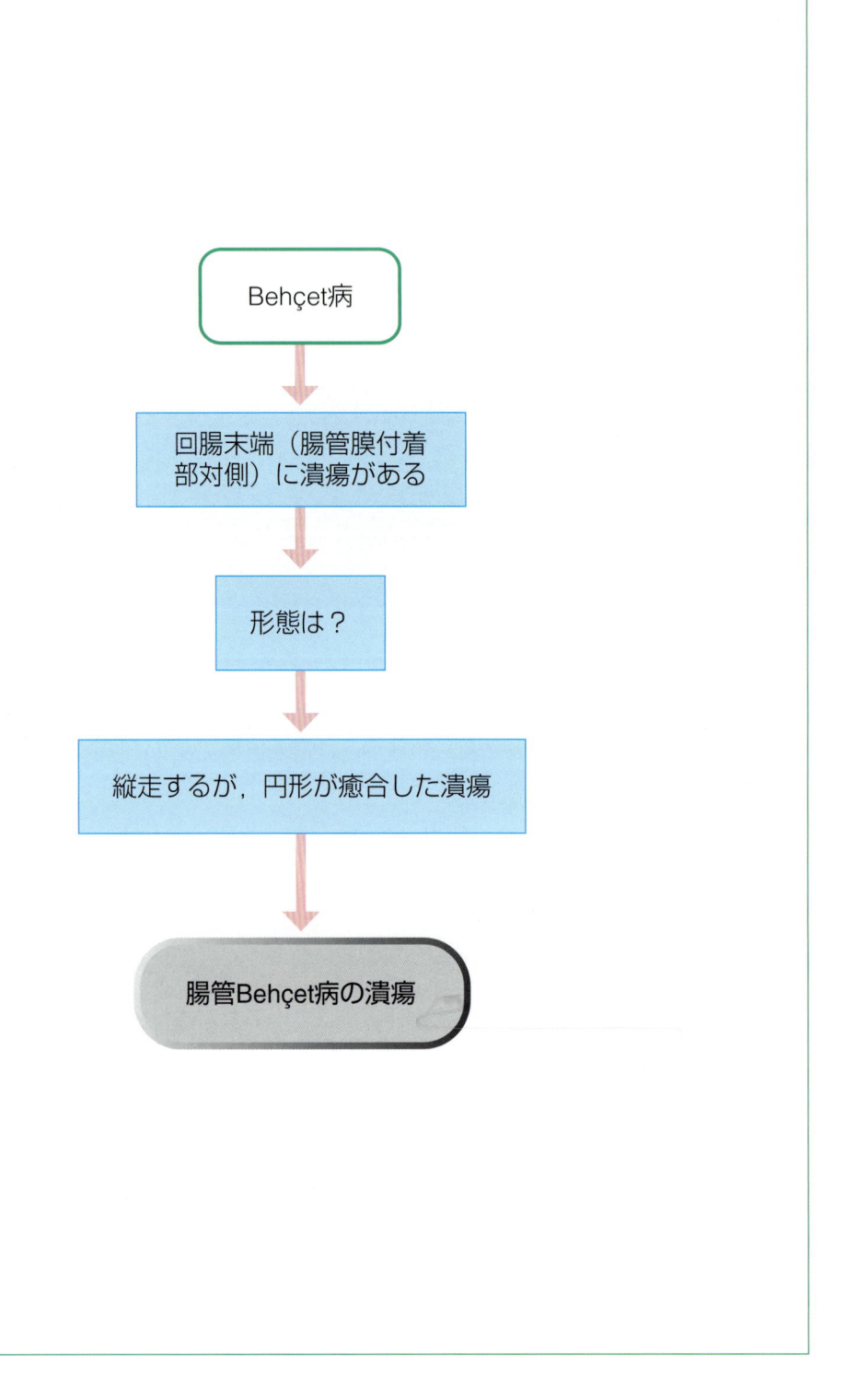

```
┌─────────────┐
│   Behçet病   │
└──────┬──────┘
       ↓
┌─────────────────────────┐
│ 回腸末端（腸管膜付着    │
│ 部対側）に潰瘍がある    │
└──────────┬──────────────┘
           ↓
     ┌──────────┐
     │  形態は？ │
     └─────┬────┘
           ↓
┌─────────────────────────────────┐
│ 縦走するが，円形が癒合した潰瘍  │
└────────────┬────────────────────┘
             ↓
     ┌───────────────────┐
     │ 腸管Behçet病の潰瘍 │
     └───────────────────┘
```

Behçet病(3)

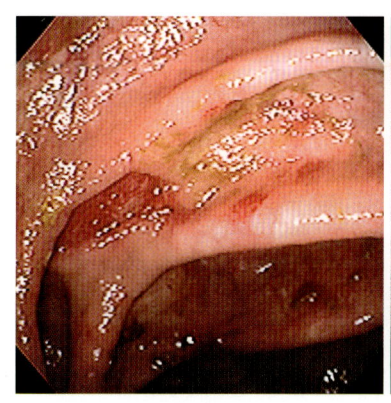

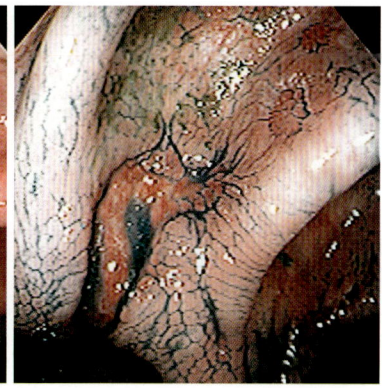

図17-1　　　　　　　図17-2

患者：15歳，男性．
　発熱，関節炎，陰部潰瘍があり，原疾患の治療を目的に入院となる．大腸内視鏡で盲腸と回腸に潰瘍を認めた（図17-1）．

診断のflow chart

　　原疾患はBehçet病である．この潰瘍は厳密には輪状潰瘍ではないが，長軸に対し横走する不整形潰瘍である．この潰瘍も良くみると小円形潰瘍が端にみられ，また，その延長線上に同様の円形の娘潰瘍がみられる（図17-2）．Crohn病にみられるアフタ様病変は炎症細胞浸潤により盛り上がったものが多いが，本例にはそのような盛り上がりはない．潰瘍の周囲もCrohn病にみられるような反応性の強い隆起ではない．また，周辺粘膜の無名溝も正常であり潰瘍性大腸炎のような粘膜のび漫性かつ慢性の炎症像はない．以上から腸管Behçet病と診断する．

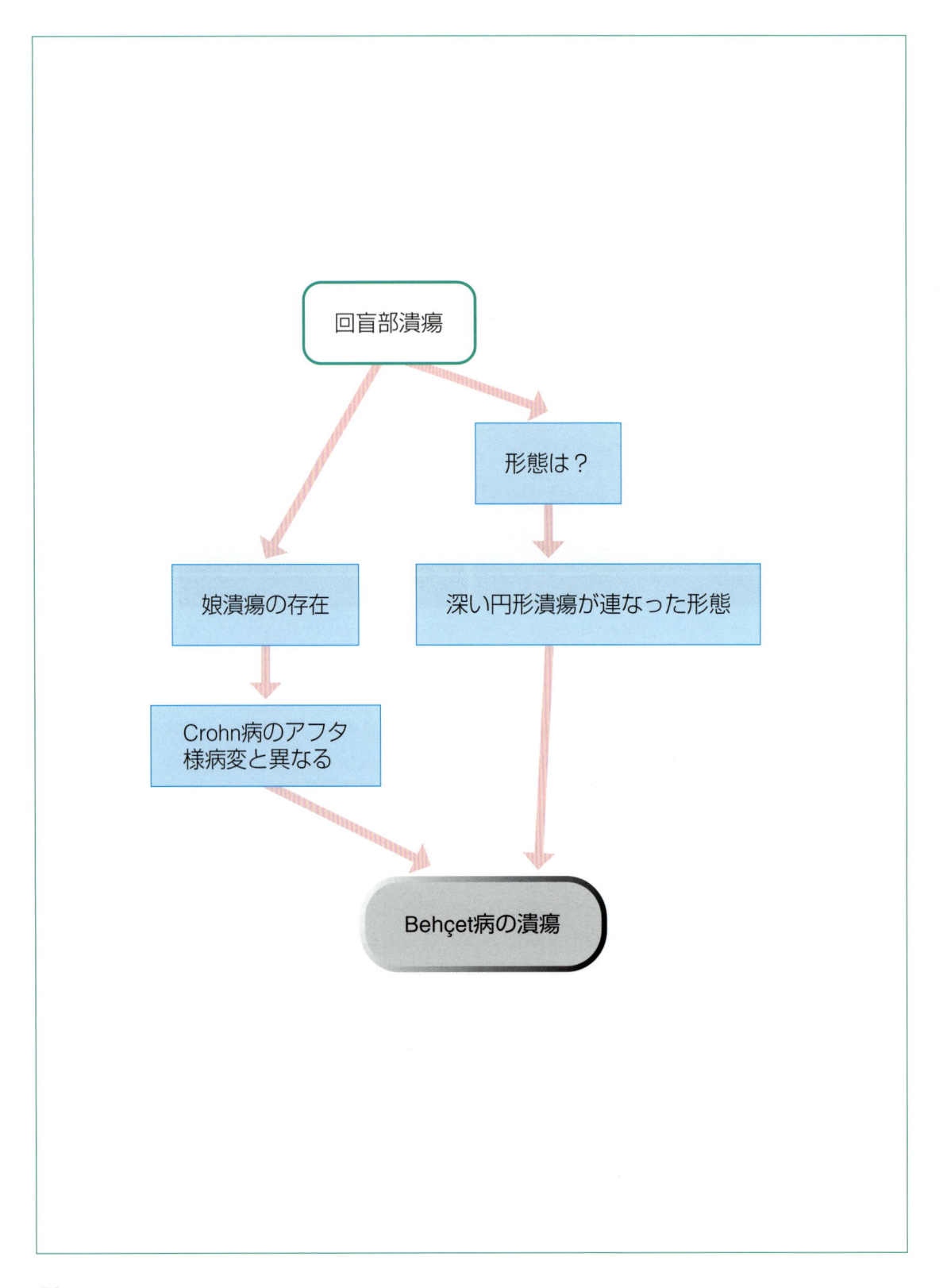

```
回盲部潰瘍
├─→ 娘潰瘍の存在 → Crohn病のアフタ様病変と異なる → Behçet病の潰瘍
└─→ 形態は？ → 深い円形潰瘍が連なった形態 → Behçet病の潰瘍
```

18 Behçet病(4)

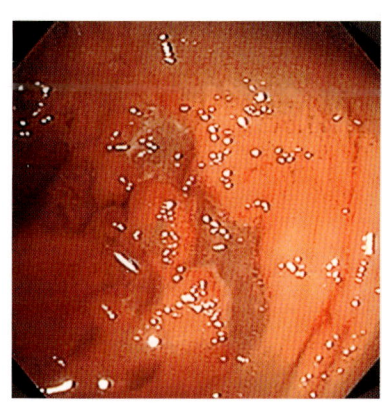

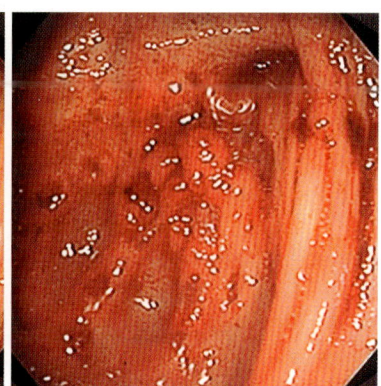

図18-1　　　　　図18-2

患者：23歳，女性．
　3週間前から発熱を生じ近医を受診した．抗生剤投与された後，下痢を生じ，2週間前より下血も加わったため，精査目的で入院した．前処置なしで大腸内視鏡を施行したところ，上行結腸まで異常はみられず，盲腸に不整形潰瘍を認めた（図18-1）．

診断のflow chart

　純粋に病変だけでみてみれば，縦長傾向の不整形潰瘍があり，その一端は円形潰瘍である．そして，その周囲に小円形潰瘍が多発している（図18-2）．それらはアフタ様病変が少し大きくなったような形態である．病変は盲腸のみである．潰瘍は小さいものを含めて深く，肉芽の形成は弱いと推察される．潰瘍周辺の粘膜の混濁はなく，発赤は潰瘍周辺のみにみられる．この縦走傾向の潰瘍は小円形潰瘍が癒合したものであろう．部位と病変の形態から内視鏡的に腸管Behçet病と診断する．

経過

　入院後，口腔内アフタ，四肢の結節性紅斑，関節炎，外陰部潰瘍を認め，皮

皮膚生検でvasculitisの所見を認めた．眼症状はなかったが，HLA-B51陽性で不全型のBehçet病と診断された．前医で投与されていたステロイドを減量し，絶食，中心静脈栄養，コルヒチンの投与で軽快し，3週間後の内視鏡では小円形潰瘍は消失し，不整形潰瘍は瘢痕となった．

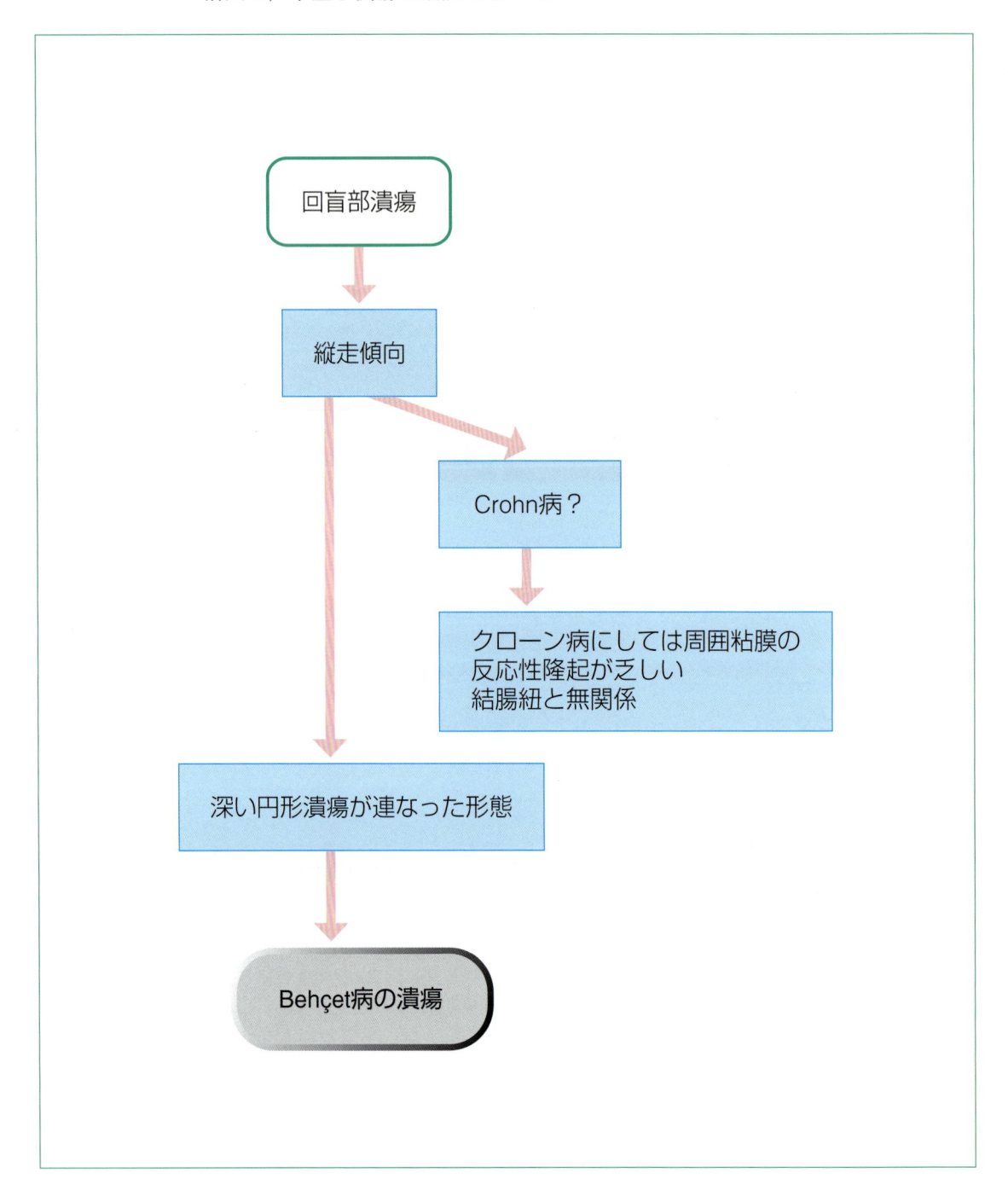

```
回盲部潰瘍
   ↓
縦走傾向 ──→ Crohn病？
   │              ↓
   │        クローン病にしては周囲粘膜の
   │        反応性隆起が乏しい
   │        結腸紐と無関係
   ↓
深い円形潰瘍が連なった形態
   ↓
Behçet病の潰瘍
```

19 単純性潰瘍

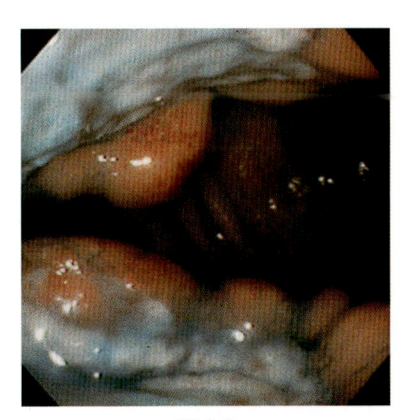

図19

患者：50歳，男性．

3カ月前より臍周囲不快感，易疲労感があり，1カ月前から下腹部腹痛を生じるようになった．他医の大腸内視鏡検査で回腸に拇指頭大の円形潰瘍を認め当科に紹介となる．それから1カ月後の内視鏡検査では，回盲弁から5cmの部位に半周を占める巨大な潰瘍を認めた（図19）．Behçet病の症状や免疫能の低下，放射線照射歴は認めない．経過中，下血はなかった．

診断のflow chart

病歴でBehçet病，サイトメガロ感染や放射線腸炎を否定するが，回腸にこれほどの大きな潰瘍を来す疾患は，Behçet病か単純性潰瘍しか著者は思い浮かばない．それでよいか？　みてみると，大きな下掘れ潰瘍だけで周囲の炎症性変化がないことから感染性腸炎は否定される．1個だけ大きな下掘れ潰瘍のみの感染性腸炎は今のところ存在しないのである．潰瘍は大きさに比して全体的に柔らかく，線維化に乏しい（腸結核，Crohn病の否定）ことがわかる．Crohn病では線維化が強く生じるので，これほど大きくなる前に狭窄を来たし，外科的に切除されるであろう．また，写真の右上のひきつれは腸間膜付着部であり，本潰瘍は腸間膜付着部対側に位置する．以上から迷いなく単純性潰瘍と診断する．

経過　穿孔の危険性があり，腹腔鏡下に回盲部は摘出された．その結果，病理組織学的に特異的所見はみられず，単純性潰瘍と矛盾しないとされた．

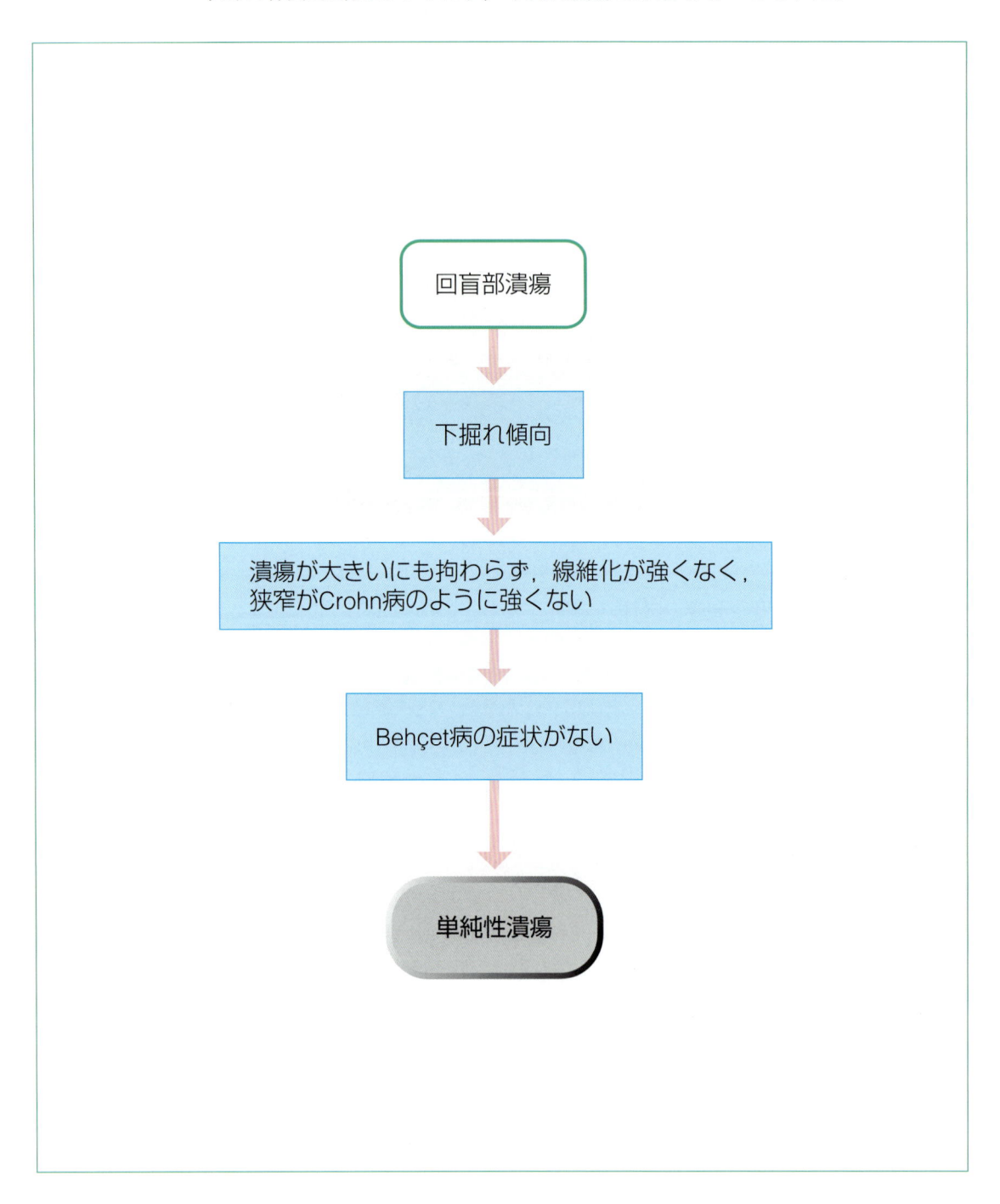

```
         ┌──────────────┐
         │  回盲部潰瘍   │
         └──────┬───────┘
                ↓
         ┌──────────────┐
         │  下掘れ傾向   │
         └──────┬───────┘
                ↓
    ┌─────────────────────────────┐
    │ 潰瘍が大きいにも拘わらず，    │
    │ 線維化が強くなく，            │
    │ 狭窄がCrohn病のように強くない │
    └──────────────┬──────────────┘
                   ↓
         ┌──────────────────┐
         │ Behçet病の症状がない │
         └────────┬─────────┘
                  ↓
           ┌──────────────┐
           │  単純性潰瘍   │
           └──────────────┘
```

20 腸結核

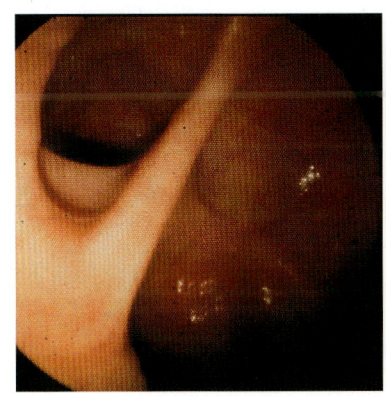

図20-1 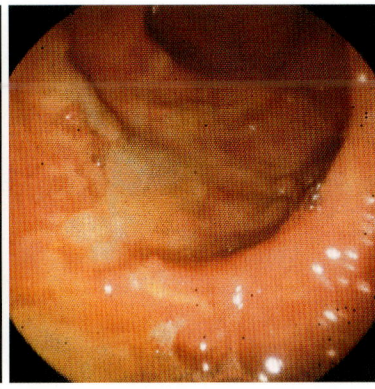　　　　　　　　図20-2 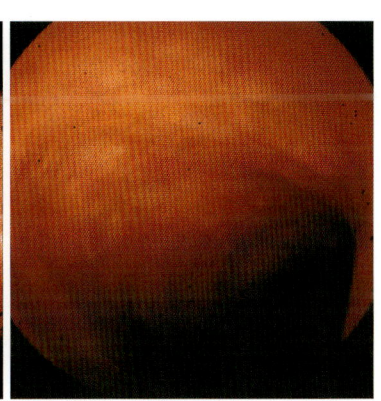　　　　　　　　図20-3

患者：47歳，女性．

　便潜血検査陽性のため近医受診し，Crohn病が疑われ当科に紹介された．大腸内視鏡検査では回盲弁の形態は失われ常に開大しており（図20-1），硬い変形がみられた．また上行結腸に浅い潰瘍がみられた（図20-2）．回腸末端部，また，横行結腸から直腸までに異常は認めなかった．胸部X線写真で両側の肺尖部に陳旧性結核痕がみられたが，便，胃液の結核菌培養は陰性であった．

診断のflow chart

　回盲弁の開大，変形をみる疾患には腸結核，虚血性腸炎，Crohn病，Behçet病がある．これらはすべて強い変形を有する潰瘍瘢痕を伴うことがある．ただし，虚血性腸炎，Behçet病では広範な線維化を来すほどの大きな潰瘍の既往がなければならない．Crohn病の瘢痕は腸壁全層の線維化とリンパ球浸潤を伴いボテットした感じの壁肥厚を伴うことが多い．また，Crohn病では潰瘍瘢痕部の線維化が強いが，それ以外は伸展が良く，アンバランスな変形をみる．一方，結核は粘膜を水平に広がるような浅い潰瘍が中心であるので線維化も粘膜下層を中心としてび漫性に生じ，薄く均等な硬い腸壁を形成することが多い．本例をみると回盲弁は開大したままになっており，強い線維化が生じたものと思わ

れる．虚血性腸炎の瘢痕であれば複数のひだが多発するであろうがそれはない．また，Behçet病では大きな潰瘍瘢痕とそれに集中するfoldがあるはずだがそれもない．Crohn病でこれほどの変形を来していれば狭窄を生じるがそれはない．この瘢痕は浅層で比較的均一に強い線維化が生じた結果と考えられ，結核が最も考えられる．さて，大腸をみると，結核に比較的特異的な浅い不整形潰瘍がみられ，その周辺には炎症性ポリープも存在する．炎症性ポリープは瘢痕と同様に過去に炎症があった証拠であり，総合的に考えると，腸結核で慢性の炎症が上行結腸から盲腸にあり，未だに活動性の潰瘍が存在する状態と解釈される．

診 断 ◆ 腸結核

経過　生検では腸結核に特異的な所見は得られなかったが，抗結核剤の投与で潰瘍はすみやかに瘢痕となり（図20-3），臨床的に腸結核の確診を得た．以後再発はみていない．

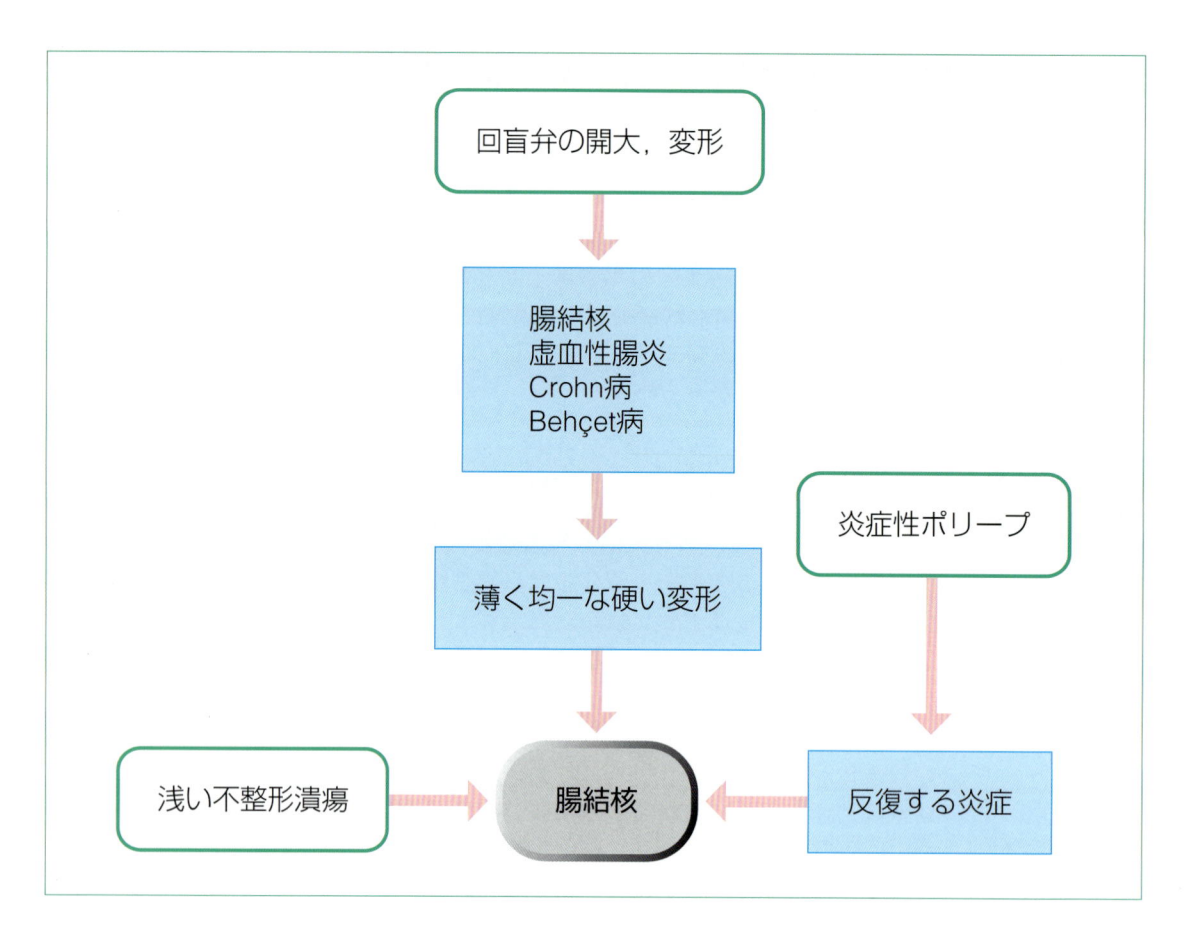

21 腸結核瘢痕

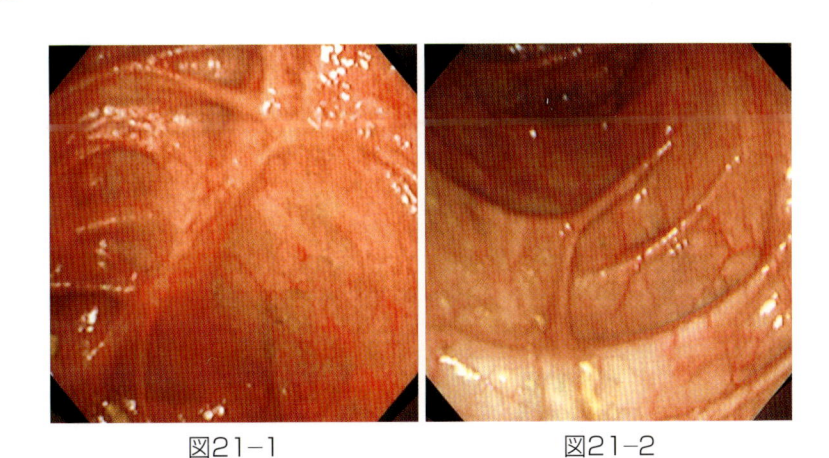

図21-1　　　　　　図21-2

患者：77歳，男性．
　症状はなにもなかったが，他医の注腸X線検査で盲腸に変形を認めたとして，当科へ紹介された．内視鏡では上行結腸から盲腸に多発する潰瘍瘢痕と多発するfoldの集中がみられた（図21-1）．また，盲腸の短縮もみられた．

診断のflow chart

　多発する潰瘍瘢痕である．過去に潰瘍があったことを意味するが，この部に瘢痕を残すような潰瘍を生じる疾患にはCrohn病，アメーバ赤痢，腸結核，虚血性腸炎，Behçet病がある．このように多発し，編み目様のfoldの交錯を形成し，結腸紐ではない部位にも走るfoldもあり（図21-2），腸結核の瘢痕と診断する．

追記
　本例では肺結核の既往はなく，これまで下痢，腹痛で治療を受けた既往もなかった．このような無症状の潰瘍瘢痕は高齢者に時々みられるものである．

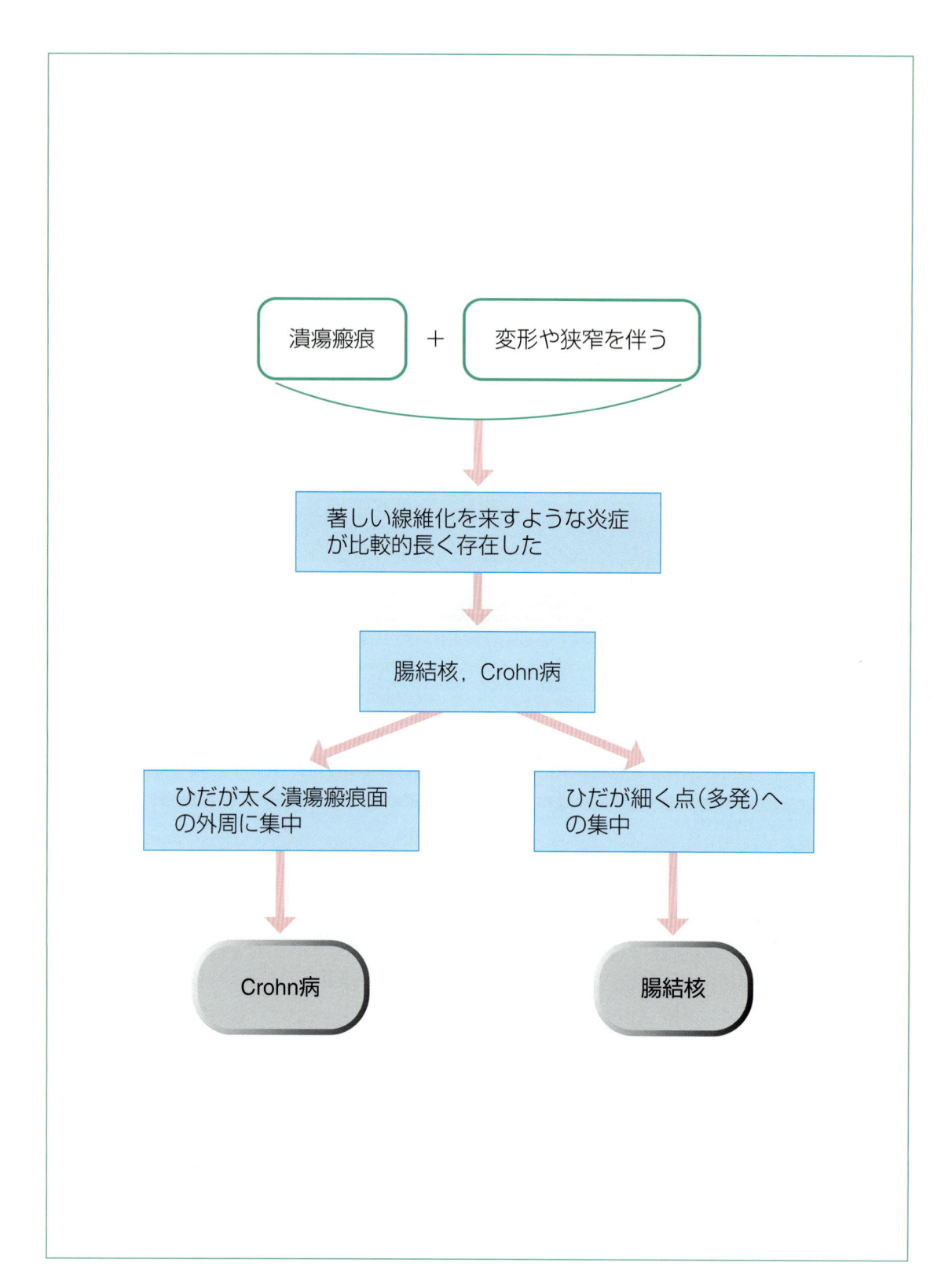

```
            ┌──────────┐   ┌──────────────┐
            │ 潰瘍瘢痕 │ + │ 変形や狭窄を伴う │
            └──────────┘   └──────────────┘
                        ↓
        ┌────────────────────────────────┐
        │ 著しい線維化を来すような炎症     │
        │ が比較的長く存在した             │
        └────────────────────────────────┘
                        ↓
            ┌──────────────────────┐
            │ 腸結核, Crohn病       │
            └──────────────────────┘
              ↙                    ↘
┌────────────────────┐      ┌────────────────────┐
│ ひだが太く潰瘍瘢痕面 │      │ ひだが細く点(多発)へ │
│ の外周に集中         │      │ の集中               │
└────────────────────┘      └────────────────────┘
         ↓                            ↓
    ┌─────────┐                  ┌─────────┐
    │ Crohn病 │                  │ 腸結核   │
    └─────────┘                  └─────────┘
```

22 腸結核

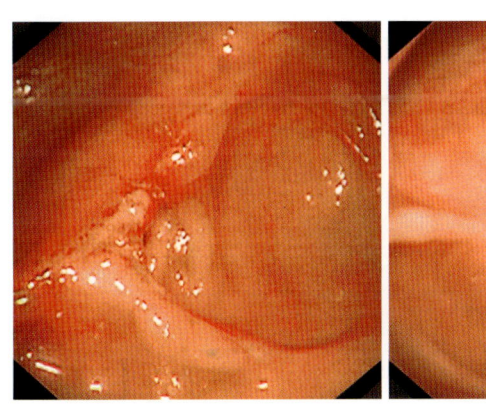

図22-1 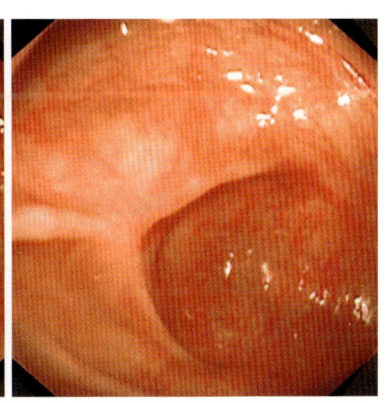　　　　　　　　図22-2

患者：72歳，女性．
　20年来，慢性関節リウマチで整形外科通院中であった．そのため，ステロイドを長期間服用中であった．数カ月前より易疲労感，食欲不振を生じ当科へ紹介された．便潜血検査陽性のため，大腸内視鏡検査を施行したところ，回盲弁に輪状潰瘍がみられた（図22-1）．入院後，ステロイドの減量と栄養状態の改善を図った．初回の内視鏡から3週間後には潰瘍の改善を確認した（図22-2）．

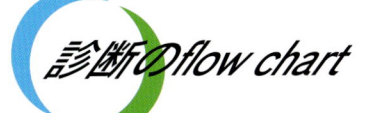

診断のflow chart

　回盲弁の上唇に輪状の潰瘍がみられる．回盲部にみられる輪状潰瘍は腸結核，虚血性腸炎，Crohn病，アメーバ赤痢などでみられる．潰瘍縁は赤く易出血性であり，周辺粘膜に炎症像はみられない．しかし，虚血性腸炎でみられるような潰瘍外周の発赤はみられない．この画像で特異的なのは盲腸部が著しく短縮していること，異常なfoldがみられること，回盲弁が正面視されることである．この変形（回盲部の直線化）は腸結核にみられるものである．3週間後には潰瘍は改善し，治癒したが縦に走るfoldを形成していた．潰瘍瘢痕の周辺には白色の粘膜下層が透けてみられる．この治癒の仕方も結核に特有である．

診　断　◆　腸結核

追記　潰瘍部からの生検では乾酪性肉芽腫は認めなかったが，内視鏡所見から結核性潰瘍と診断した．本例はステロイドの減量と全身状態の改善により速やかに治癒に至った．腸結核は前例のように症状がなく，抗結核剤の投与なしに偶然に瘢痕が発見されるものがあるが，本例はそのような例の経過を内視鏡的に観察し得たものである．

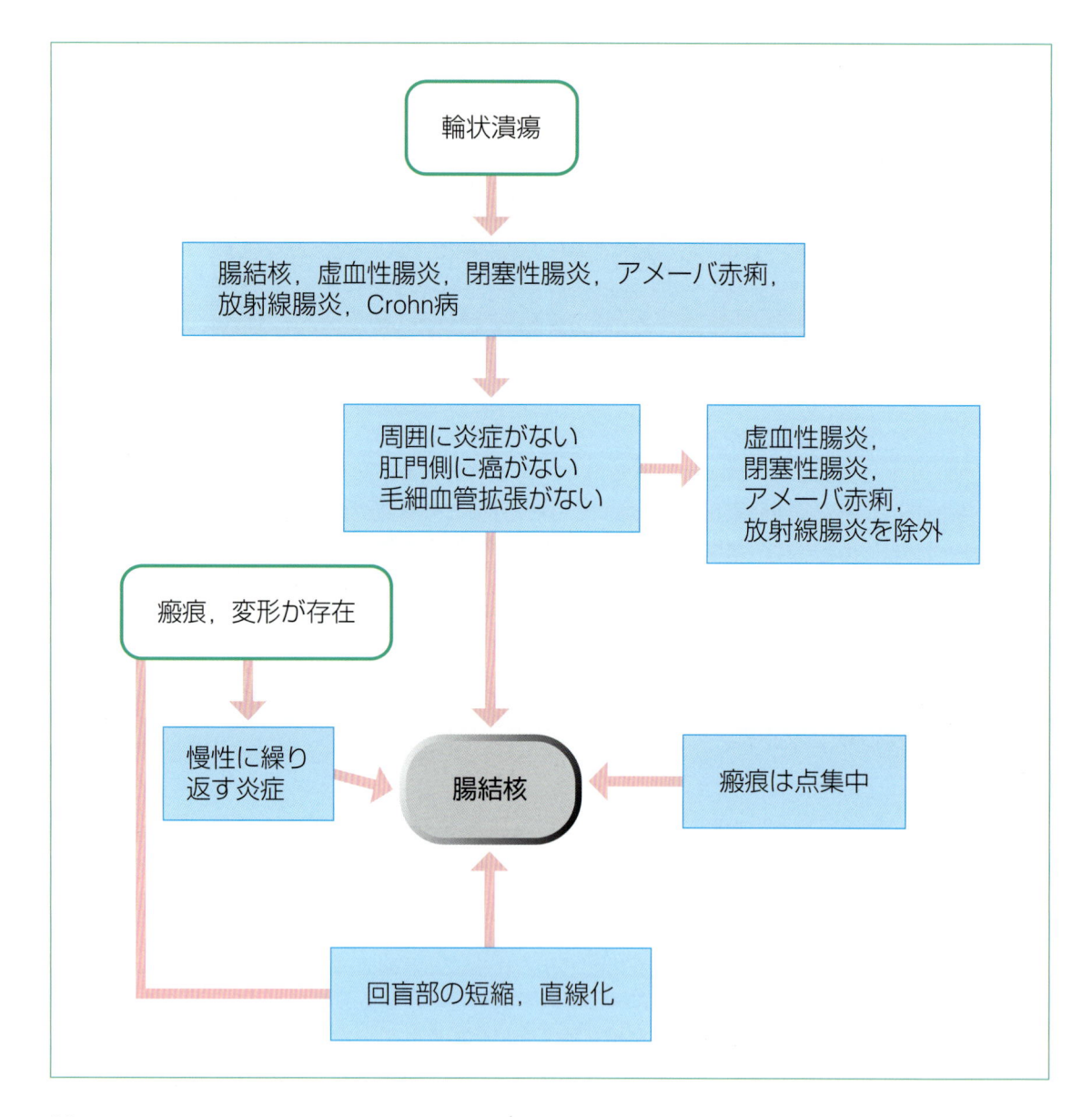

```
輪状潰瘍
  ↓
腸結核，虚血性腸炎，閉塞性腸炎，アメーバ赤痢，
放射線腸炎，Crohn病
  ↓
周囲に炎症がない            → 虚血性腸炎，
肛門側に癌がない               閉塞性腸炎，
毛細血管拡張がない             アメーバ赤痢，
                               放射線腸炎を除外
  ↓
瘢痕，変形が存在

慢性に繰り返す炎症  →  腸結核  ←  瘢痕は点集中
                        ↑
                回盲部の短縮，直線化
```

23 有茎性腺腫(1)

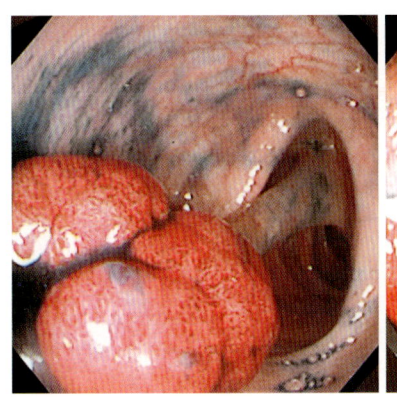

図23-1 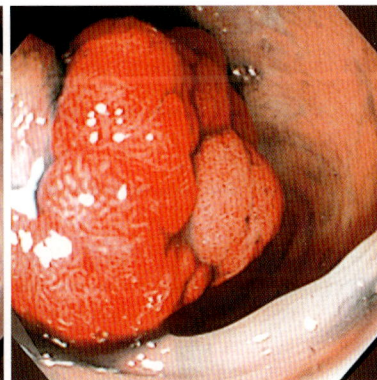　　　　　　　　図23-2 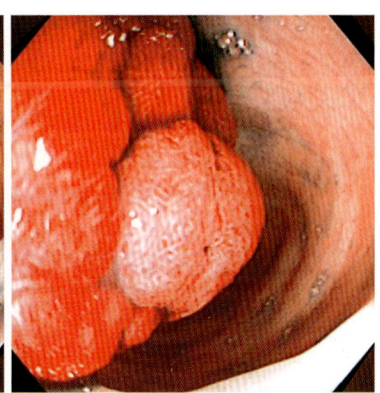　　　　　　　　図23-3

患者：60歳，女性．

大腸癌検診で便潜血検査陽性のため来院した．S状結腸に有茎性ポリープを認めた（図23-1）．

診断のflow chart

多結節性の頭部である．管状から脳回転様の表面構造であり腺腫と診断できる．ポイントは通常観察で表面構造がよく見えることである（図23-2）．腺腫が発育してゆくと，上皮細胞の丈が大きくなり，さらに茎の捻転などによる虚血が関与し，間質に浮腫，出血が生じる．そのため，pitとpitの間のridge（総論参照）は発赤し，幅が拡がり，通常観察でも表面構造が明瞭となるのである．ridgeの幅が狭く，発赤も強くない結節もみられる（図23-3）が，これはうっ血の程度が結節によって異なることを意味している．本例は茎が細いので，仮に一部に癌があったとしても茎へ深く浸潤していることはないであろう．結節1個1個は表面がつるりとして，光の乱反射がない．結節間の溝もしっかりと存在し，緊満感はない．以上のパターンから腺管腺腫と診断する．

診断 ◆ 腺管腺腫

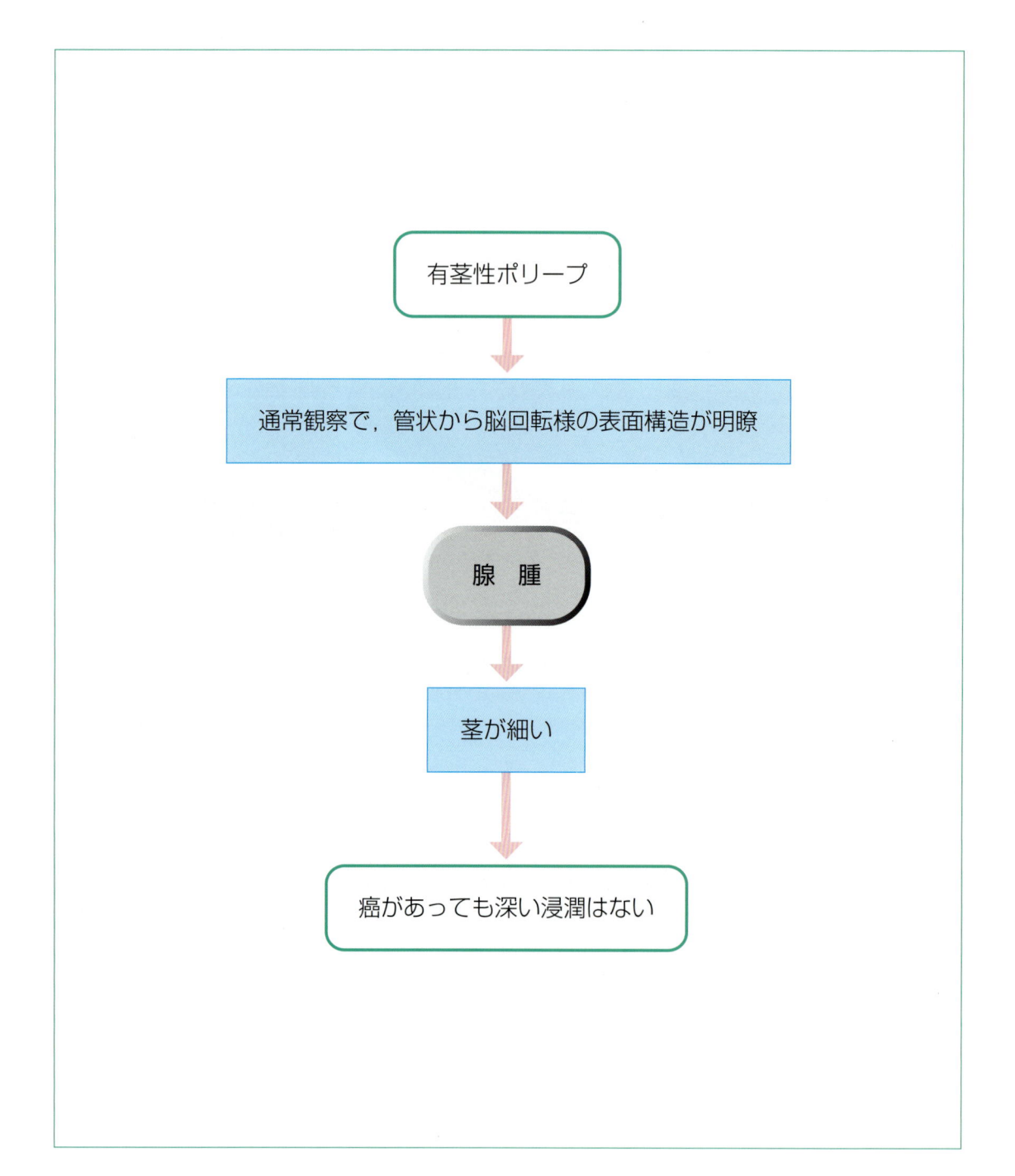

```
        ┌──────────────┐
        │  有茎性ポリープ  │
        └──────┬───────┘
               ▼
┌─────────────────────────────────────┐
│ 通常観察で，管状から脳回転様の表面構造が明瞭 │
└─────────────────┬───────────────────┘
                  ▼
            ┌─────────┐
            │  腺  腫  │
            └────┬────┘
                 ▼
            ┌─────────┐
            │  茎が細い │
            └────┬────┘
                 ▼
      ┌──────────────────┐
      │ 癌があっても深い浸潤はない │
      └──────────────────┘
```

24 有茎性腺腫(2)

図24-1　　　　　図24-2

患者：63歳，女性．
　大腸癌検診で便潜血検査陽性のため来院した．S状結腸に有茎性ポリープを認めた．

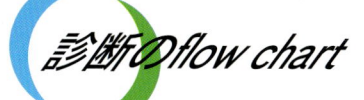

診断のflow chart

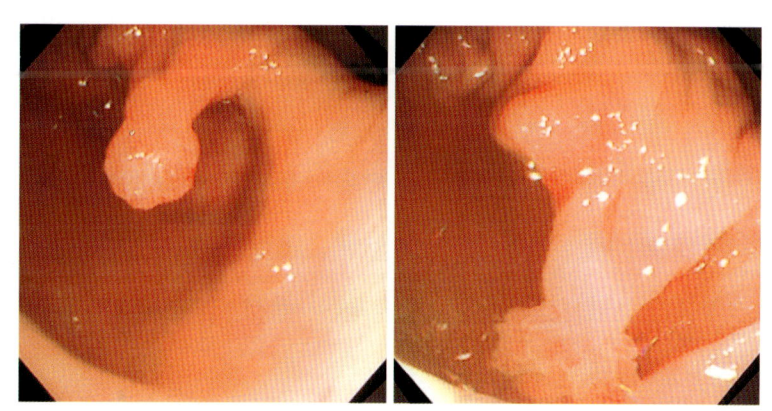

　頭部の表面構造は一見，管状から脳回転様のpit patternのようにもみえる．しかし，これはpitではなく上皮細胞の連続である．すなわち，所見は絨毛の集合であり，絨毛1本1本は横からみれば白い2本の上皮細胞層が透けてみえるのである．白い2層に挟まれた赤い色は毛細血管の入り込んだ間質である．図24-1は絨毛どうしが絡み合い，使い古しのモップのような状態である．一塊に固まったモップでもバケツの水に漬けると毛が広がるように，この病変でも水中で絨毛が広がるのがわかる．（図24-2）

診　断　◆　絨毛腺腫

経過
polypectomyにより絨毛腺腫が確認された．

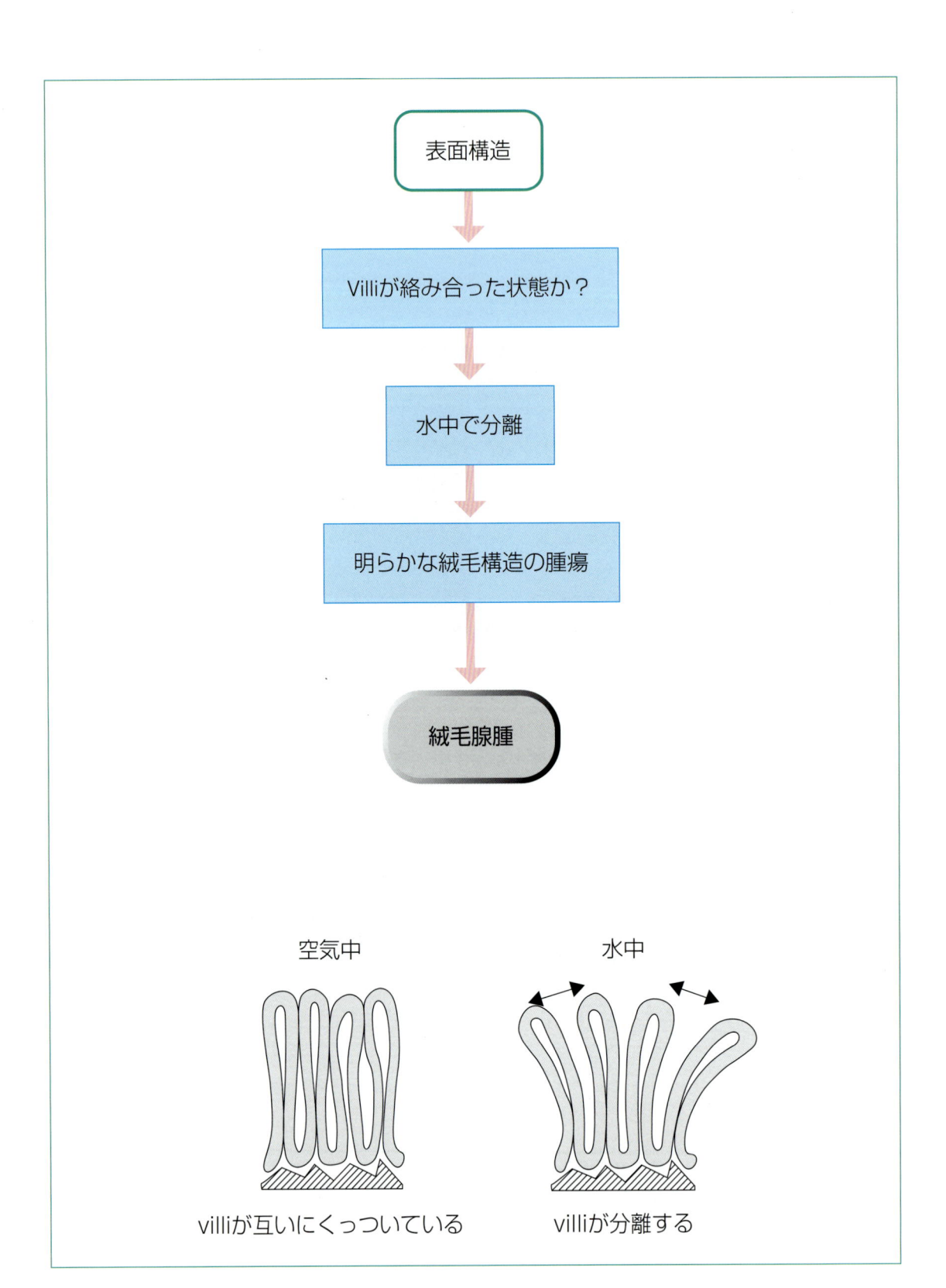

```
表面構造
   ↓
Villiが絡み合った状態か？
   ↓
水中で分離
   ↓
明らかな絨毛構造の腫瘍
   ↓
絨毛腺腫
```

空気中　　　　　　　水中

villiが互いにくっついている　　villiが分離する

25 有茎性腺腫(3)

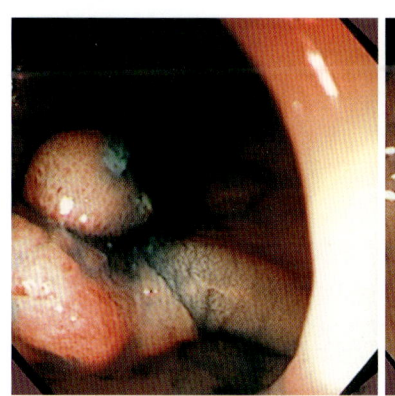

図25-1 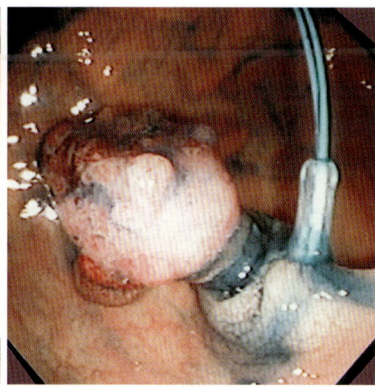　　　　　　　　図25-2 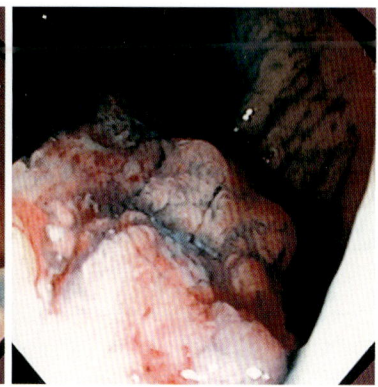　　　　　　　　図25-3

患者：51歳，男性．
　下血あり近医受診し，直腸ポリープが発見され紹介された．

診断のflow chart

　有茎性のポリープである（図25-1）．茎を留置スネアで縛ると，茎に入り込んだ粘膜筋板が壁側へずれる（図25-2）．これは比較的太い茎のポリープでみられる所見であり，可動性のある粘膜筋板が存在することを意味している．すなわち，癌であっても短縮した部位まで浸潤していることはない．さて，頭部全体は，ゴツゴツとしていて，いかにも悪そうな感じをあたえる．しかし，その表面構造は白い編み目状であり（図25-3），前例のように絨毛構造であることがわかる．全体は腺管腺腫で一部に絨毛腺腫のある腺腫と診断できる．

診　断　◆　腺腫（茎への浸潤はない）

経過 polypectomyされ，腺腫（腺管腺腫7割，管状絨毛腺腫3割）と診断された（図25-4）.

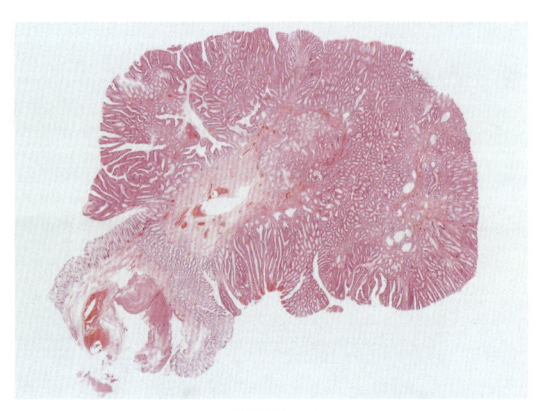

図25-4

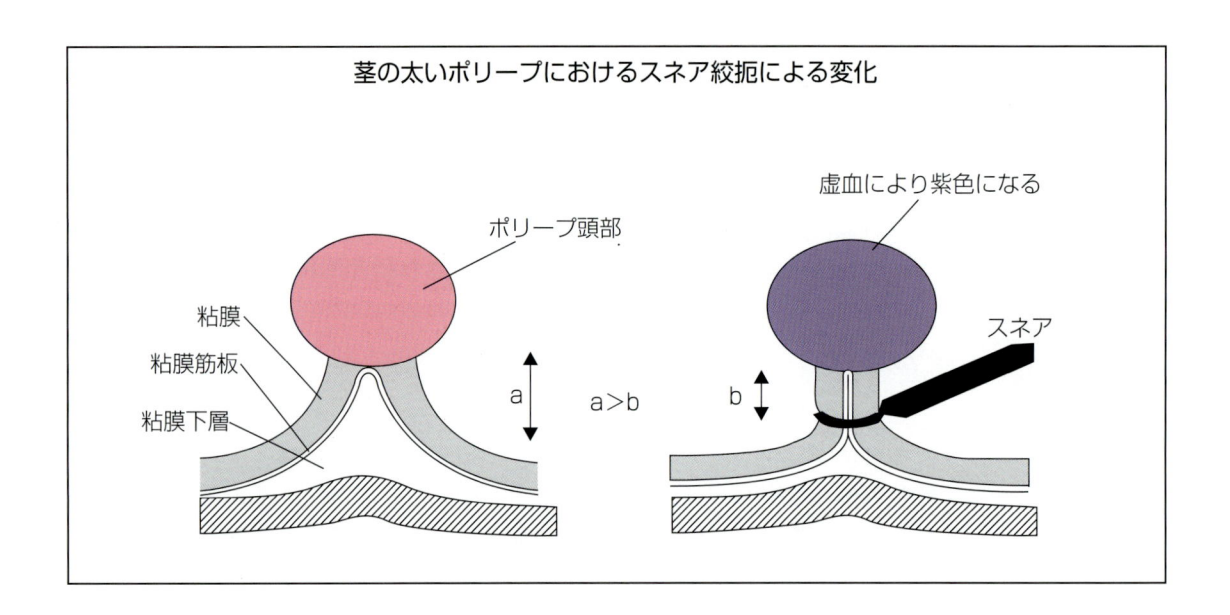

茎の太いポリープにおけるスネア絞扼による変化

26 有茎性腺腫（4）（腺腫内癌①）

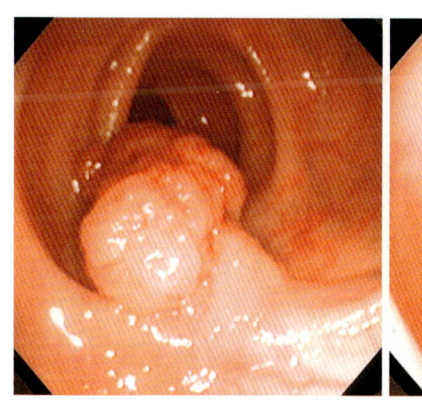

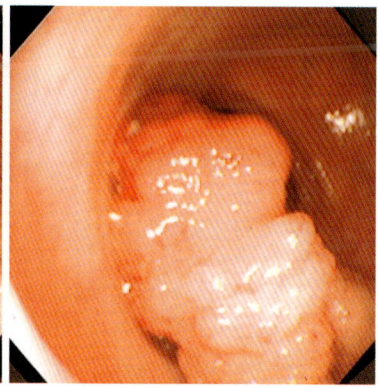

図26-1　　　　　　　図26-2

患者：48歳，男性．
　大腸癌検診で便潜血陽性のため精査目的で来院した．大腸内視鏡で下行結腸に有茎性ポリープがみられた（図26-1）．

診断のflow chart

　形態分類ではIpであり，頭部は腫瘍であり腺腫には違いない．頭部は小発赤がまだらに散在するが，全体に赤くはない．細かい光の反射があり，同時に不規則に凹凸が見られる．腺管腺腫のようなつるりとした表面ではなく，毛羽立った印象がある．よってこのポリープは管状絨毛腺腫が強く疑われる．しかし，頭部の一部に一段低い滑らかな陥凹局面がみられる（図26-2）．この部においてその周囲と異なった組織像が予想される．癌が生じているとしても茎は細いので茎への浸潤はないか，あったとしても微小であろう．

診　断　◆　管状絨毛腺腫で一部に癌（carcinoma in adenoma）

経過　内視鏡的切除を行い，内視鏡的完全切除が得られた．

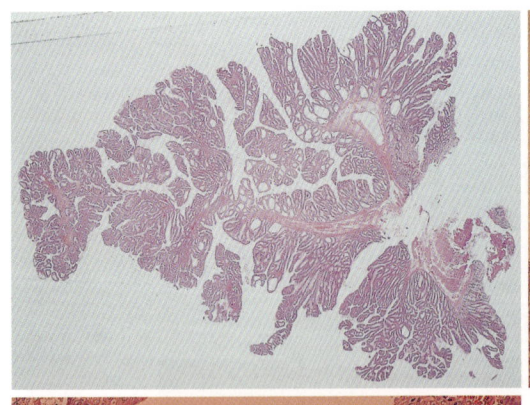

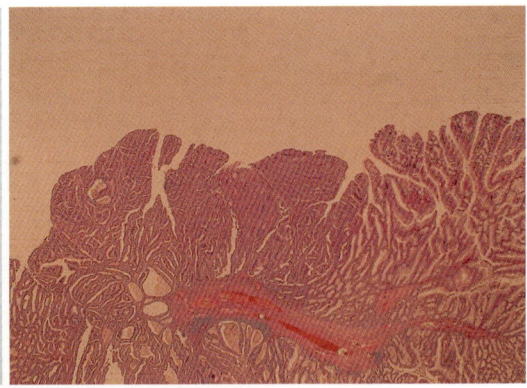

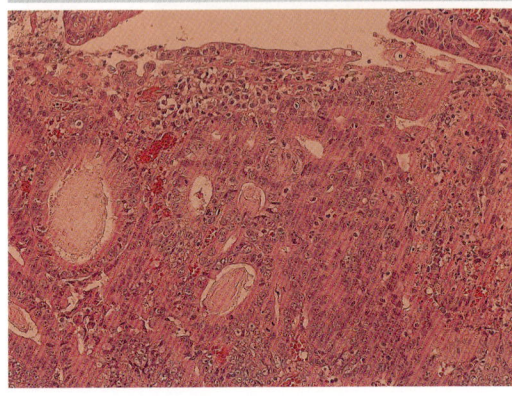

図26-3 | 26-4
図26-5

注意：3つの図はすべて切り出し面が異なる．

病理組織像

全体は管状絨毛腺腫（図26-3）．陥凹部には癌がみられ，周囲に比し間質が少なく（図26-4．周囲に比して陥凹している理由），表面は一層の上皮で被覆されていた（図26-5．のっぺりした面の理由）．これらを背景にした内視鏡像であった．

考察

有茎性の形態をとる上皮性腫瘍は統計学的に進行癌はない（事実A）．であるから，「有茎性は放置して良い」「有茎性は進行癌になりにくい」等といわれることがある．しかし，良く考えてみよう．そもそも，進行癌というものは筋層に浸潤した癌によって強い線維化が生じており，上皮性腫瘍の可動性を決定する自由な粘膜下層がなく，有茎性の形態をとり得ないのである．もうひとつ大事な事実は，われわれは有茎性のまま5cm，10cmと大きく成長した大腸腺腫をみたことはなく，1〜2cmの有茎性腺腫に癌が多い（事実B）ということである．事実Aと事実Bからみれば，有茎性腺腫は経時的に組織変化，形態変化を来すということが導かれる．

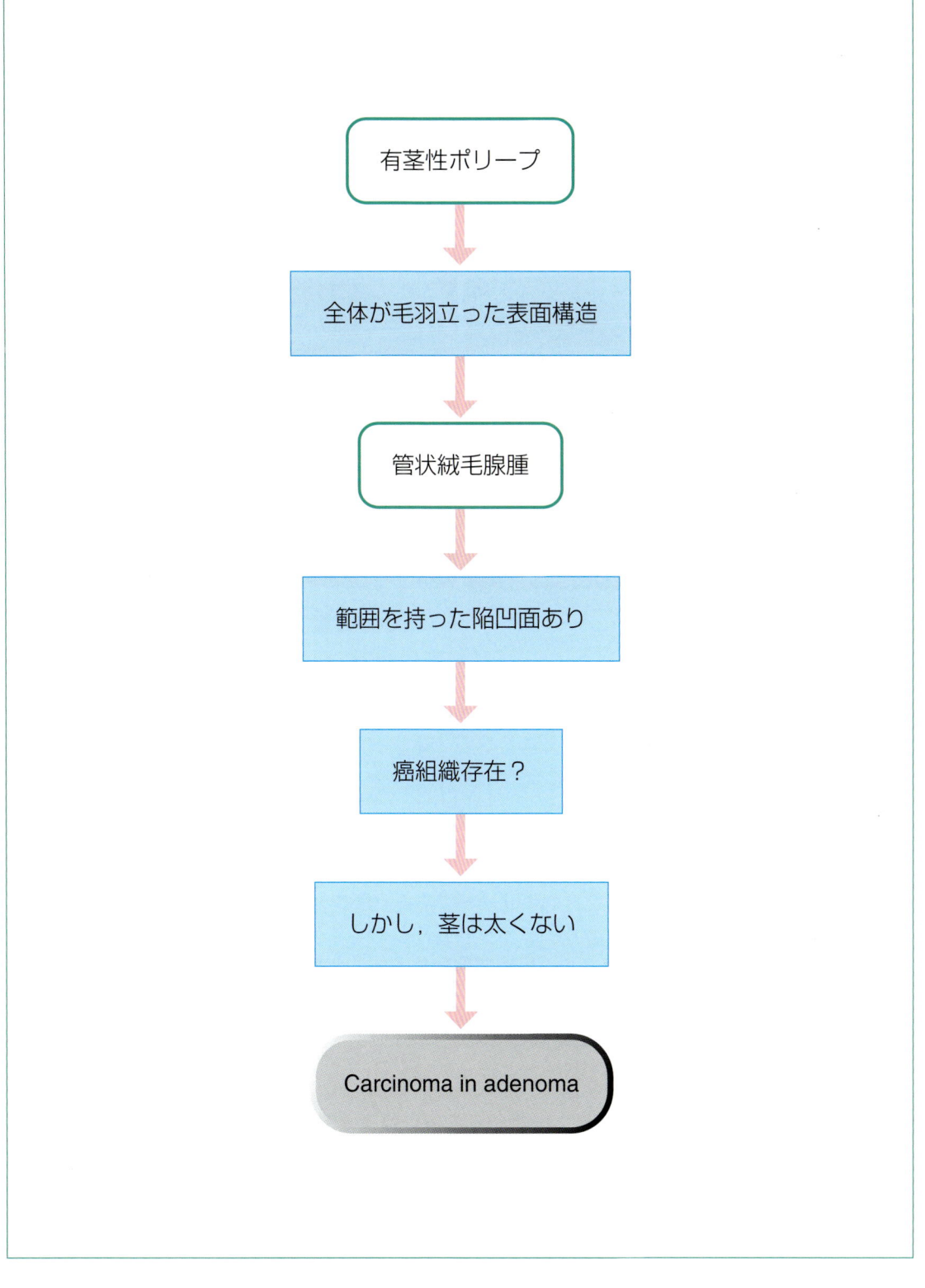

```
┌─────────────────┐
│  有茎性ポリープ  │
└────────┬────────┘
         ▼
┌─────────────────────┐
│ 全体が毛羽立った表面構造 │
└────────┬────────────┘
         ▼
┌─────────────────┐
│   管状絨毛腺腫   │
└────────┬────────┘
         ▼
┌─────────────────────┐
│  範囲を持った陥凹面あり  │
└────────┬────────────┘
         ▼
┌─────────────────┐
│   癌組織存在？   │
└────────┬────────┘
         ▼
┌─────────────────────┐
│   しかし，茎は太くない   │
└────────┬────────────┘
         ▼
   ╭──────────────────────╮
   │ Carcinoma in adenoma │
   ╰──────────────────────╯
```

27 有茎性腺腫(5)(腺腫内癌②)

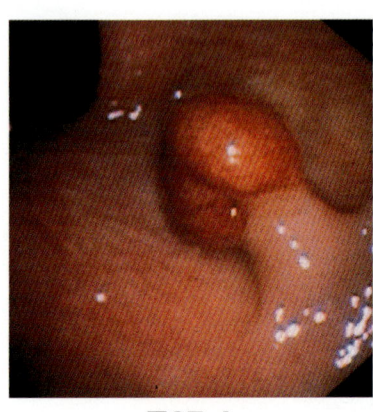

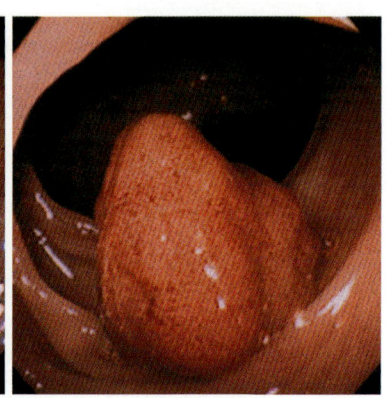

図27-1　　　　　　　図27-2

患者：67歳，男性．
　大腸癌検診の便潜血検査陽性のため来院した．大腸内視鏡検査で，有茎性ポリープがS状結腸に認められた（図27-1）．

診断のflow chart

　発赤した頭部を有すポリープである（図27-2）．大きさは1cm程である．このポリープのおかしなところは不自然に二つに分かれていることである．この部分において，何らかの組織学的変化があると推察される．

診　断　◆　管状絨毛腺腫（陥凹部で異型度が異なる）

経過　polypectomyされ，組織学的診断は腺腫内癌であった（図27-3）．陥凹部で周囲の腺腫に比して丈の低い癌腺管が認められる（図27-4）．

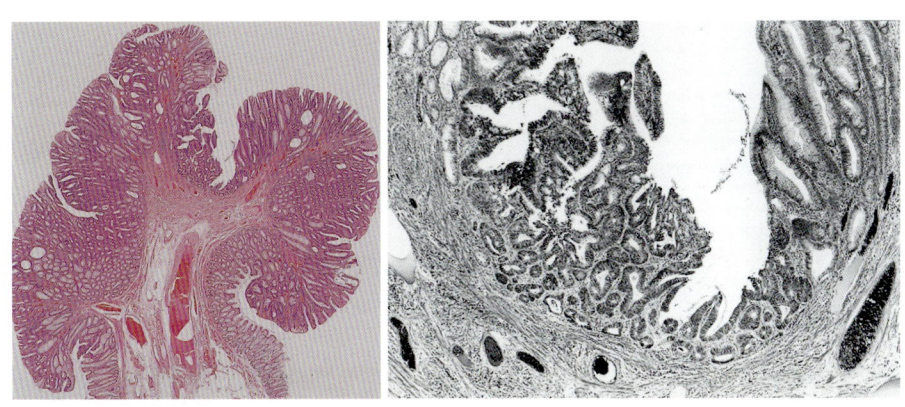

図27-3　　　　　　　　　図27-4

解説

　極端な話であるが，この溝は周囲に比して陥凹しているものであるから，これらをすべて陥凹性病変とすれば，すべての癌は陥凹性病変となってしまうことに注意したい．本例はあくまでも隆起性病変である．

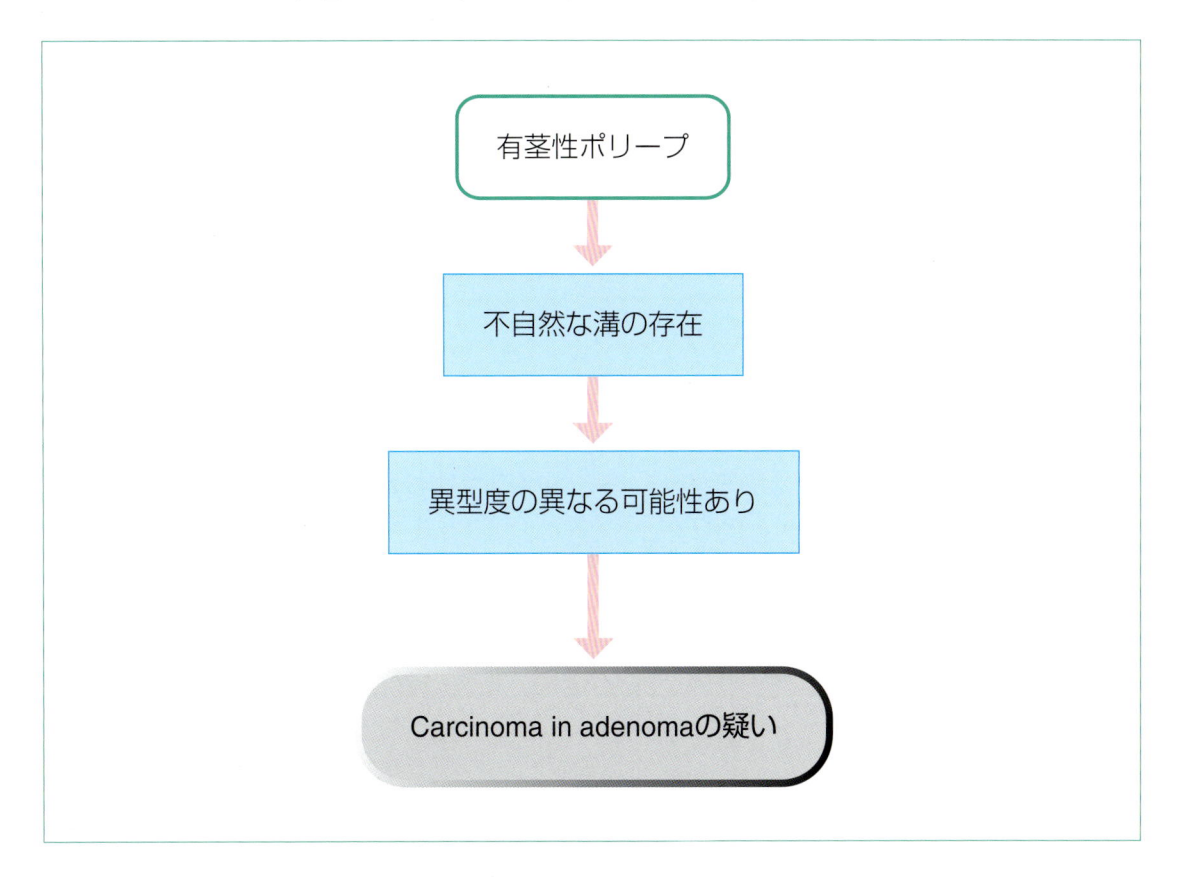

有茎性ポリープ
↓
不自然な溝の存在
↓
異型度の異なる可能性あり
↓
Carcinoma in adenomaの疑い

28 平坦腺腫（1）

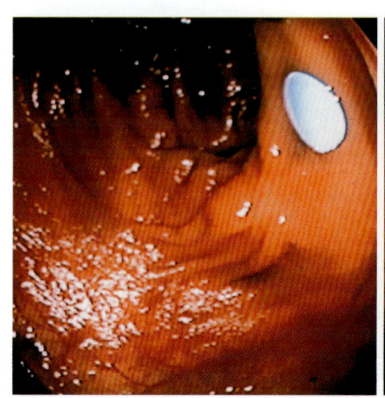

図28-1 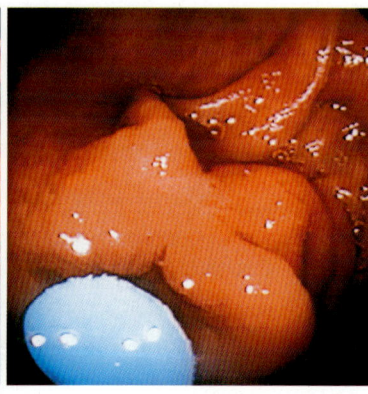　　　　　　　図28-2 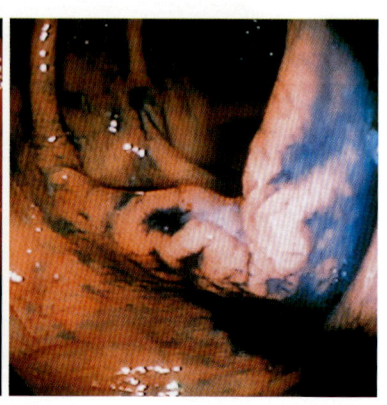　　　　　　　図28-3

患者：72歳，男性．
　痔からの下血で来院した．スクリーニングの大腸内視鏡検査で横行結腸にfoldの集中を認めた（図28-1）．

診断のflow chart

　表面型腫瘍にしては境界がはっきりしない．しかし，空気量を減らすと病変のみ隆起し，周囲と異なって硬さがあることは確実である（図28-2）．色素をかけると微小な陥凹があり中央に白色部だけが透けて見える（図28-3）．foldの集中があるが，Crohn病の潰瘍瘢痕のように末端で少し太くなり不明瞭に消失する．はっきりとしたびらん面はない．これらから粘膜筋板付近に異常をみるが，上皮の異型度の強くない腫瘍とみた．形態はIIa＋IIc型とした．

診　断　◆　平坦腺腫．リンパ濾胞（孤立リンパ小節）への偽浸潤疑い

病理組織所見

粘膜筋板の間に位置するリンパ濾胞に腺腫が落ち込んだ像であった（図28-4）．腺腫はこの部分のみで全層性であり，それ以外の腺腫は上皮の上層のみに存在し（図28-5），ちょうどリンパ濾胞直上の上皮に発生した腺腫と思われる．

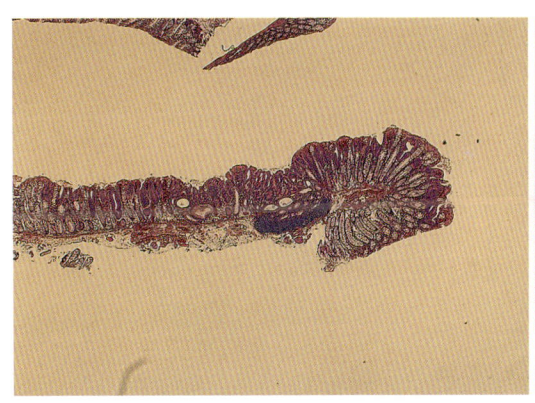

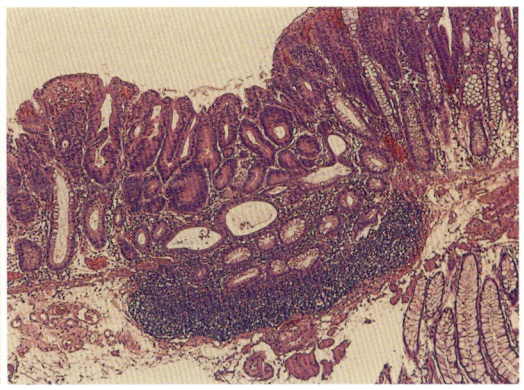

図28-4　　　　　　　　　　　図28-5

解説

人の大腸には約5千の孤立リンパ小節（リンパ濾胞）があり，多くは本例のように粘膜筋板にまたがっている．仮に人の大腸の面積を160cm（長さ）×10cm（幅）とすれば1600cm^{2}であり，粘膜筋板には**1cm^{2}あたり3個のすき間がある**ことになる．そのすき間の部分は通常の状態では上皮が落ち込んで陥凹している．この部に腺腫が発生すれば初期では本例のように陥凹を示すであろうし，そのすき間に落ちた腫瘍をsmを越えているから癌であるとすれば，すき間に落ちた腺腫はすべて癌となり，「陥凹癌は早期にsmへ浸潤する」と導かれる可能性があるので注意したい．

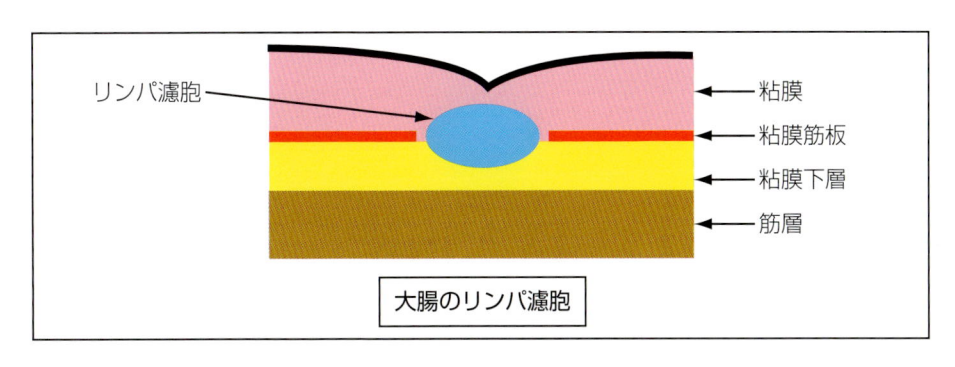

大腸のリンパ濾胞

文　献：山元寅男：腸管のリンパ装置．胃と腸　23：1310-14，1988　図2に基づき作図．

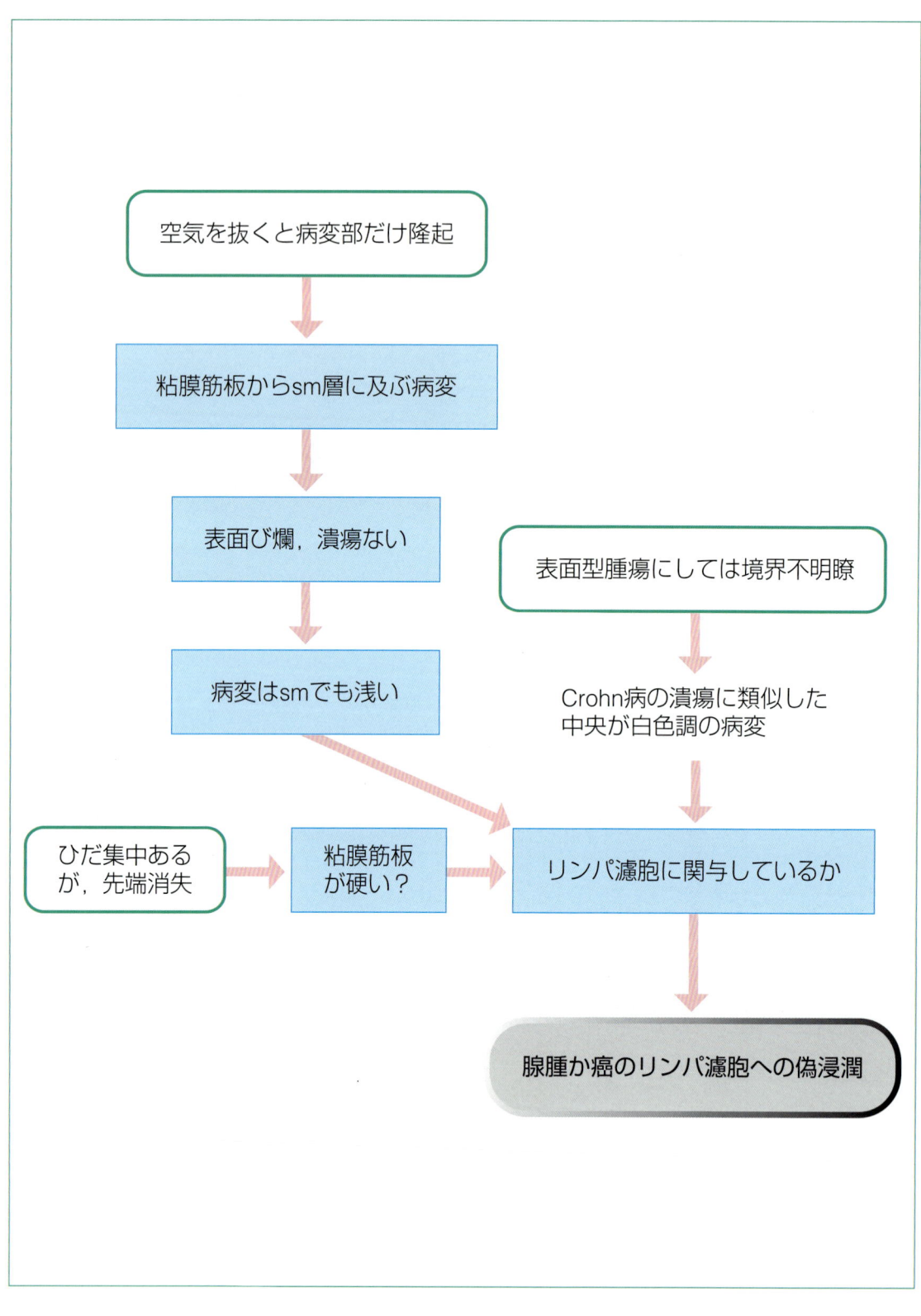

```
┌─────────────────────────┐
│ 空気を抜くと病変部だけ隆起 │
└───────────┬─────────────┘
            ↓
┌─────────────────────────┐
│ 粘膜筋板からsm層に及ぶ病変 │
└───────────┬─────────────┘
            ↓
┌─────────────────────────┐
│   表面び爛，潰瘍ない      │
└───────────┬─────────────┘
            ↓
┌─────────────────────────┐        ┌─────────────────────────┐
│   病変はsmでも浅い       │        │ 表面型腫瘍にしては境界不明瞭 │
└───────────┬─────────────┘        └───────────┬─────────────┘
                                                ↓
                                   ┌─────────────────────────┐
                                   │ Crohn病の潰瘍に類似した    │
                                   │ 中央が白色調の病変         │
                                   └───────────┬─────────────┘
┌──────────┐    ┌──────────┐                   ↓
│ ひだ集中ある │ → │ 粘膜筋板  │ →  ┌─────────────────────────┐
│ が，先端消失 │    │ が硬い？  │    │ リンパ濾胞に関与しているか │
└──────────┘    └──────────┘    └───────────┬─────────────┘
                                                ↓
                                   ┌─────────────────────────┐
                                   │ 腺腫か癌のリンパ濾胞への偽浸潤 │
                                   └─────────────────────────┘
```

29 平坦腺腫(2)

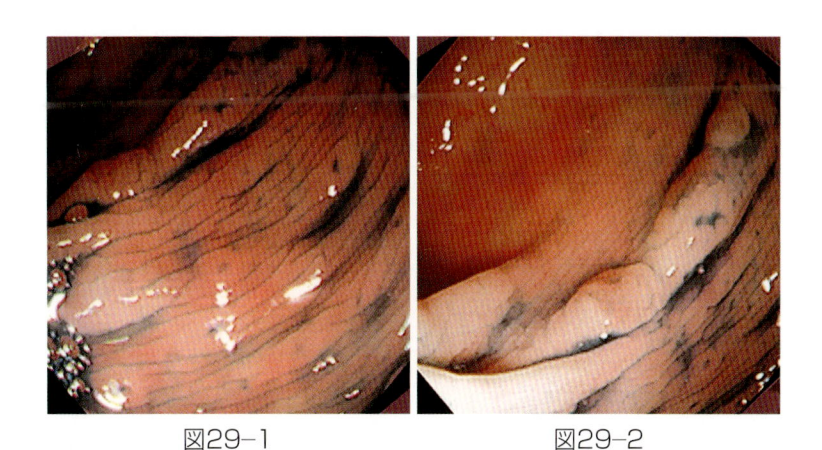

図29-1　　　　　　図29-2

患者：64歳，男性．
　多発するポリープがあるとして紹介された．S状結腸から下行結腸に計6個の5mm程の亜有茎性ポリープがみられ，その他に表面型腫瘍がみられた(図29-1)．

診　断　◆　平坦腺腫

経過　病変は生検鉗子で摘除され，軽度異型のある腺腫と診断された．

解説・考察

　病変は平坦で全体が陥凹面を形成し，肉眼分類はIIc型である（図29-2）．しかし，周囲粘膜をみるとリンパ濾胞の微小陥凹が多発している．平均して1cm^{2}に3個のリンパ濾胞があることがわかるであろう．この病変はまさにそのリンパ濾胞の陥凹の位置に生じ，隆起しえなかった腺腫と考察する．とすれば，腺腫が陥凹するか，隆起するかは遺伝子レベルではなく，単純に確率的なものであろうか？　実際にこのような陥凹を伴う平坦腺腫は腺腫性ポリープが多発している症例にみられることがほとんどである．

メモ

　リンパ濾胞は炎症，癌で増加する．陥凹型病変の直下にリンパ濾胞がみられる理由に，組織がそもそも悪性だからリンパ濾胞が寄ってくるという仮説をたてる先生もいる（仮説A）．しかし，リンパ濾胞が先なのか，腫瘍が先なのか誰も確認してはいない．また，組織が悪性かどうかは，病理学者によって尺度が異なっている．「胃と腸」の特集号（1998，33巻）「早期大腸癌の組織診断―諸問題は解決されたか」では8人の病理学者が同じ病変をみて診断した結果が記されている．組織写真が掲載された40例の表面型腫瘍のうち，20例で腫瘍直下にリンパ濾胞がみられる．そして，その半数はほとんどの病理学者が腺腫と診断している．また，すべての病理学者が悪性とした病変に必ずしもリンパ濾胞はない．このことから，仮説Aは否定的である．

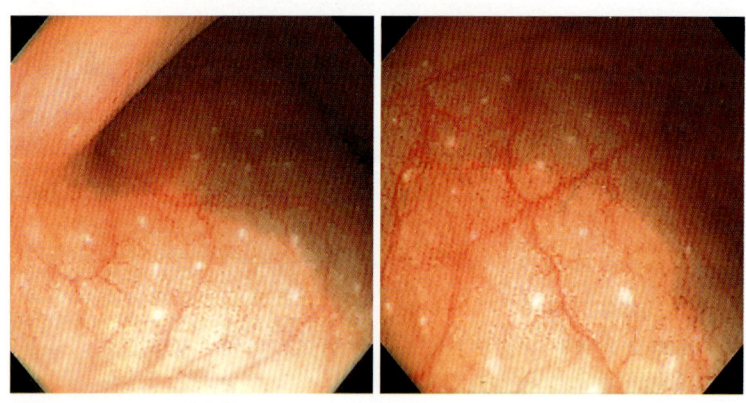

図29-3　リンパ濾胞
軽度のメラノーシスではリンパ濾胞が明瞭な白色点として観察される．

注意

　平坦腺腫（flat adenoma）は武藤らによって提唱された1cm以下の平坦，扁平の腺腫である（胃と腸 19：1359-1364，1984）．多くは大きさは変わらないが発育する場合は側方へ発育し，扁平腺腫または隆起型腺腫になる．本来はIIa型の腺腫を意味するが，本書ではIIa＋IIc型の腺腫も平坦腺腫とした．それは，①武藤らの扁平腺腫でも空気量により陥凹をみること，②武藤らの発表時点の内視鏡では陥凹が観察できなかった可能性があること，③IIa型，IIa＋IIc型等の分類は本来，早期癌の分類であること，が理由である．IIa型に陥凹を伴う腺腫を「IIa＋depression」と呼ぶ場合もあるが，平坦腺腫と本質的な違いはないようである．本書でいう平坦腺腫は，いわば広義の平坦腺腫である．

30 31 32 平坦腺腫(3)(4)(5)

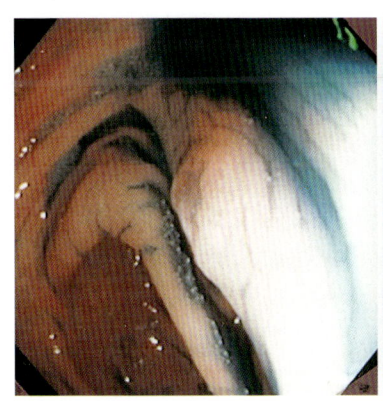

図30 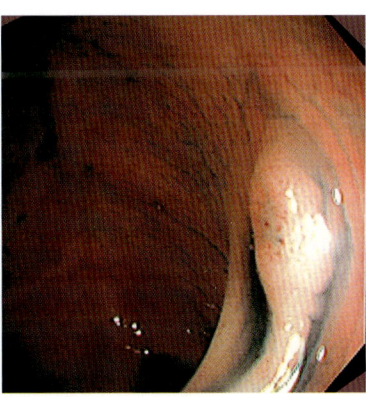　　　　　　　　　図31 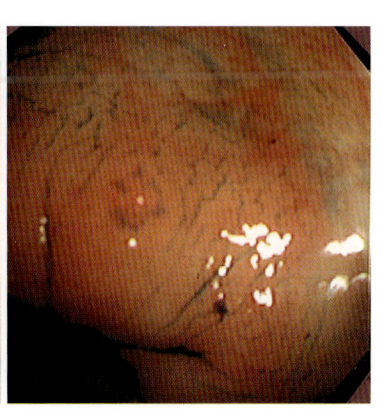　　　　　　　　　図32-1

(30) 患者：51歳，女性．
　便潜血検査陽性で大腸内視鏡検査を施行した．下行結腸に2個のポリープとIIa＋IIc型病変が認められた（図30）．

(31) 患者：49歳，男性．
　多発ポリープがあり他医より紹介された．
　直腸，横行結腸に5～6mmのIIa＋IIc型腺腫があり，脾彎曲部に陥凹をもつ5mmの病変がみられた（図31）．

(32) 57歳，女性．
　多発ポリープがあり他医より紹介された．
　S状結腸に5～6mmのIIa＋IIc型腺腫があり，下行結腸に陥凹をもつ5mmの病変がみられた（図32-1）．

診　断　◆　すべて平坦腺腫

解説

　これらはすべてIIa+IIc型の平坦腺腫である．特徴として，大きさは2〜5mmで，陥凹は浅く，色素散布でも境界がぼやけていること，隆起部は正常粘膜であることが挙げられる．実体顕微鏡（図32-2, 3）でみると正常pitが陥凹部まで入り込んでおり，異常なpitの指摘にも困るほどである．境界はひび割れのようにみえる．また，ほとんどが多発する隆起性腺腫に随伴したものである．

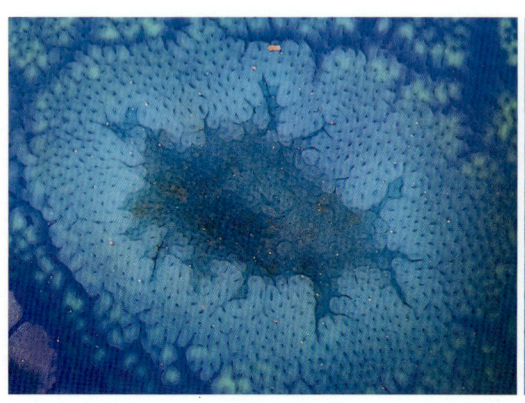

図32-2 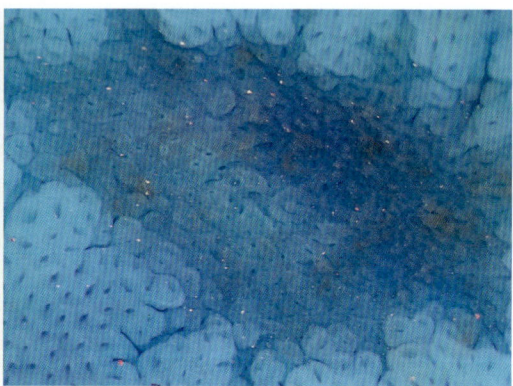　　　　　　　　　　　　　　図32-3

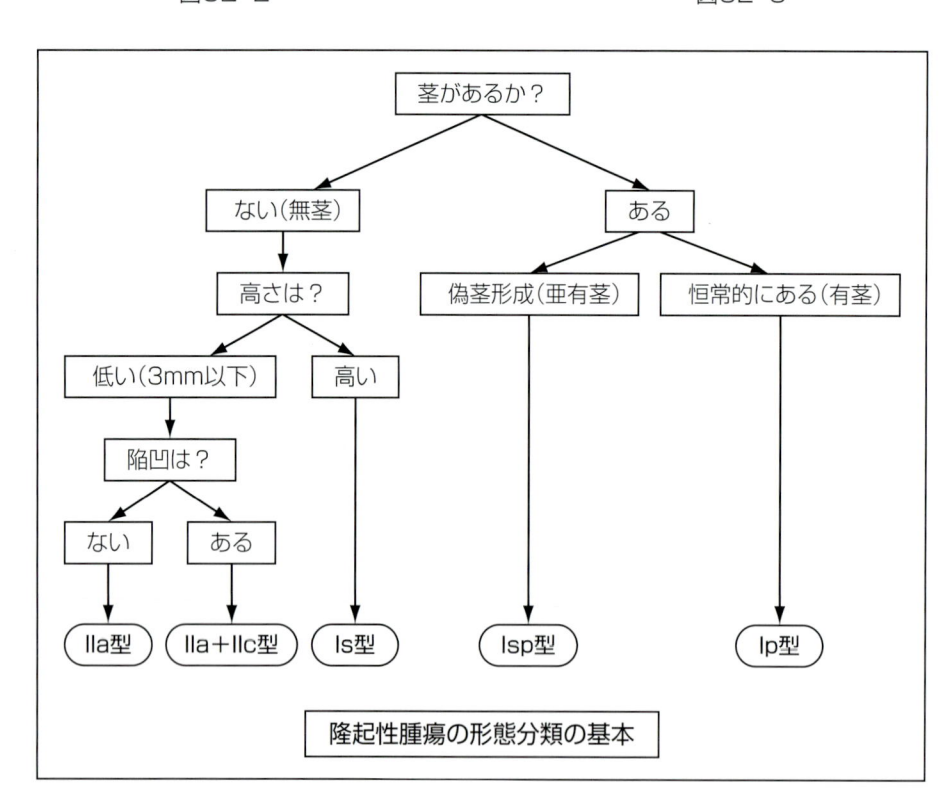

```
           茎があるか？
          ／        ＼
      ない(無茎)      ある
        ↓           ／    ＼
      高さは？   偽茎形成(亜有茎)  恒常的にある(有茎)
       ／  ＼         ↓              ↓
   低い(3mm以下) 高い                 
     ↓         ↓
   陥凹は？     ↓
    ／ ＼      ↓
   ない ある   ↓
    ↓   ↓    ↓
  IIa型 IIa+IIc型 Is型         Isp型            Ip型
```

隆起性腫瘍の形態分類の基本

33 IIa集簇型腺腫(1)

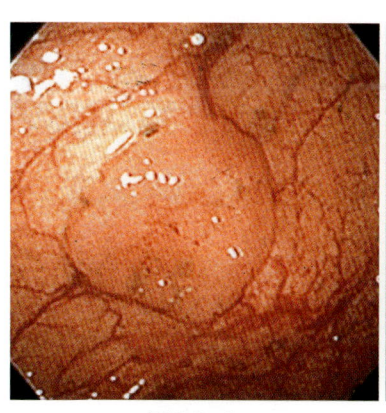

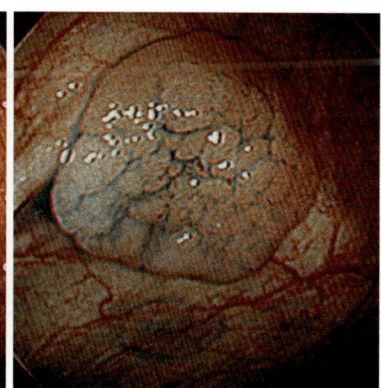

図33-1　　　　　　　図33-2

患者：67歳，女性．
　大腸癌検診を受診し便潜血検査陽性のため，近医を受診し注腸X線検査が施行され，下行結腸に2cmの腫瘍があり精査目的で当科へ紹介された．

診断のflow chart

　腫瘍は微小な発赤がみられるが全体に均一の色調で一見のっぺりとした非結節の無茎性腫瘍にみえる（図33-1）．色素散布では多結節状になっており，その大きさは大小さまざまである（図33-2）．しかし，それらの高さは比較的均一であり，また特に大きな結節や陥凹はみられない．近接像では腫瘍表面の全体が脳回転様の表面構造であり，腺腫と診断される．

診　断　◆　管状絨毛腺腫

経過

　粘膜下層への局注で病変が隆起し，全体にスネアがかかったので一括切除した．組織学的には管状絨毛腺腫（図33-3）で水平，垂直方向の断端陰性であった．

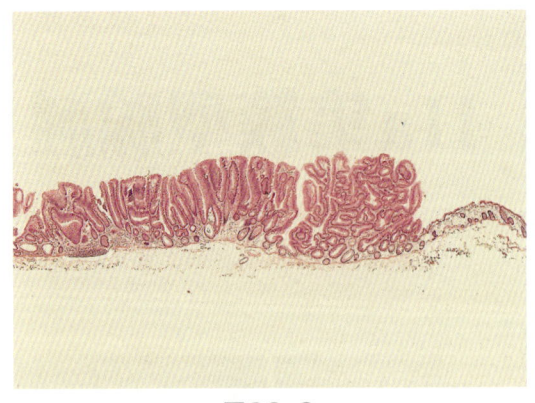

図33-3

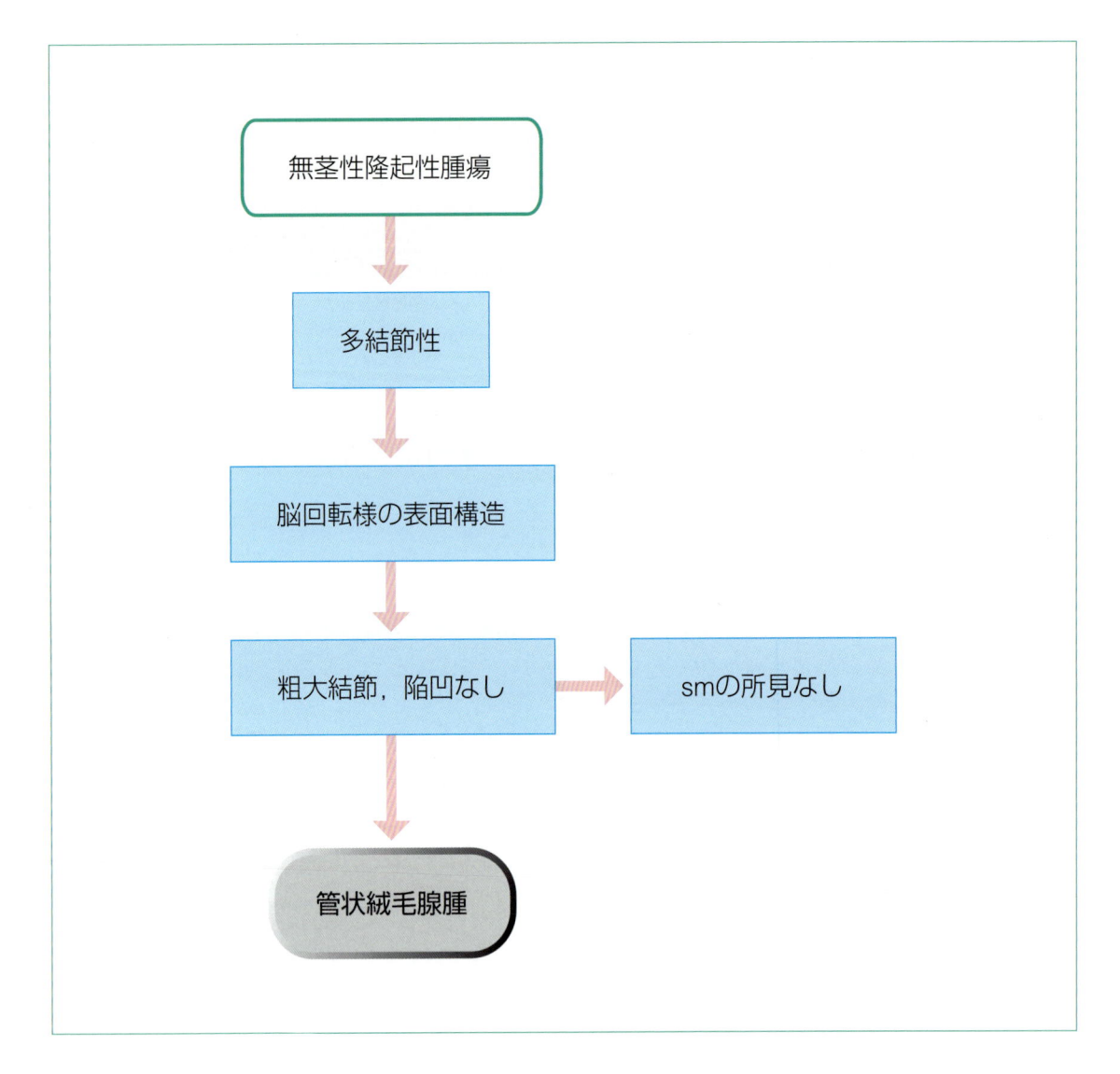

```
無茎性隆起性腫瘍
   ↓
 多結節性
   ↓
脳回転様の表面構造
   ↓
粗大結節，陥凹なし → smの所見なし
   ↓
 管状絨毛腺腫
```

34　IIa集簇型腺腫（2）

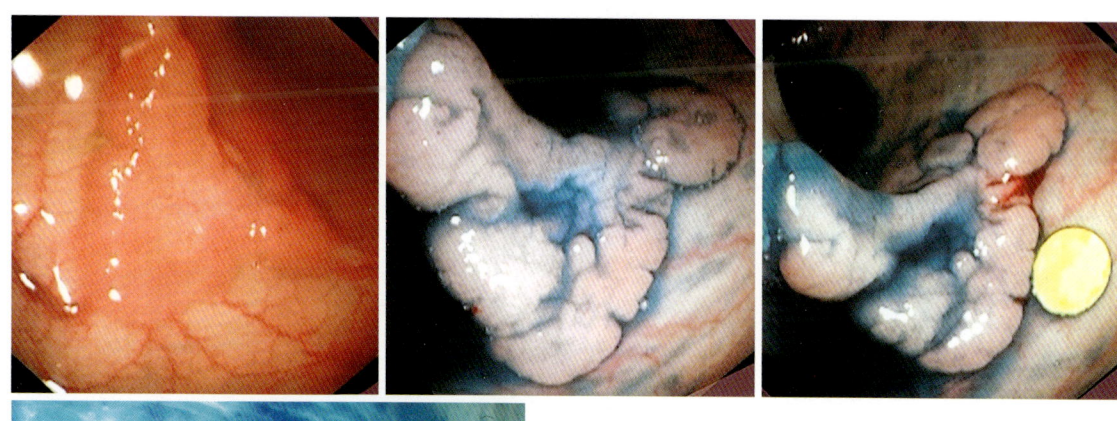

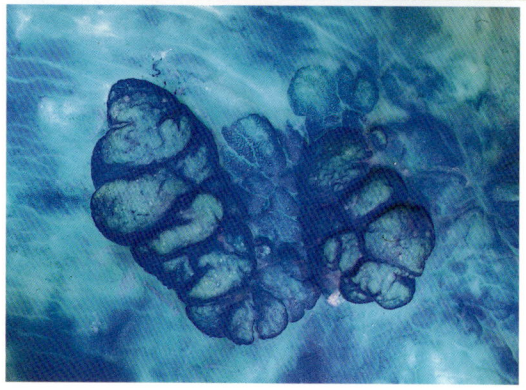

図34-1	34-2	34-3
34-4		

患者：62歳，男性．
　S状結腸に隆起性病変がみられ，他医より紹介された．

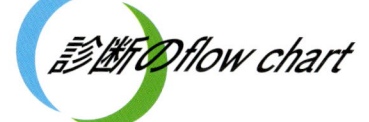

診断のflow chart

　ちょうど，横走するfoldにまたがっている平坦な腫瘍である（図34-1）．このような形態は米国の教科書でclamshell polypといわれ，日本ではIIa型，LST（lateral spreading tumor）と呼ばれる．黄色のマーカーが6mmであるので病変の大きさは2cm程である．通常観察では病変中央が白く，あたかも陥凹を形成し

ているようにもみられる．しかし，色素散布でその部分は細かな溝があるため周囲の隆起よりも青くみられる（図34-2）．また，この部分はちょうどfoldの上にあるがそれ自体細く，また，病変の外のfoldの延長に一致した位置にみられる（図34-3）．その部分を除外して個々の隆起をみれば，sm浸潤の所見はない．以上からm病変と考えられる．

診　断　◆　腺管腺腫（IIa）

経過　内視鏡的切除を考えたが，同時に胃癌があったため，Ｓ状結腸部分切除が施行された．腺管腺腫であった．病変中央の陥凹してみえた部分は低い扁平な腺腫で構成されていた（図34-4）．

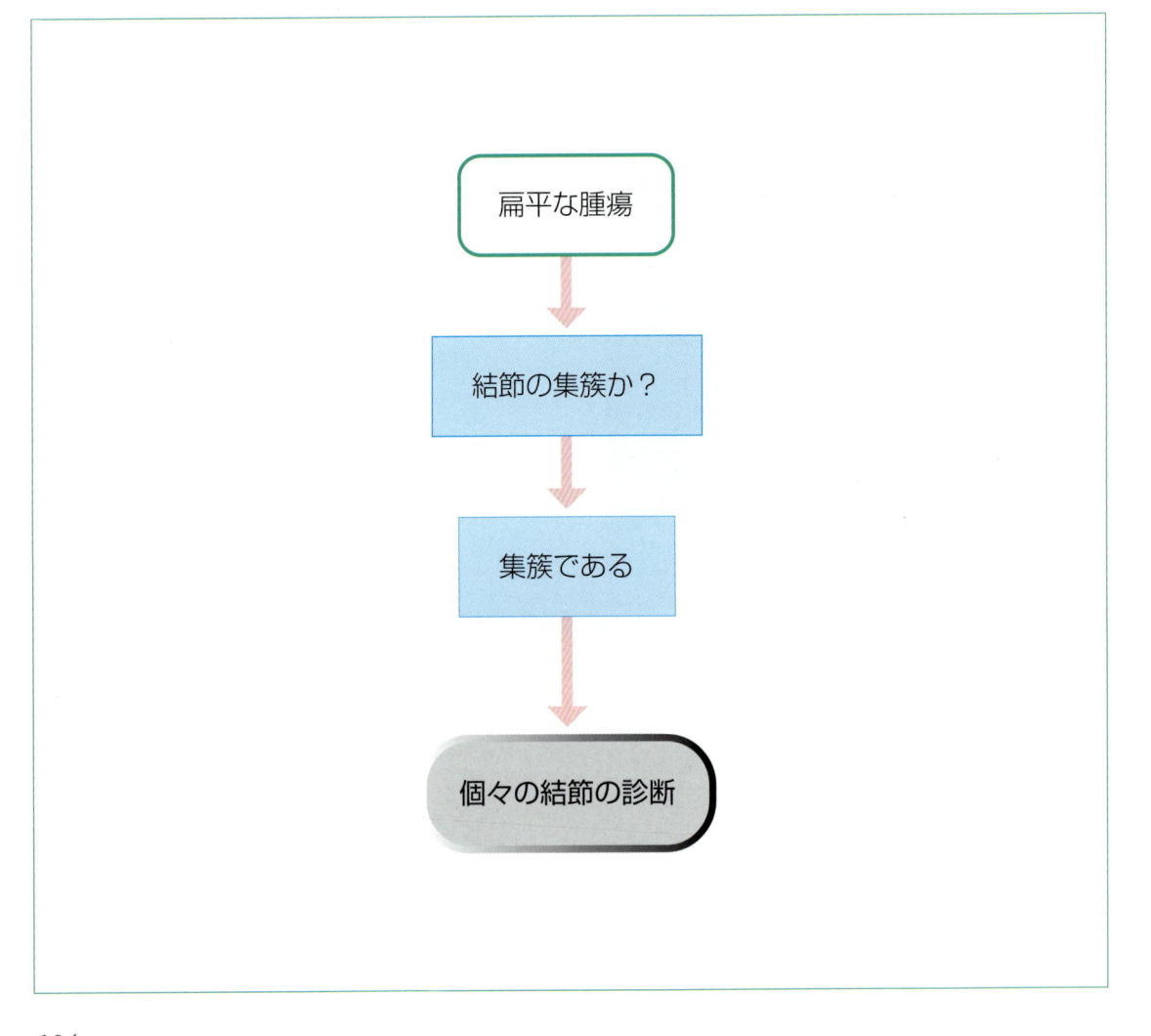

```
扁平な腫瘍
   ↓
結節の集簇か？
   ↓
集簇である
   ↓
個々の結節の診断
```

35 IIa集簇型腺腫(3)

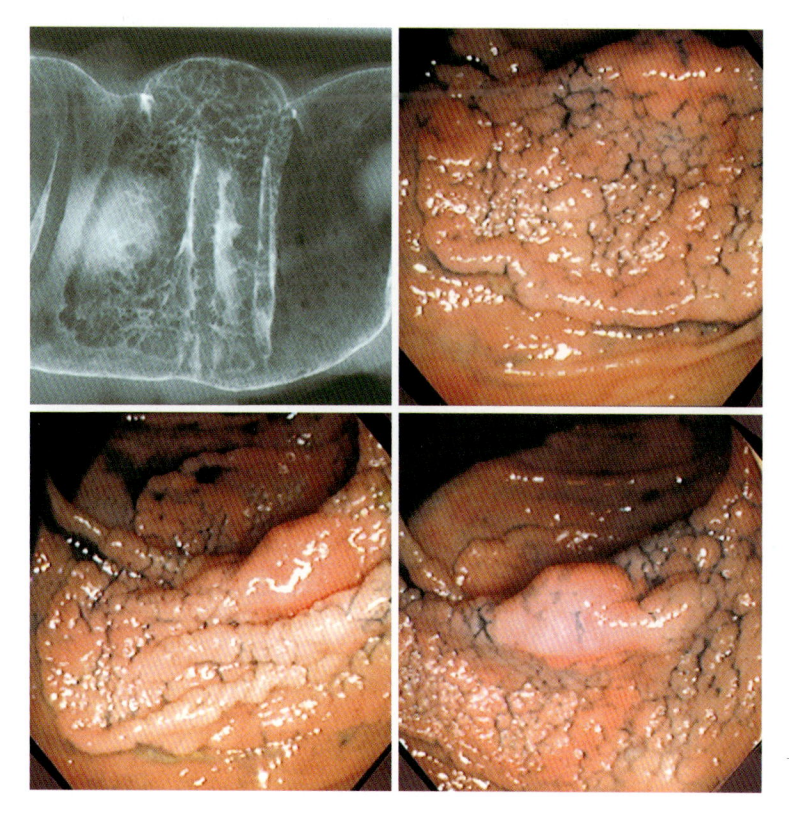

図35-1	35-2
35-3	35-4

患者：31歳，男性．
　定期検査で軽度の貧血があり消化管検査が行われ，注腸X線検査で横行結腸に腫瘍が認めれ，大腸内視鏡検査を施行した．

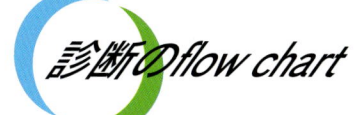

診断のflow chart

　5cm程の範囲に顆粒集簇病変を認める（図35-1）．5mm前後の白色の毛羽立った表面構造をもつ顆粒状のポリープの集合で通常これらの1個1個は組織学的に管状絨毛腺腫の粘膜病変である．空気量を少なくすると病変にしわが寄り，可

動性良好の粘膜筋板と粘膜下層が保たれていることがわかる（図35-3）．1個1個すべて詳しく観察する意義はなく，形態の異なる部分に着目して診断すればよい．大きさが極端に大きい場合や，顆粒が消失し陥凹を形成した場合にはsm浸潤を疑う．本例ではそれがないが，中央部にやや大きな赤色病変を認める（図35-4）．これも周囲の病変がないものとして1個だけみればsm浸潤を疑う所見はない．

診　断　◆　管状絨毛腺腫

経過　大きさと年齢から外科的局所切除が選択された（図35-5）．病理組織学的にも全体が管状絨毛腺腫（図35-6）で，中央の発赤した部分でリンパ濾胞に入り込む偽浸潤が認められた（図35-7）．

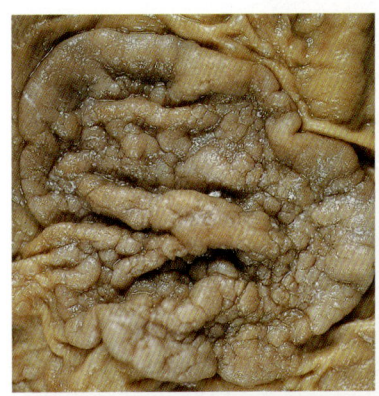

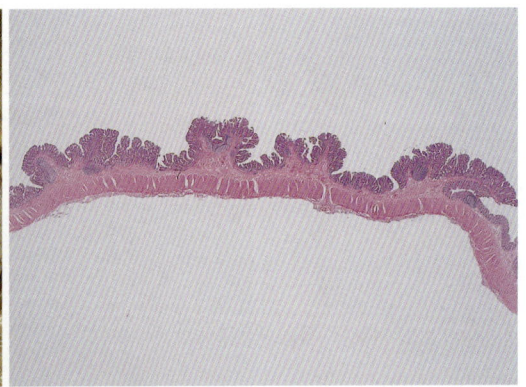

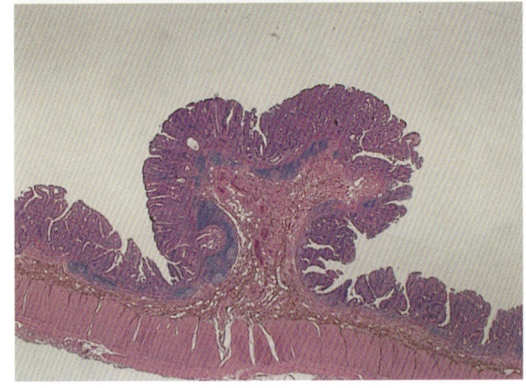

図35-5	35-6
35-7	

追記　中央部のやや大きな赤色隆起の頂部は白色である（図35-4）．これはリンパ濾胞によるものであろう（症例28参照）．

```
                    顆粒集簇病変
                         ↓
              1個1個の顆粒状（IIa型）の診断
                    ↙         ↘
   数個をみて、すべてが同型で    違う形態色調があれば
   あれば同じ異型度            周囲病変よりも進展した状態
         ↓                         ↓
   ほとんどすべて            陥凹、び爛、粗大結節
   管状絨毛腺腫                ↙         ↘
                             ない        ある
                              ↓           ↓
                          粘膜病変       浸潤癌
                         （m癌, 腺腫）
```

注意

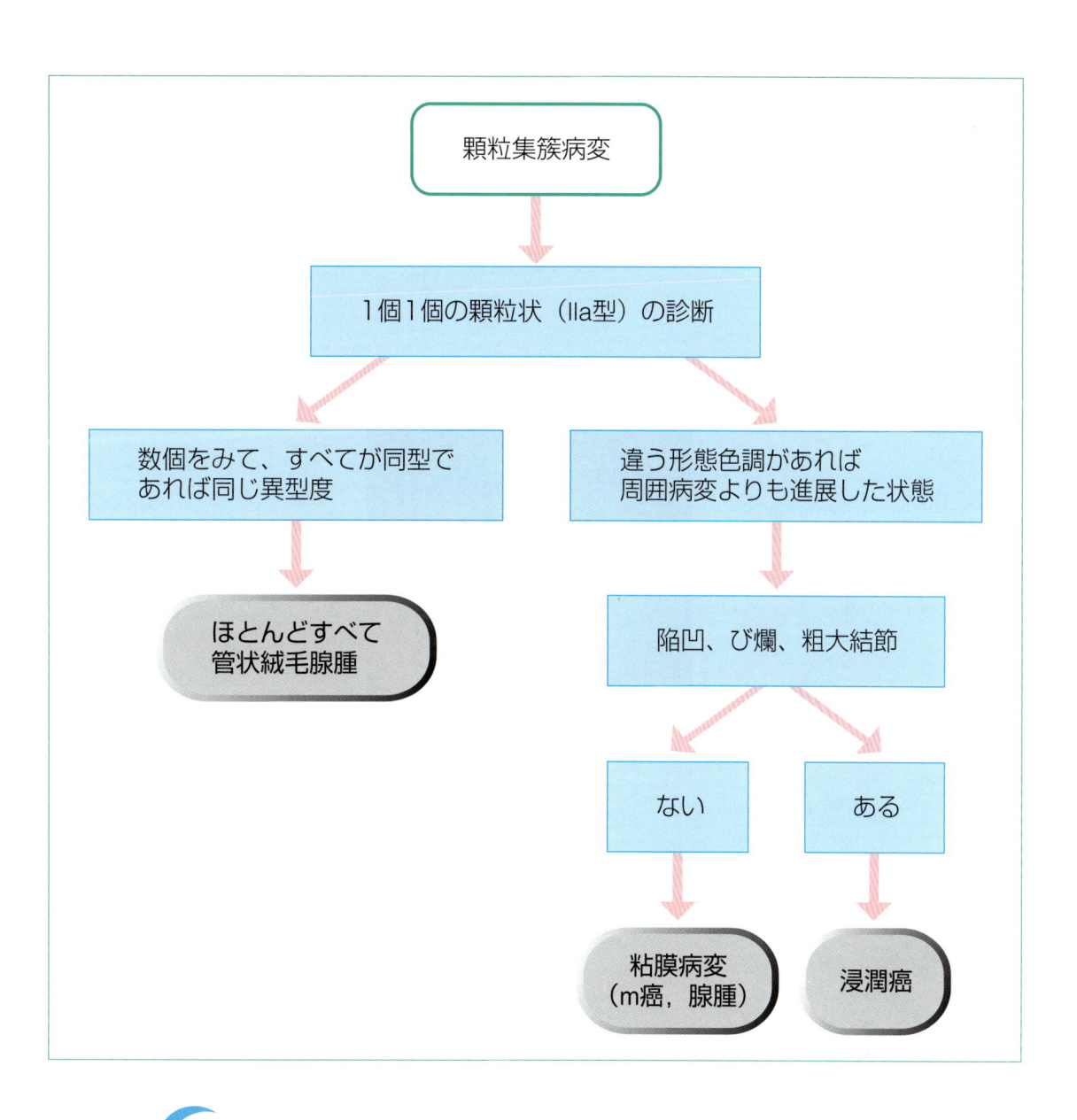

1) IIa集簇型病変とも言うが，IIa型は表面型腫瘍で丈の低いことが前提である．しかし，本例のように，Is型病変が混在する場合もIIa集簇型病変と呼ばれる．また，LSTのguranular typeとも言われるが，欧米では単にcarpet polypという．
2) m癌は欧米では腺腫として扱われ，日本の診断基準と異なっている．1998年の世界消化器病会議の日本と欧米の統一基準案では，m癌は「高度腫瘍」として癌と言わず，sm癌と進行癌を「浸潤癌」とすることが決められた．

36 IIa集簇型腺腫(4)

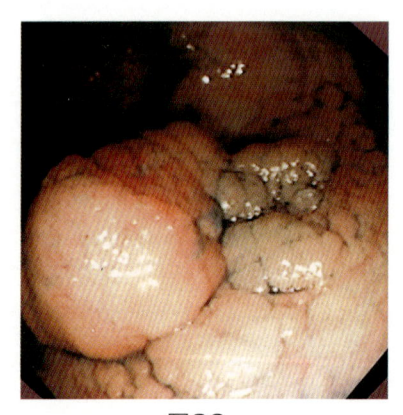

図36

患者：68歳，男性．
　糖尿病で入院中に，貧血，便潜血検査陽性を認め大腸内視鏡検査を依頼された．直腸に病変全体が5cmの腫瘍を認めた（図36）．

診断のflow chart

　これも同様に米国では単にcarpet polyp with multiple larger projectionsと呼ばれる．carpet polyp with ulcerationであれば，invasive cancer（浸潤癌）を考えるが，m癌は欧米ではadenomaなのでイコール管状絨毛腺腫である．ポイントは，前例同様に1個1個の結節にsm浸潤を疑わせる所見がないか？　である．本例では一番大きな結節に発赤して不整な部分がみられるが，陥凹や潰瘍はみられない．

診　断　◆　管状絨毛腺腫（sm癌ではない）

経過

経肛門的局所切除された．組織診断は管状絨毛腺腫でsm浸潤はなかった．

37 平坦腺腫(6)

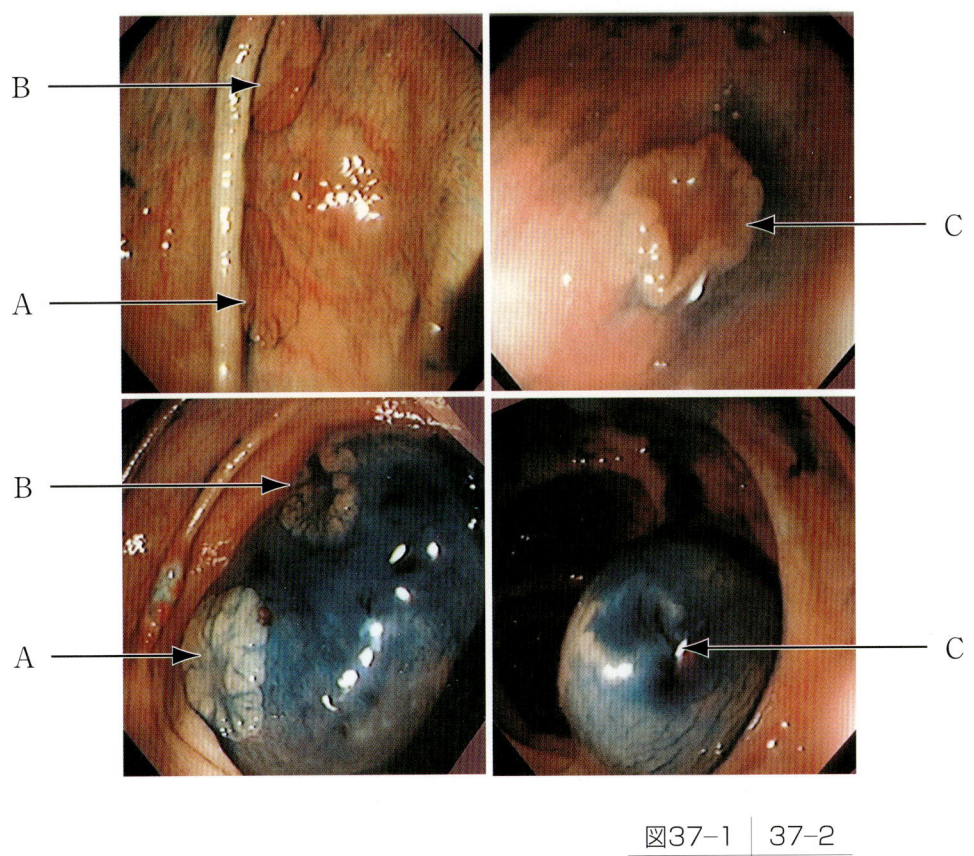

図37-1	37-2
37-3	37-4

患者：74歳，女性．

　多発ポリープで近医から紹介された．横行結腸に隆起性のポリープ5個の他に3個の表面型腫瘍がみられた（図37-1，2）．

　図37-3，4はメチレンブルーの粘膜下注入後の所見である．

解説

　同一患者の同じsegmentに生じた3つの病変である．大きさも5〜6mmとほぼ等しい．形態は大腸癌取り扱い規約の表面型の分類ではAはIIa型，BはIIa＋IIc型，CはIIc＋IIa型となる．このなかで，Cが最も悪そうにみえる．粘膜下層へのメチレンブルー注入ではA，Cの病変は周囲の粘膜同様に伸展し，同一線上の輪郭を形成している(図37-3，4)．これは，病変自体が柔らかく，かつ，粘膜筋板周辺も線維化がなく，伸展良好であることを意味している．すなわち，腺腫にせよ癌にせよ粘膜内病変であると判断できる．一方，Bは注入により，隆起はするものの，中央部の陥凹が深くなっている(図37-3)．これは，陥凹部で強い線維化があり，その周囲は伸展のよい粘膜病変であることを物語っている．

診 断 ◆ AはIIa型の粘膜病変．BはIIa＋IIc型の陥凹部でsm浸潤疑い．CはIIc＋IIa型の粘膜病変．

経過

　EMRの結果も同上であった．A(図37-5)腺腫，B(図37-6，7)sm癌，C(図37-8)腺腫．

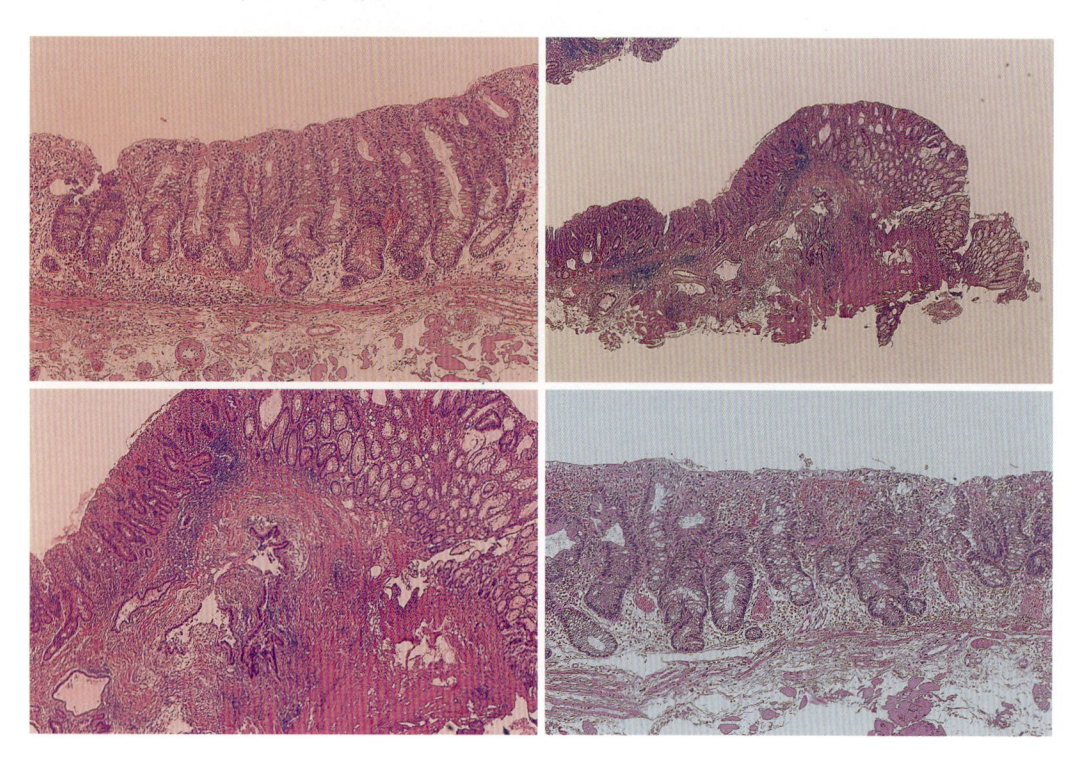

図37-5	37-6
37-7	37-8

38 平坦腺腫(7)

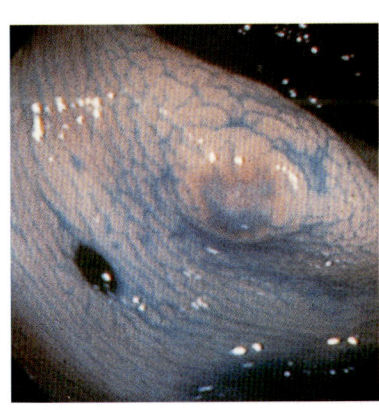

図38-1 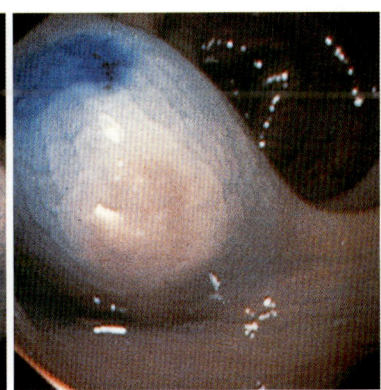　　　　　　図38-2

患者：77歳，男性．
　スクリーニングの大腸内視鏡検査で憩室に隣接する陥凹性病変を認めた（図38-1）．粘膜下層への液体注入で病変は隆起し，伸展した（図38-2）．

解説

　腺腫にしろ癌にしろ，粘膜病変であれば内視鏡的切除で根治を得られる．その場合，粘膜下層への液体注入で病変は伸展し，浅い陥凹も低い隆起も消失してしまうのである．

診断　◆　平坦腺腫

経過
EMRが行われ，粘膜に限局する腺管腺腫と診断された．

39 扁平腺腫

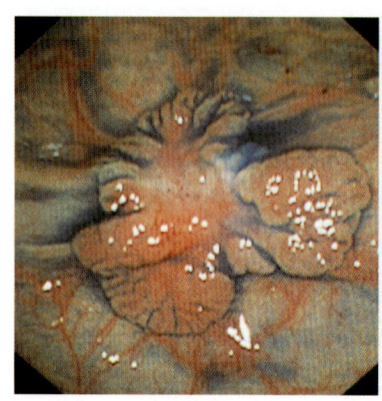

| 図39-1 | 図39-2 | 図39-3 |

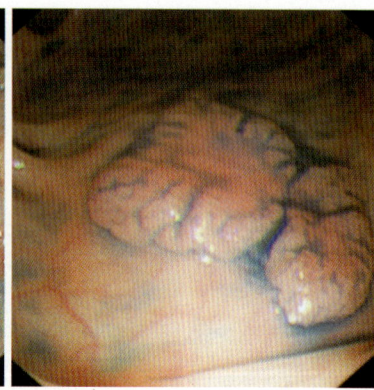

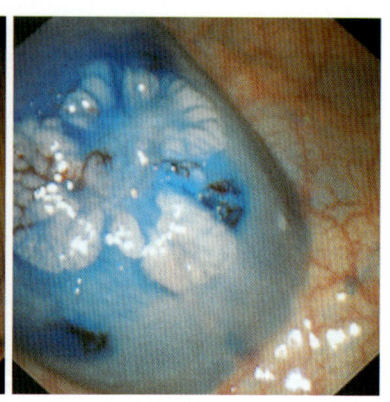

患者：59歳，男性．
便潜血検査陽性で来院した．上行結腸に12mmの表面型腫瘍がみられた（図39-1）．

診断のflow chart

　空気量の少ない状態でfoldが病変へ向かって延びている（fold集中）．しかし，foldは細く，横軸に平行して存在し，また，空気量を増やすと消失する（図39-2）．すなわち，このfoldは線維化があってガチガチの状態ではなく，柔らかい粘膜の盛り上がりで生じたものであると理解される．隆起部分だけみれば単なるm病変であるが，全体像から陥凹部が気になる．インジゴカルミンの入り込みも悪く，いかにもsm浸潤していそうな不整陥凹に見える．決定的なのは粘膜下層へのメチレンブルー注入後の所見である（図39-3）．病変自体が伸展し，かつ，陥凹部分で周囲粘膜同様にメチレンブルーの青色が透見される．すなわち，陥凹部を含めて粘膜病変であることがわかる．

診　断　◆　平坦腺腫（粘膜病変）

経過 EMRされ，腺管腺腫と診断された（図39-4）．

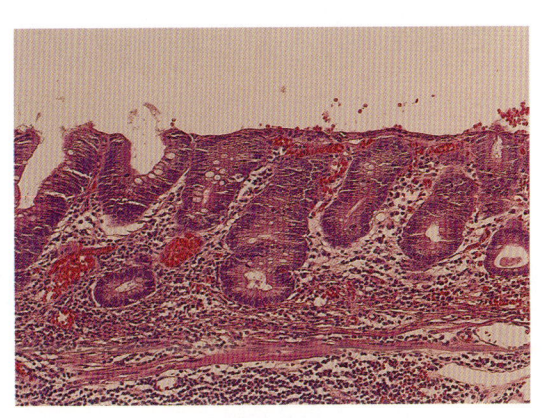

図39-4

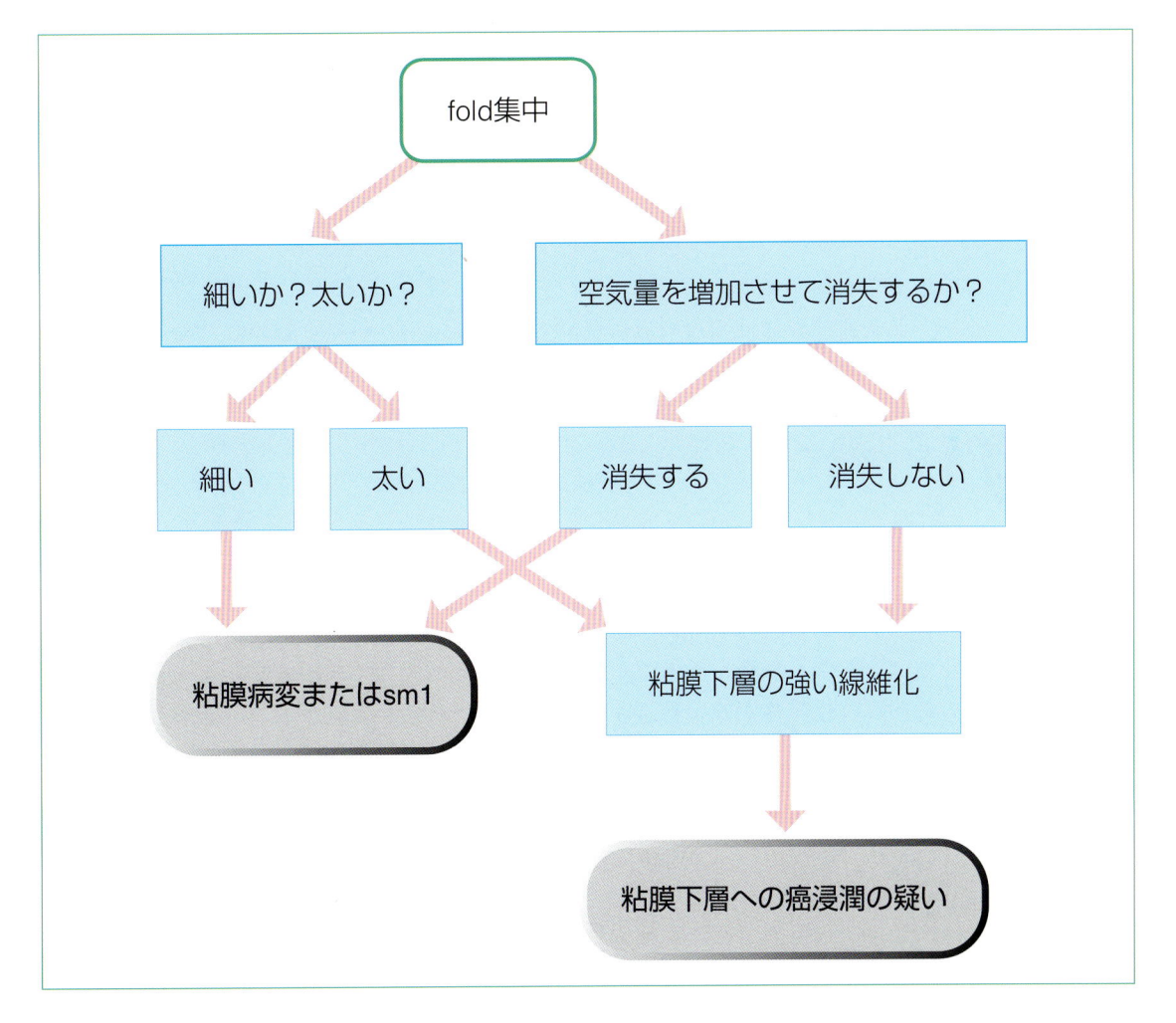

```
                    fold集中
                   /        \
          細いか？太いか？    空気量を増加させて消失するか？
           /      \              /          \
         細い    太い         消失する     消失しない
           \      \           /              |
            \      \         /               |
         粘膜病変またはsm1          粘膜下層の強い線維化
                                              |
                                    粘膜下層への癌浸潤の疑い
```

40　sm癌（1）Isp型

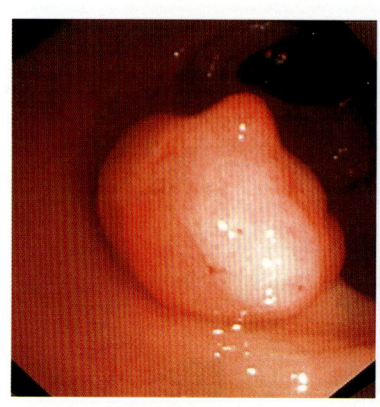

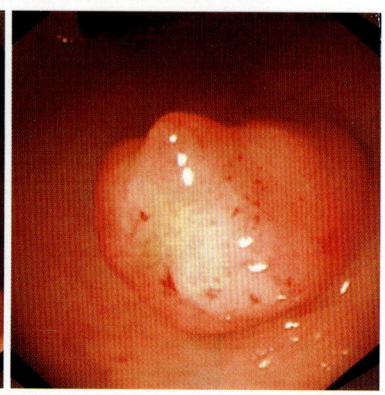

図40-1　　　　　　　図40-2

患者：40歳，男性．
　便潜血検査陽性のため近医受診し，直腸にポリープを認めたため紹介された．大腸内視鏡検査では10mm程のポリープを認めた（図40-1）．

診断のflow chart

　通常の腺腫との違いを列挙してみよう．通常の腺腫では，はっきりと溝をもって分葉し，その1個1個は球型から楕円球である．そして，腺腫の腺管細胞は長いので通常観察でridgeが明瞭にみられる．本例のポリープにはそれらがない．では，壁側へ浸潤した癌であろうか？　ポリープ状の癌が壁側のsm層へ浸潤し始めれば線維化が強く起こり，その結果，頭部で虚血が生じ，潰瘍形成，崩れを形成してゆくが，本例にはそれらもない．すなわち，その中間の状態を推察される．結節の溝が消失して緊満し，表面はridgeの幅が狭く，色調は白っぽく，不明瞭である（図40-2）．以上から組織は腺腫のような管状構造を有する高分化腺癌で，頭部でsmへ浸潤したと診断する．

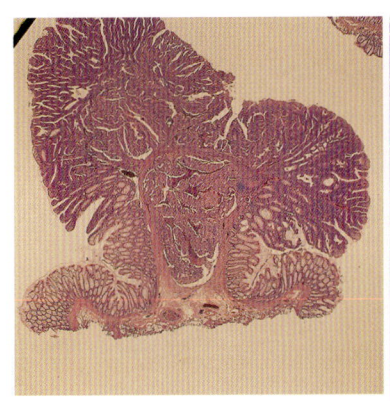

図40-3

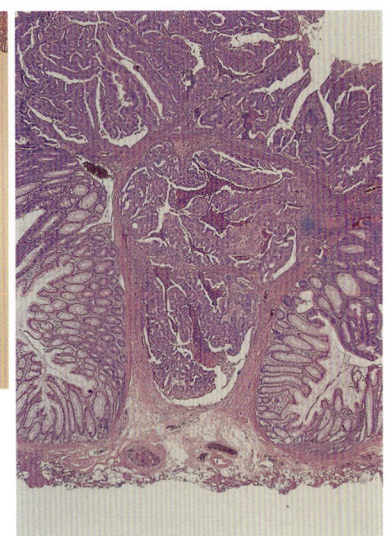

図40-4

診　断　◆　sm癌（高分化腺癌，深達度sm1〜2）

経過　内視鏡的に切除され高分化腺癌（sm浸潤）であった（図40-3）．断端陰性だが，リンパ管浸潤（ly）陽性（図40-4）のため追加腸切除された．しかし，癌の遺残やリンパ節転移はなかった．

注意

1) 日本では"pit pattern"といわれるが，欧米の卒後教育では"crypt pattern"と言われている．確かに"pit"とは穴であり，組織学的に正しい用語は"crypt"である．方言と標準語の違いに近い．
2) "pit pattern"と組織構造を照らし合わせるには「白黒反転操作」が必要である．実際に組織像と1対1に対応するのは"くぼみ"ではなく"隆起部"，すなわち，腺管（表面ではridge）構造である．腺管の構造の乱れや剥離の有無，間質の露出の有無，透見される血管構造の乱れがどの程度かが重要である．

```
                    ┌──────────────────┐
                    │  通常の腺腫の外観  │
                    └──────────────────┘
                              │
              ┌───────────────────────────────────┐
              │ はっきりと溝をもって分葉              │
              │ その一つ一つは円球形から楕円球形      │
              │ 通常観察で管状から脳回転様の表面構造  │
              └───────────────────────────────────┘
                              │
                          これらがない
                              │
                    ┌──────────────────┐
                    │     何故か？       │
                    └──────────────────┘
                    ↙                    ↘
┌──────────────────────────┐   ┌──────────────────────────┐
│ ゴツゴツとして本来多結節で    │   │ 表面が白っぽく，易出血性    │
│ あるはずであるが，溝がない    │   │ 構造は管状であるがridgeの  │
│                          │   │ 幅が小さく不明瞭            │
└──────────────────────────┘   └──────────────────────────┘
              │                                │
┌──────────────────────────┐   ┌──────────────────────────┐
│ 内部への塊状組織の浸潤による  │   │ 腫瘍の表層組織は通常の腺腫より │
│ 緊満感がある                │   │ も細胞自体が小さくて結合が弱い │
└──────────────────────────┘   └──────────────────────────┘
                    ↘                    ↙
                ┌──────────────────────────┐
                │  しかし，潰瘍形成は未だない    │
                └──────────────────────────┘
                              │
                ┌──────────────────────────────┐
                │  ポリープ頭部でのsmへの浸潤       │
                └──────────────────────────────┘
```

41 sm癌(2)Isp型

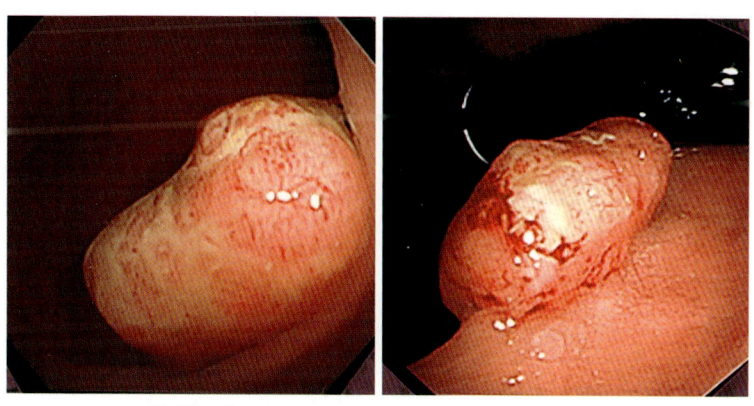

図41-1　　　　　　　図41-2

患者：51歳，女性．
　総胆管結石で入院中，スクリーニングの大腸内視鏡検査でＳ状結腸にポリープが発見された（図41-1）．

診断のflow chart

　病変の肛側からだけの観察では茎があるか，否かは不明である．表面構造がはっきりせず，色調からみて表面の7割に間質の露出があると判断できる．輪郭は滑らかではなく直線的で硬い．腺腫のように結節の集合ではなく，緊満感がみられる．間質露出の程度から中分化腺癌主体の組織でsmに浸潤しているものと思われる．しかし，肛側だけでは情報はここまでである．細径内視鏡でＳ状結腸内の反転を行った（太径では危険なので決してしないように）（図41-2）．それにより，病変は広基性で口側の表面全体で間質の露出がみられることがわかる．大きさは15mm程である．中分化腺癌でsm浸潤がある場合は，仮にうまく内視鏡的切除ができたとしても追加切除されることが多い．そのため，はじめから開腹切除を選択してもよい．

診 断 ◆ sm癌（中分化腺癌，深達度sm2）

経過 開腹手術により摘除された．組織は80％が中分化腺癌で20％が腺管腺腫であった．深達度はsm2で1群のリンパ節転移陽性であった．

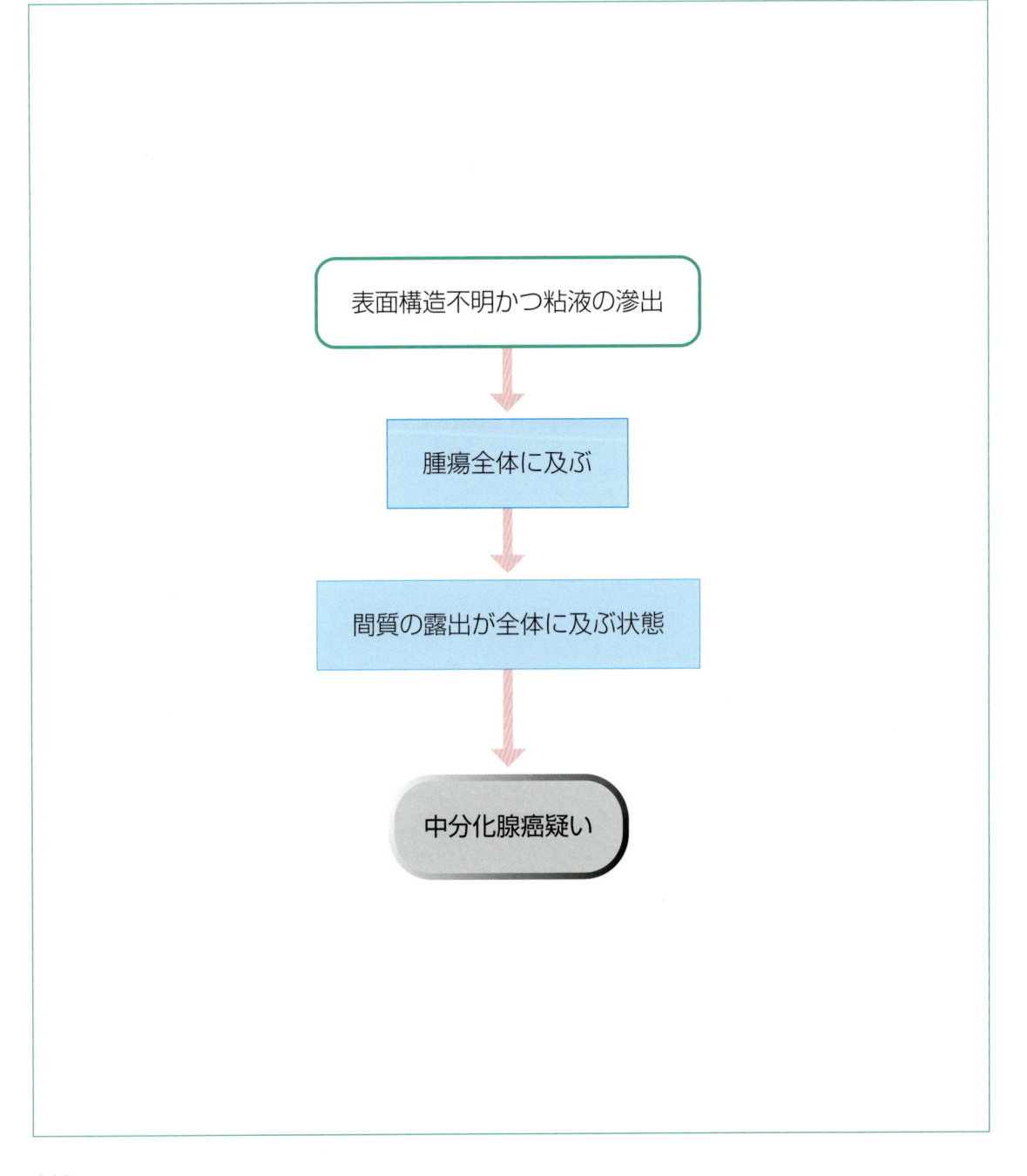

```
┌─────────────────────┐
│ 表面構造不明かつ粘液の滲出 │
└─────────────────────┘
           ↓
┌─────────────────────┐
│      腫瘍全体に及ぶ        │
└─────────────────────┘
           ↓
┌─────────────────────┐
│  間質の露出が全体に及ぶ状態  │
└─────────────────────┘
           ↓
┌─────────────────────┐
│      中分化腺癌疑い        │
└─────────────────────┘
```

42　sm癌（3）Is型

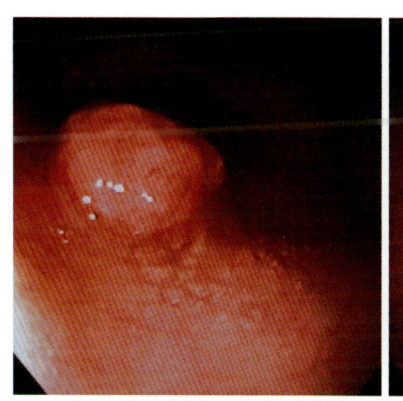

図42-1 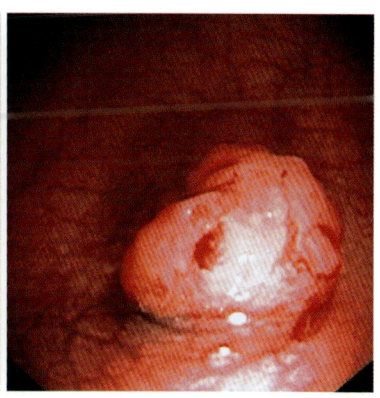　　　　　　　　図42-2

患者：81歳，男性．
　S状結腸に8mm程の亜有茎性病変を認めた（図42-1，2）．

診断のflow chart

　表面は白濁し，ゴツゴツしている．病変全体が間質の露出した状況である．通常，高度に粘膜下層に浸潤した陥凹型sm癌の陥凹部にみられる所見であるが，この病変ではくびれがあり，あきらかに隆起している．くびれの周囲をよくみると，有茎性腫瘍に特有な輪状模様がみられる．
　以上から，有茎性の癌が粘膜下層へ浸潤を生じた結果，表面全体に腺管の脱落を来たした状態であると判断する．

診　断　◆　sm癌（深達度sm2）

解説

輪状模様（bandage appearance）とは

　頭部が2〜3cmの有茎性早期癌の茎部によくみられる所見である（下図参照．有茎性sm癌）．茎の正常粘膜に生じる模様であり，組織標本上，それを示すことはできない．よって，大腸内視鏡に従事している者しか知り得ない所見である．これは有茎性上皮性腫瘍に特有な所見ではなく，若年性ポリープ（(65)参照）でもみられることから，ポリープ頭部の移動によって生じるものと思われる．すなわち，この模様があれば，その腫瘍の由来はポリープ状からのものである可能性が高い．ただし，通常，ポリープ頭部をpolypectomyすればこの模様は1カ月以内に消失するので，自然に頭部が崩れ，平坦になった場合では消失してしまうであろう．

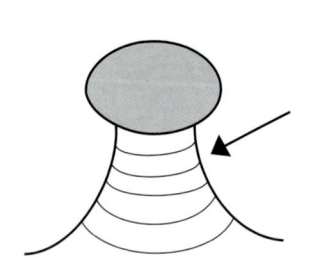

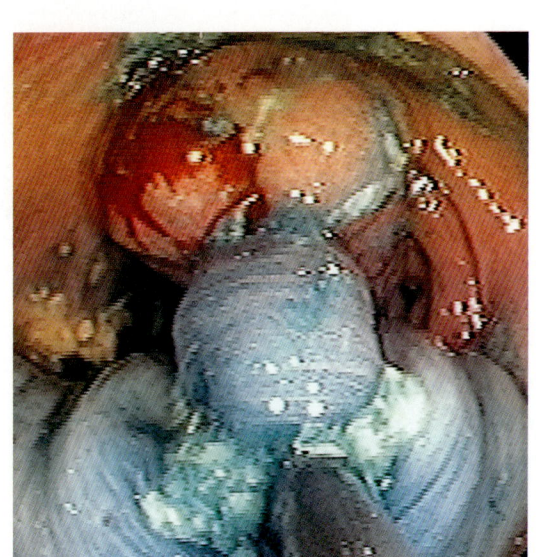

43　sm癌（4）Is型

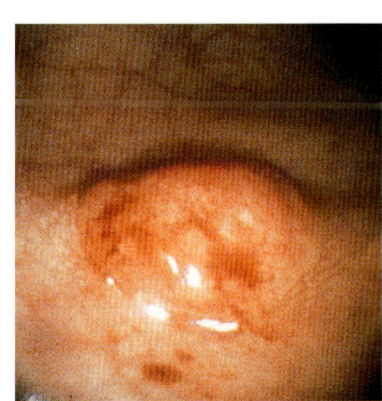

図43-1 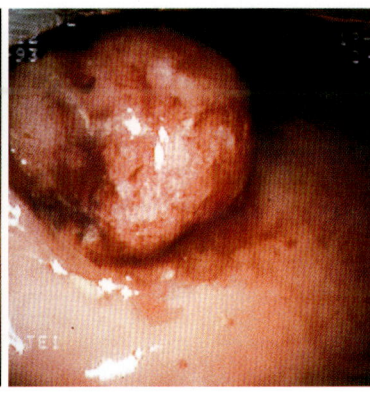　　　　　　　　図43-2 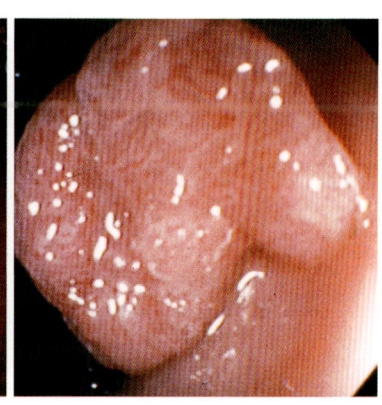　　　　　　　　図43-3

患者：66歳，女性．

　検診で便潜血検査陽性を指摘されたため，他医で大腸内視鏡検査が施行され，直腸RSに10mm大の病変がみられた（図43-1）としてその検査から2カ月後に紹介された．2カ月後の内視鏡検査（図43-2）では易出血性のIs型病変を認めた．生検で中分化腺癌の診断であった．polypectomyの可能性を考え再度施行したところ（2回目から10日後）Is型の3割が崩れた形態であった（図43-3）．

診断のflow chart

　初回（図43-1）の形態はsailor hat様であり，表面型腫瘍が粘膜下層へ浸潤し中央が隆起した形態であるが近接像がなく，それ以上のことはわからない．2カ月目（図43-2）の形態は明らかな亜有茎性ポリープである．他に病変はなく，全く同じ病変が2カ月で著しく隆起したのである．そして，その10日後（図43-3）に隆起の3割が脱落したのである．ポリープ状のものがBorrmann2型になるとすれば，「夜の破局」と称されるように短い期間に起こるものと推察されていたが，実際に本例のように短期間に起こるのであろう．診断は初回の形態がIIc＋IIa型でsm癌，2回目はIs型のsm癌，3回目はsessile polyp with ulcerationである．Borrmann2型のような左右対称の形態ではないため未だmpに至ってはい

ないと推察される（図43-4）．

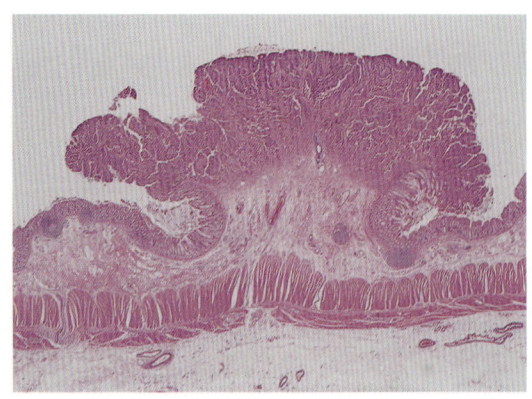

図43-4

診　断　◆　sm癌（深達度sm2）

経過　手術が施行された．sm癌（sm1），ly1，v0の中分化腺癌であった．

考察　本例の形態変化とその成因

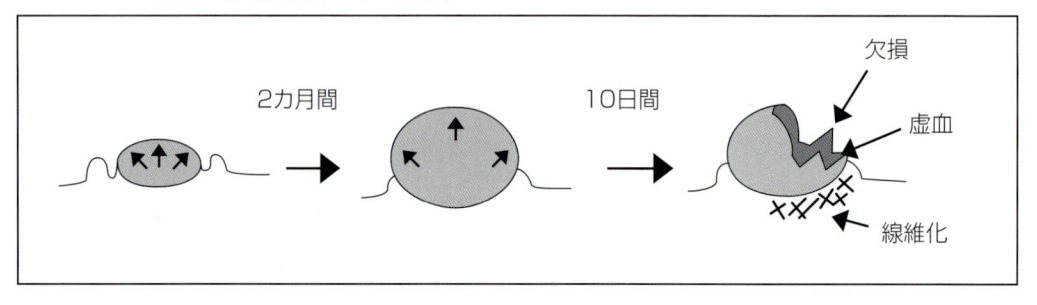

人体で最も短期間に形態変化を生じ得る原因として虚血がある．消化管においても，虚血が生じれば数日を待たずに，粘膜の脱落が生じる．癌においても，線維化により腫瘍は虚血を生じ，最終的には潰瘍となる．腫瘍細胞および腫瘍血管は線維化のない外側に延びてゆく．その場合，中央の線維化した部分から同心円状に均一に外側に広がり，潰瘍化した中心部のみとり残されるので左右対称のBorrmann2型となる．

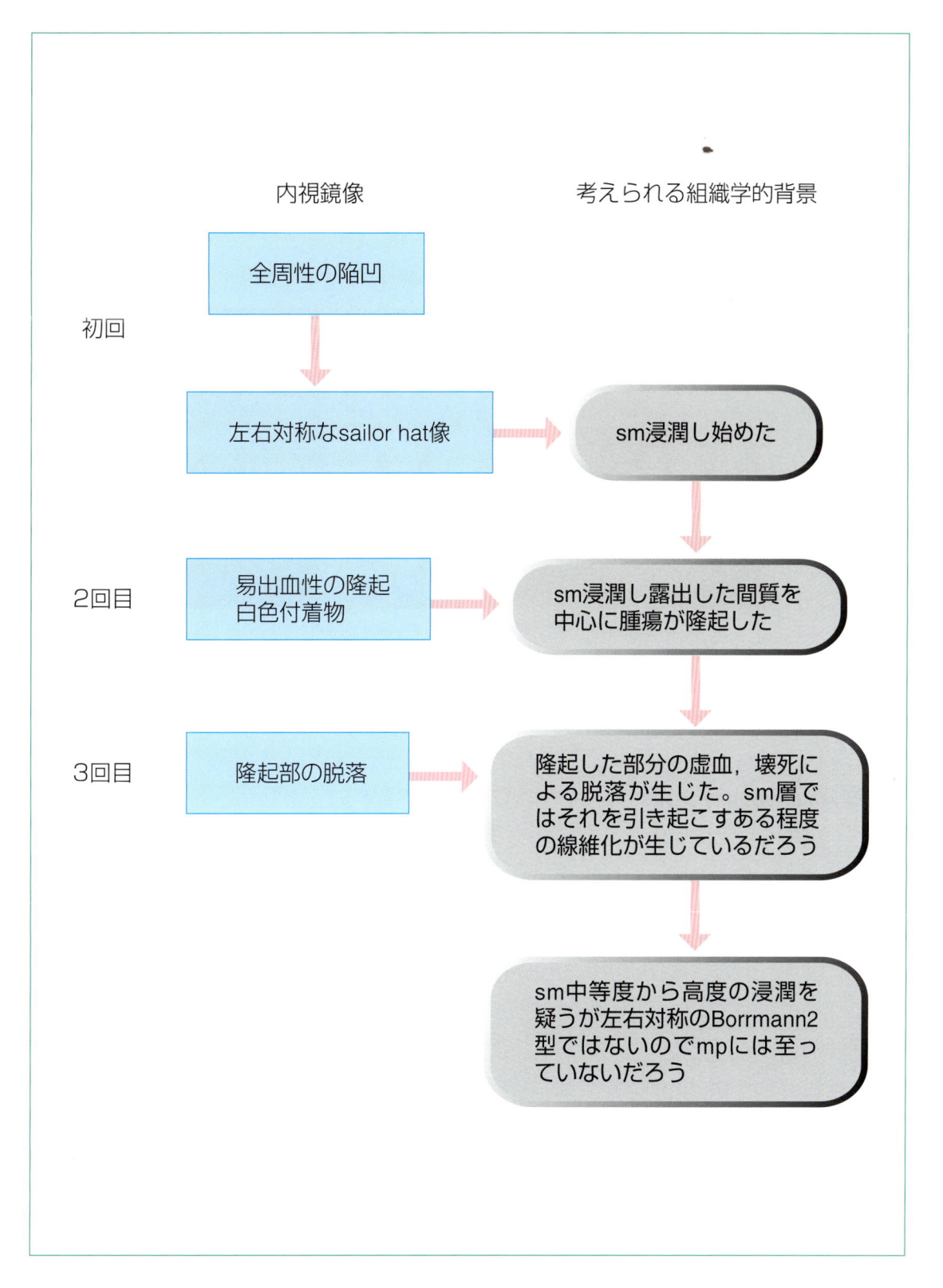

	内視鏡像	考えられる組織学的背景
初回	全周性の陥凹	
	左右対称なsailor hat像	sm浸潤し始めた
2回目	易出血性の隆起 白色付着物	sm浸潤し露出した間質を中心に腫瘍が隆起した
3回目	隆起部の脱落	隆起した部分の虚血，壊死による脱落が生じた。sm層ではそれを引き起こすある程度の線維化が生じているだろう
		sm中等度から高度の浸潤を疑うが左右対称のBorrmann2型ではないのでmpには至っていないだろう

44 sm癌(5)IIa集簇型

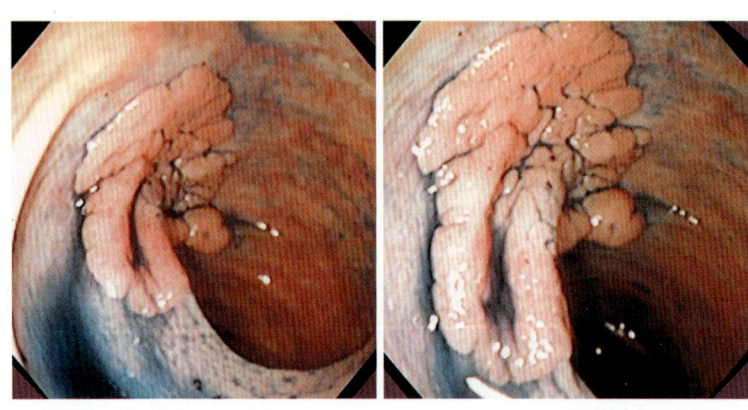

図44-1　　　　　　　図44-2

患者：61歳，男性．
　横行結腸に隆起性病変がみられた（図44-1）．

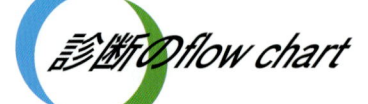

診断のflow chart

　横走するfoldにまたがっている平坦な腫瘍でclamshell polypである．浸潤程度が問題であるがポイントはfoldにある．2本の太いfoldは病変自体にもみられ，不規則な顆粒の集合の中央で消失している（図44-2）．管腔の拡がりの状況からみて，多量の空気量でもそれらfoldはしっかりと存在している．これは病変の中央部で粘膜下層の線維化があることを意味している．表層での間質の露出を示す所見がないことから，高分化腺癌と思われる（図44-3）．

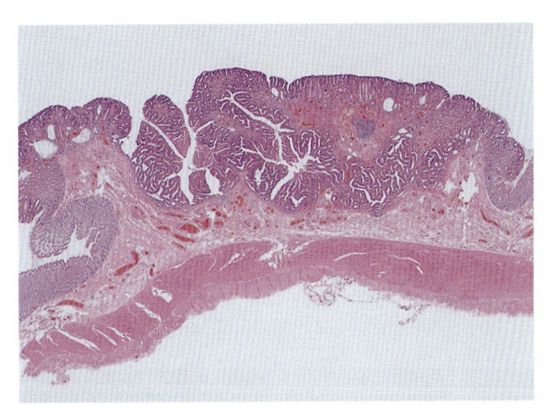

図44-3

診 断 ◆ sm癌（深達度sm2）

経過 手術が施行され，高分化腺癌で深達度はsm2．

☕コーヒーブレイク

　アメリカ消化器内視鏡学会（ASGE）では，そのメンバーに自己評価問題集を配布している．1999年に4版が配布され著者もやってみた．全部で210問あり，あまり簡単ではない．その問題の中に"fish mouth" appearanceという目にしたことのない用語があった．患者は58歳の女性．インドに旅行してから6カ月間，下痢，全身倦怠感，発熱を生じ，右側結腸と盲腸に潰瘍，炎症があり，回盲弁が"fish mouth" appearanceを呈していたという．解答は腸結核である．この"fish mouth" appearanceとは，線維化で硬くなり開ききった回盲弁の意味であった．また，盲腸の変形短縮による上行結腸と回腸の直線化によって，回盲弁が上を向いているため，丁度，魚の開いた口のように見える写真が載っていた（p.77参照）．

45 sm癌(6) IIc + Is型

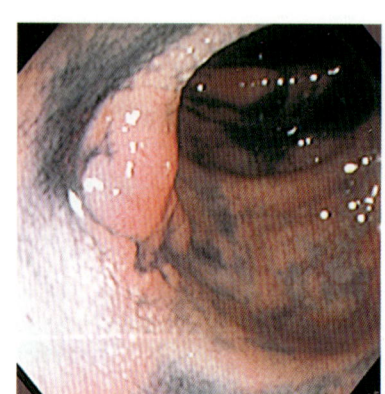

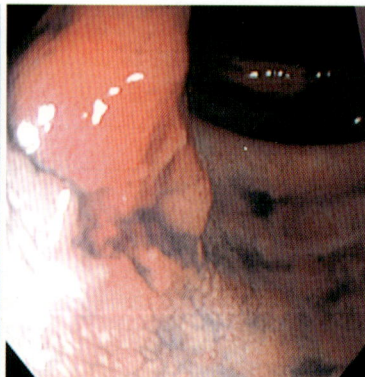

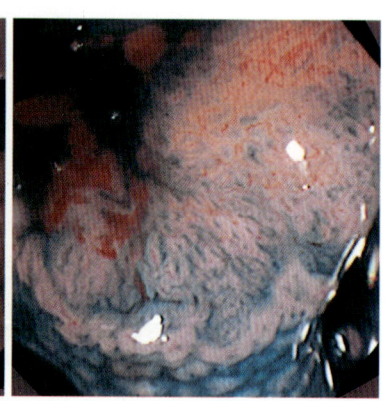

図45-1　　　　　　　　　図45-2　　　　　　　　　図45-3

患者：56歳，女性．
　近医で直腸腫瘍が指摘され外科に入院した．手術前日に大腸内視鏡検査が依頼され，RS部に隆起性病変を認めた（図45-1）．

診断のflow chart

　一見，陥凹性病変の中央が隆起を来した形態に見える．しかし，陥凹面は一部にあるのみで，隆起部の周囲にはない（図45-2）．隆起部のpitは脳回転様であるが，「ささくれだった」ように感じる（図45-3）．純粋な陥凹部の表面構造はpitが規則正しく配列しておとなしい様相である．隆起への移行部ではpitはよくわからないが，ridgeが不規則に癒合し，ridgeの血管も不規則である．このように「ささくれた」ridge pattern（hangnail sign）は粘膜下層へ浸潤した癌にみられるものである．

診断 ◆ sm癌（高分化腺癌，深達度は陥凹部でm，隆起部でsm1またはsm2）

経過　予定通りに手術摘出された．陥凹部が腺腫，隆起部は高分化腺癌で陥凹部と接した隆起部のみにsm浸潤（sm2）が確認された．

追記　摘出標本の実体顕微鏡像（図45-4）をみると隆起部分と陥凹部の関係がわかるであろう．陥凹はおとなしい表面構造で，ヘマトキシリンに濃染している（図45-5）．

「毛羽立つ」「ささくれる」について
　絨毛状の粘膜では「毛羽立つ」感じがするというのは誰も否定しないであろう．本例の図45-3の表面構造はどうであろうか？　毛羽立ちのような柔らかい感じとは違う．このような模様を見ていると何か胸騒ぎがするし，見ていていらいらする．例えて言うなら，表面が「ささくれた」ような不快な粗ぞう像である（hangnail sign）．

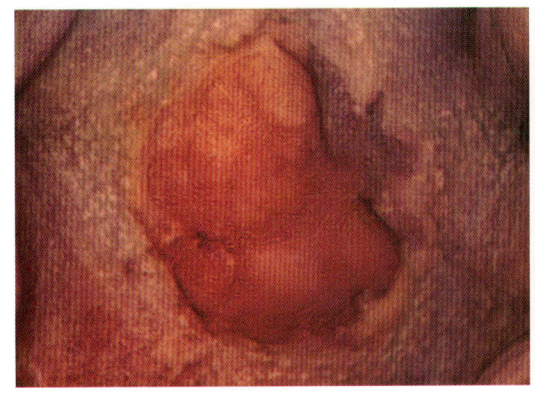

図45-4

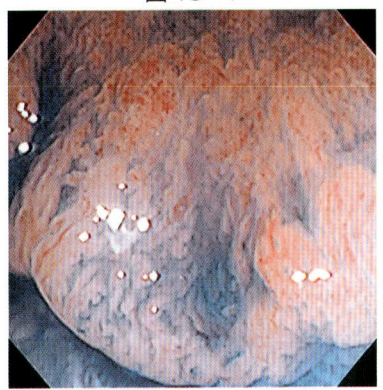

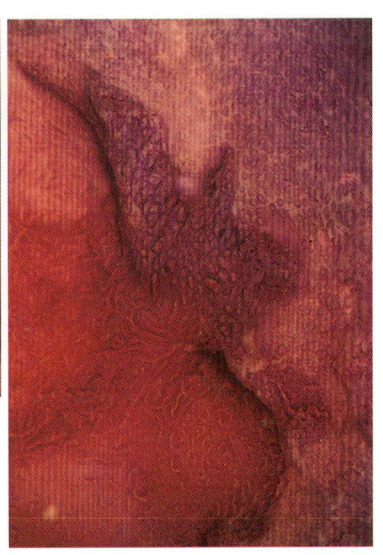

図45-5

癌表面の「hangnail sign」の典型例（他症例）

46　sm癌(7) IIc+IIa型

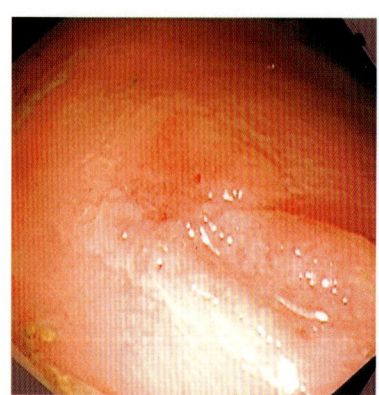

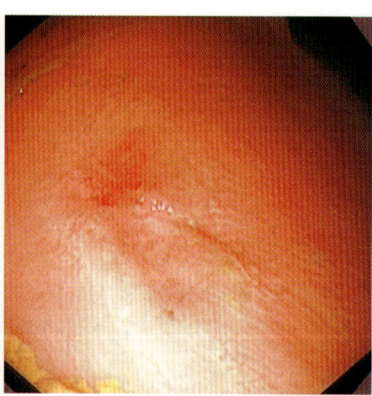

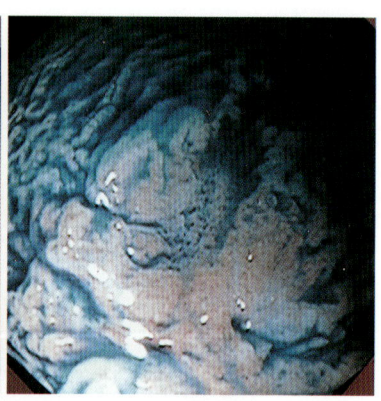

| 図46-1 | 図46-2 | 図46-3 |

患者：57歳，男性．
　検診で便潜血検査陽性のため大腸内視鏡検査が施行され，直腸に病変がみられた．

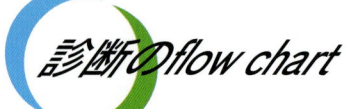

診断のflow chart

　病変の中央に向かってfoldが1本走っている（図46-1）．しかし，送気によってそのfoldが消失する（図46-2）．すなわち，foldが形成される程度の線維化があるが，恒常的に存在する程度ではないということである．以上からsm1程度の浸潤であることがわかる．陥凹面の性状（図46-3）も不整構造を呈してはいるが，未だ間質の露出所見（白色隆起や粘膜欠損）はなく，m病変かsm1と判断される．

診　断　◆　sm癌（深達度mまたはsm1）

経過

　EMRされ，sm癌（sm1）であった．断端との距離が1mm以内であったため追加切術が施行されたが，遺残はなかった．

47 sm癌(8)IIc＋IIa型

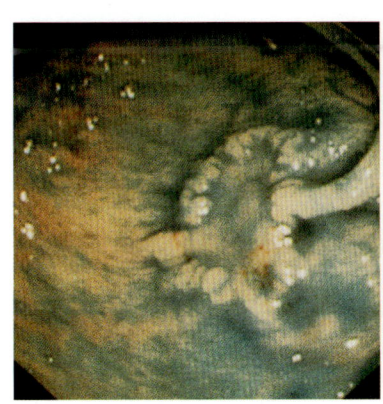

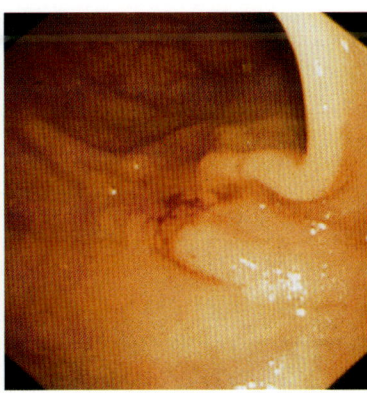

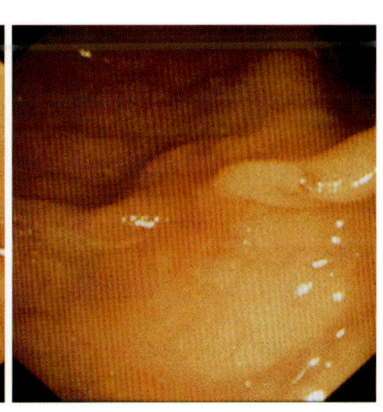

図47-1　　　　　　　　図47-2　　　　　　　　図47-3

患者：73歳，女性．
　腹部不快があり，スクリーニング目的で大腸内視鏡検査を施行したところ，横行結腸に15mmの陥凹性病変を認めた．

診断のflow chart

　病変は陥凹性病変でその周囲に周堤の子どものような隆起がみられ，形態はIIc＋IIa型である（図47-1）．空気量が少ない状態（図47-2）では3本のものものしいfoldがみられるが，空気量を増やすと病変の中央に向かって消失する2本のfoldのみとなる（図47-3）．すなわち，何らかの原因で中央部の粘膜筋板の伸展が悪い状態とみられる．fold自体は細く，線維化は粘膜下層の深部にまでは及んでいないと判断される．

診　断 ◆ sm癌（深達度sm1）

経過

　手術摘出された病変の診断はsm1の癌であった．なお，その部分においてリンパ濾胞がみられた（図47-4）．

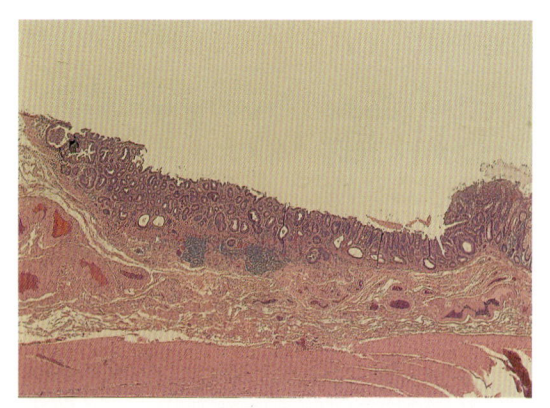

図47-4

追記

sm癌で生じたfoldは，その後どうなるのか？

　癌浸潤に伴い，foldが太く，数が増すのであれば進行癌では多数のfoldが集中してしかるべきである．しかし，進行癌でfoldがあったとしても，下図のように2，3本であり，多くはfoldを認めない．fold集中が生じるには①fold自体を形成する伸展の良い粘膜，粘膜下層と②集中点の線維化が必要である．foldが太くなるのは，線維化の集中点が大きくなるからである．多くの進行癌でfold集中がみられない理由は，進行癌では集中する線維化は癌周囲全体であり，もはや点ではないこと，癌周囲の粘膜下層まで伸展不良をきたすことがあげられる．実際，下図でもfoldは癌の数mm外側の正常粘膜で止まっている．

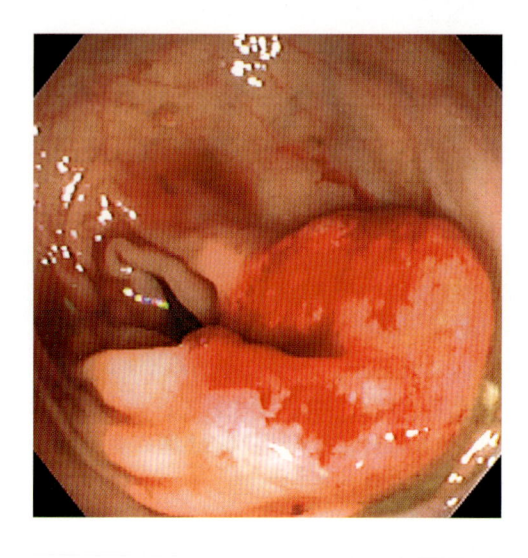

48 sm癌(9) IIa＋IIc型

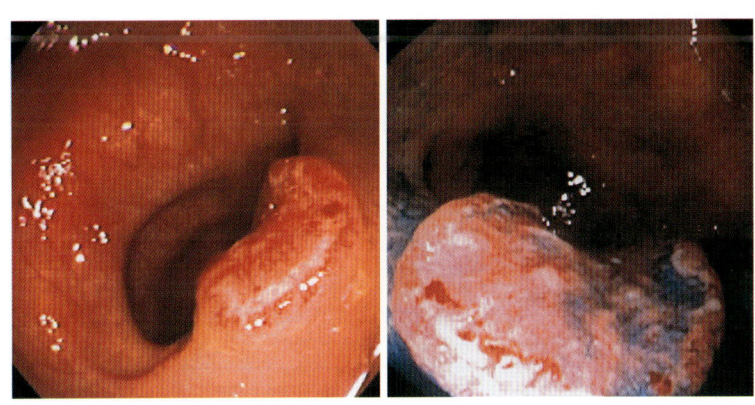

図48-1　　　　　　図48-2

患者：81歳，男性．
　11カ月前にS状結腸に病変があり，再検したところ，陥凹性病変が認められた．

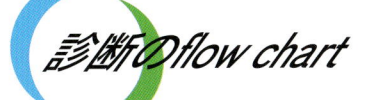

診断のflow chart

　陥凹部は全周にわたり境界明瞭である（図48-1）．陥凹面は赤色と白色が混在し，でこぼこしており，陥凹面上の陥凹不整像を示している（図48-2）．まず，癌かどうかの診断であるが，良性の潰瘍ではこのように境界明瞭な陥凹でありながら，陥凹面が不均一なものはなく，癌に特有な陥凹面といってよい．良性の場合の潰瘍は境界明瞭であれば潰瘍面は均一であり，不均一な陥凹面を来すものは境界不明瞭であるからである．では，癌の深達度はどうであろうか？ pit patternを見るまでもなく，表層の上皮成分の欠落は明らかであり，m癌ではない．陥凹を含め全周性の台状の隆起を認め，sm層への浸潤は明らかである．ではmpへの浸潤はあるか？　mpへ浸潤すれば，虚血が強くなり陥凹の脱落は強く，また，筋層を巻き込む高度の線維化が生じ，筋層はオメガ型に固定されるため，全体に隆起して富士山状になるであろう．本病変は陥凹表層が不整であるものの著しい高低差はみられず，カルデラ湖状であり，mp癌に近いsm癌

と診断する．

追記

さて，この病変は（42）のIs型の11カ月後の写真である．すなわち，Is型が11カ月後IIa＋IIc型になったのである．この症例について，武藤徹一郎先生から初めのIs型の起源がIIc型ではないのか？　と御指摘を頂いた（胃と腸 34：170；1999）．それは表面型から短期間に隆起型になり，その隆起が崩れてゆく現象を意味するものであり，（43）のように実際に存在する．一方，有茎，亜有茎のポリープが脱落して無茎になる例も実際に経験している．これらより，形態が似ていることだけをもって「～由来」とは定義できないといえる．いいかえれば一時的な形態だけをもってその腫瘍の過去，将来を規定できない．では何をもって自然史を推定するのか？　であるが，その一つに前述した輪状模様があろう．輪状模様は同心円状の無名溝の配列である．この輪状模様は純粋なIIc型癌にはみられない．純粋なIIc型癌の無名溝は陥凹以外全く正常である（（55）参照）．表面型が同心円上に周辺に広がる場合，無名溝が圧迫され同心円上に配列することもあろう．この場合は無名溝が小さく，せいぜい無名溝1～2周にみられるものであり，ポリープの輪状模様とは根本的に異なる．

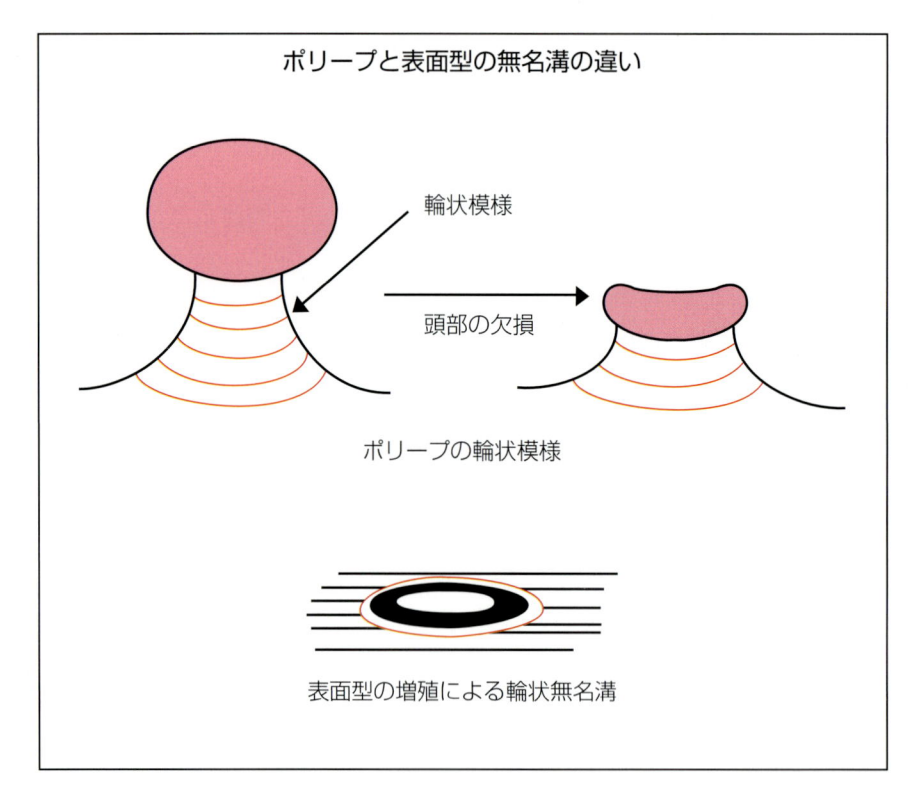

ポリープと表面型の無名溝の違い

輪状模様
頭部の欠損
ポリープの輪状模様
表面型の増殖による輪状無名溝

診断 ◆ sm癌（深達度sm3）

経過 内視鏡的切除をしたがsm高度浸潤癌であった．外科的追加切除では遺残や，筋層への浸潤は認めなかった．

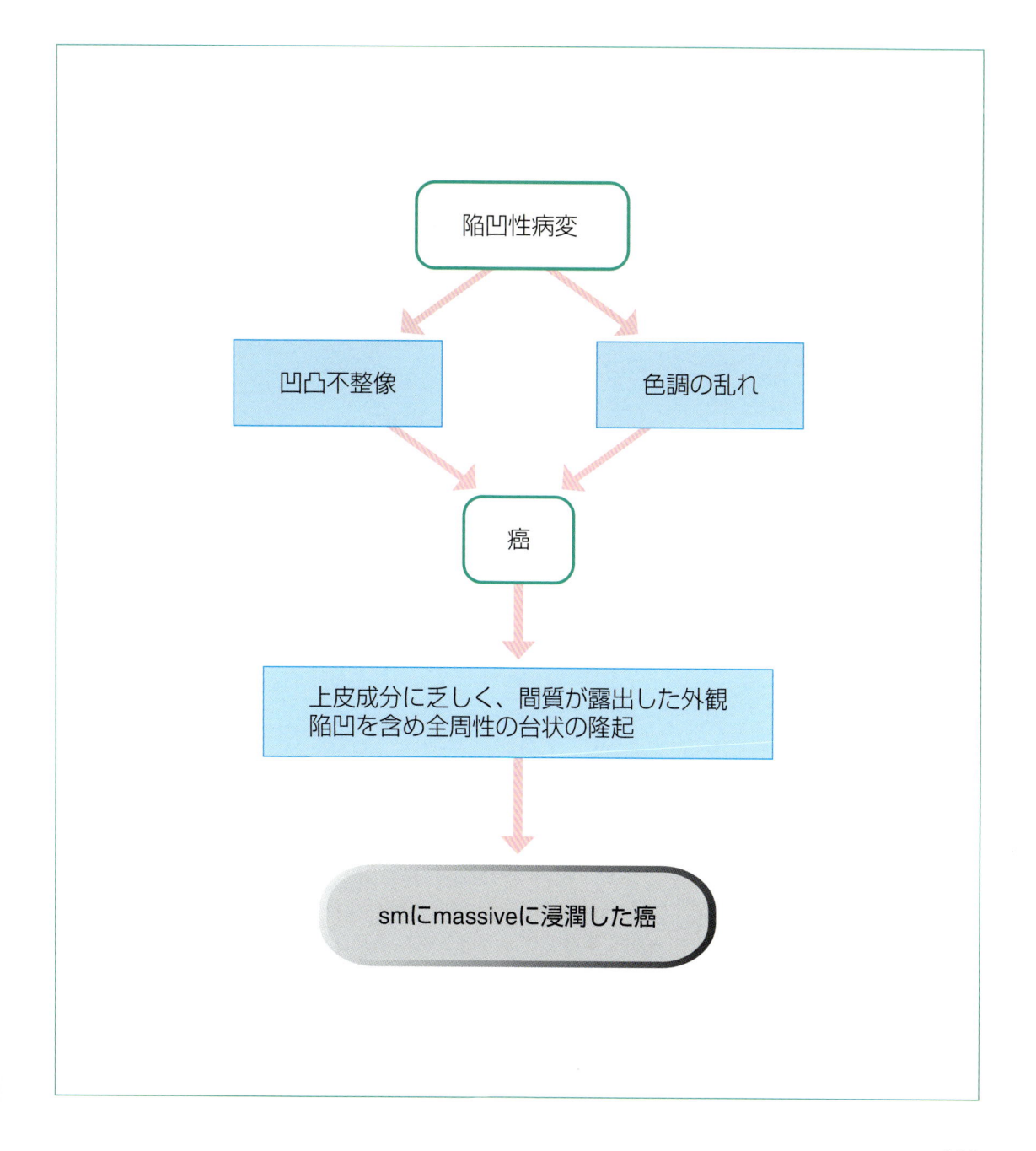

```
                    陥凹性病変
                   ↙        ↘
            凹凸不整像      色調の乱れ
                   ↘        ↙
                       癌
                        ↓
        上皮成分に乏しく、間質が露出した外観
        陥凹を含め全周性の台状の隆起
                        ↓
              smにmassiveに浸潤した癌
```

49 sm癌(10) —non-lifting sign①

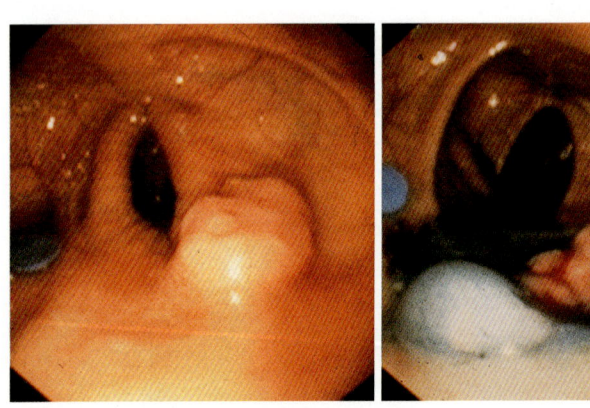

図49-1

図49-2

患者：71歳，男性．
　S状結腸に扁平な腫瘍を認めた（図49-1）．粘膜下層への注入で腫瘍は隆起しなかった（図49-2）．

診　断　◆　sm癌（深達度sm2またはsm3）

解説

　1990年に経験したnon-lifting signの第1例目の症例である．病変は大きさ8〜9mmである．周囲の色に比して腫瘍は白く見える．これは，便秘薬によるメラノーシスのためである．そのため腫瘍は白色調となり隆起主体のIs型に見えるが，でこぼこした陥凹面があることから形態はIIa＋IIc型である．粘膜下注入で病変が浮き上がらず，相対的に陥凹を形成している．この所見（non-lifting sign）は，筋層と腫瘍が分離しない状態を表している．しかし，潰瘍がなく進行癌は考えにくい．以上から内視鏡的切除の適応ではないsm癌と判断した．

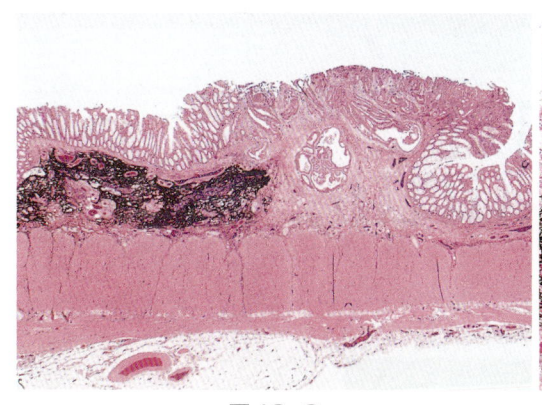

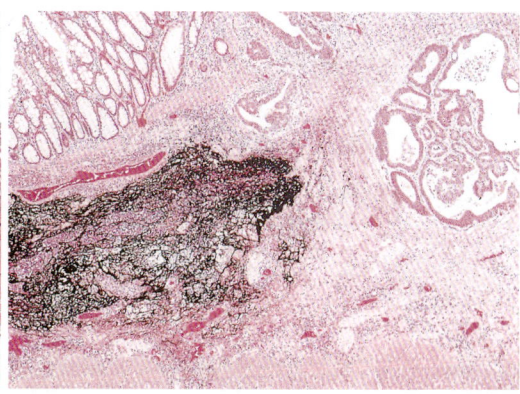

図49-3　　　　　　　　　　　図49-4

経過　手術が行われ，粘膜下層へ高度浸潤した高〜中分化腺癌であった（図49-3）．本例では墨汁を注入したが，その墨汁は癌腺管の周囲の増殖した線維でブロックされている（図49-4）．

メモ　　non-lifting sign発見の経緯

　粘膜下層に液体を注入して診断する方法は東北大学の浅木らにより1980年より行われていた（Prog. of Dig. Endosc：46-51, 1980）．それは造影剤を粘膜下層に注入し，その造影剤の広がりをX線で評価するものであり，主に胃の粘膜下腫瘍の局在部位の診断に用いられていた．著者らは造影剤の代わりに色素液を用いて，その色素の粘膜下層で広がる状況と色素の透見所見から大腸の粘膜下腫瘍の局在部位を確認する方法に応用した（Gsatroenterol. Endosc. 34：1888-1992, 1992）．その結果，正常な粘膜下層においては色素が貯留し粘膜越しに色が透けて見えることがわかった．色素としては，メチレンブルー，インジゴカルミン，インドシアニングリーンを用いたが，メチレンブルーが一番よく透けて見えたのでそれを採用した．この方法を上皮性腫瘍でもやってみた．その結果，（49）の症例と出会った．色素の代わりに墨汁を注入することにより，sm高度浸潤癌では病変が隆起しない理由は線維化にあることがわかったが，発表せずにいた．しかし，しばらくして「胃と腸」の座談会で，丸山雅一先生（癌研）と酒井義浩先生（東邦大学大橋病院）が，「経験的に病変が持ち上がるか，持ち上がらないかでsm2がわかる」と会話しているのをみつけた（胃と腸 26：919-936, 1991）．全国的に気付いている所見であることに勇気を得ると同時に，あせりを覚えた．まだ，持ち上がらない理由について，病理学的裏打ちを得ていないことを感じたからである．急いで「胃と腸」に原因は線維化であることを記し投稿した．なお，メチレンブルーの粘膜下層への注入は日本消化器内視鏡学会の倫理委員会（1992年）で「問題なし」と承認を得た．

50 sm癌（11）—non-lifting sign②

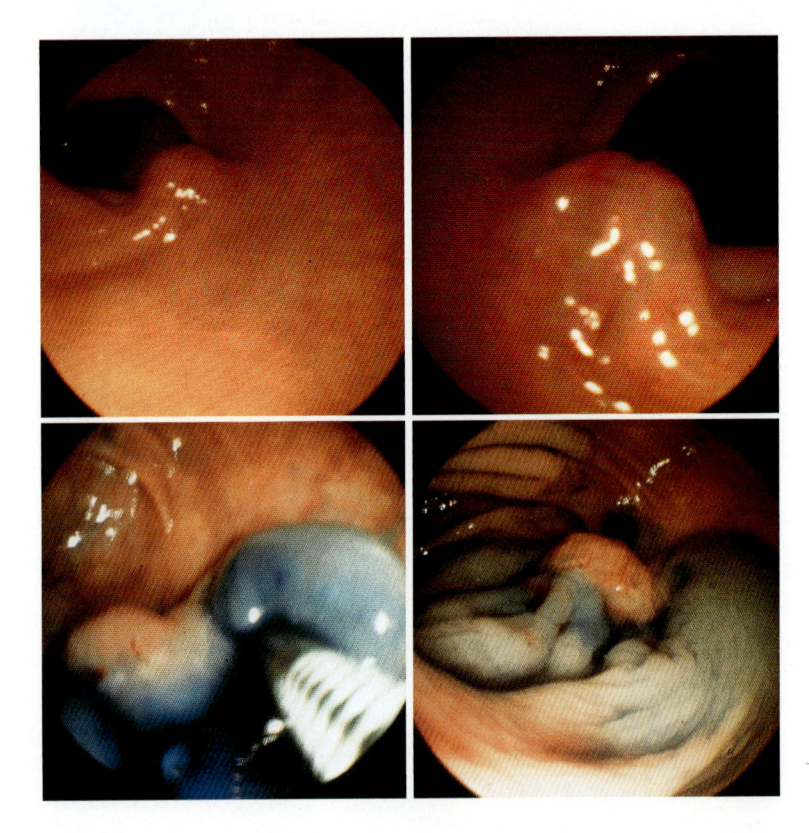

図50-1	50-2
50-3	50-4

患者：64歳，男性．

　S状結腸に8mmの亜有茎性病変があると紹介され（図50-1），内視鏡的切除を目的に入院した．粘膜下腫瘍のように隆起起始部は正常粘膜で覆われ，部分的に発赤がみられた（図50-2）．粘膜下注入で病変は隆起せず（図50-3），non-lifting signとなった（図50-4）．中央部から生検した結果は，「腺腫」であった．

診　断 ◆ sm癌（深達度sm2またはsm3）

経過　生検では腺腫と診断されたが，non-lifting signであり内視鏡でとれないから

という理由で開腹手術で切除された．結果はsm3の浸潤癌であった（図50-5）．筋層付近では分化度が低く，著しい線維化がみられた（図50-6）．

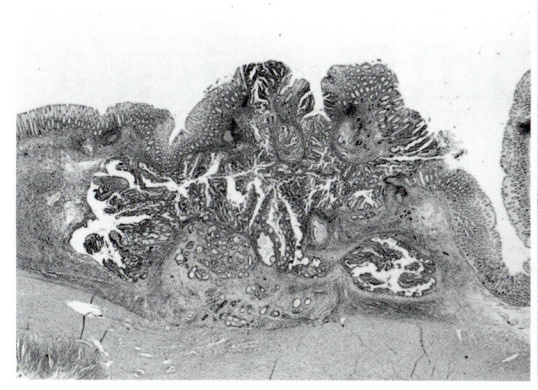

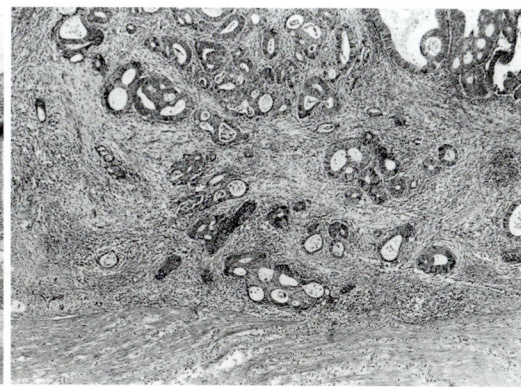

図50-5　　　　　　　　　　　　　　　図50-6

解説

　1991年の症例である．良性の粘膜下腫瘍と誤診し経過観察していれば進行癌に進展していたであろう．粘膜下腫瘍様病変でありカルチノイドも考えたいが，この程度の大きさのカルチノイドでは粘膜下層への注入で隆起し，non-lifting signを呈することはない．生検で腺腫と診断されたが，腫瘍が露出していない癌では生検で「癌」と診断されないことも稀ではない．本例はnon-lifting signから粘膜下層の強い線維化が予想され，その原因として粘膜下層に癌が潜り込んだものと推察したが，手術摘出標本では予想通りの結果であった．

51 進行癌(1)
―non-lifting sign③

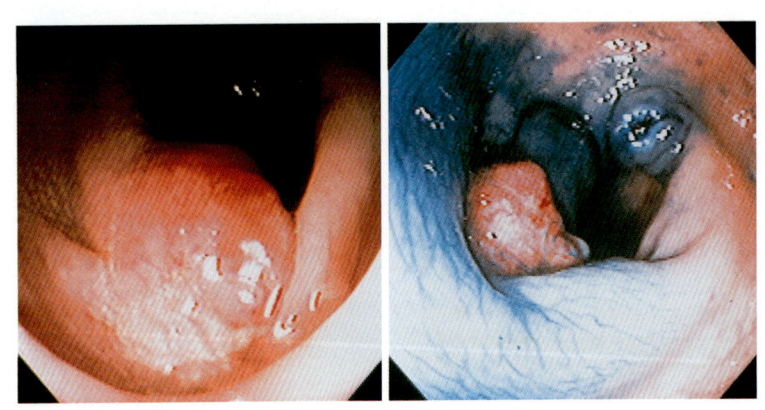

図51-1

図51-2

患者：65歳，男性．
　大きさは8～9mmの亜有茎性病変（図51-1）．粘膜下層への注入でnon-lifting signがみられた（図51-2）．

診　断 ◆ 大腸癌（内視鏡的切除の適応外）

経過 開腹手術で切除された結果はmp癌であった（図51-3）．

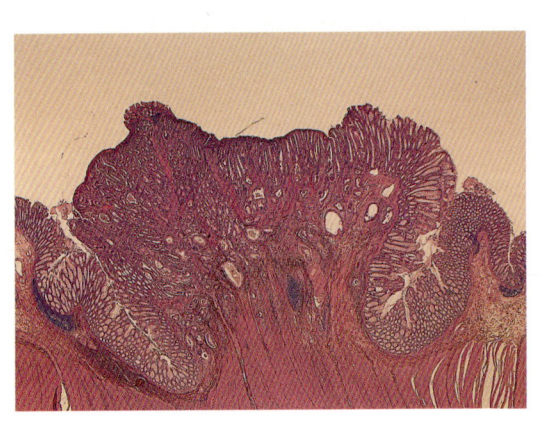

図51-3

解説

「癌のnon-lifting sign」の考え方

　粘膜下層に強い線維化が生じている場合はnon-lifting signがみられる．強い線維化がある癌は粘膜下層の中等度から高度に浸潤した早期癌または進行癌がほとんどである．無論，それ以外でも生検が多数行われ，それにより線維化が強く生じた病変でも同様の所見がみられる．しかし，多くの病変は通常の内視鏡観察で粘膜病変か，浸潤癌の鑑別は容易である．大きな潰瘍があるBorrmann2型の明らかな進行癌にわざわざ局注してnon-lifting signを調べる必要もない．また，明らかな腺腫にnon-lifting signがみられても進行癌と同じ対処をしてはいけない．(49)，(50)，(51)に示したように通常内視鏡観察で明らかに癌の所見はあるが，内視鏡切除の適応がはっきりしない場合に「癌のnon-lifting sign」と表現し，内視鏡切除の適応外の癌と判断すべきであろう．

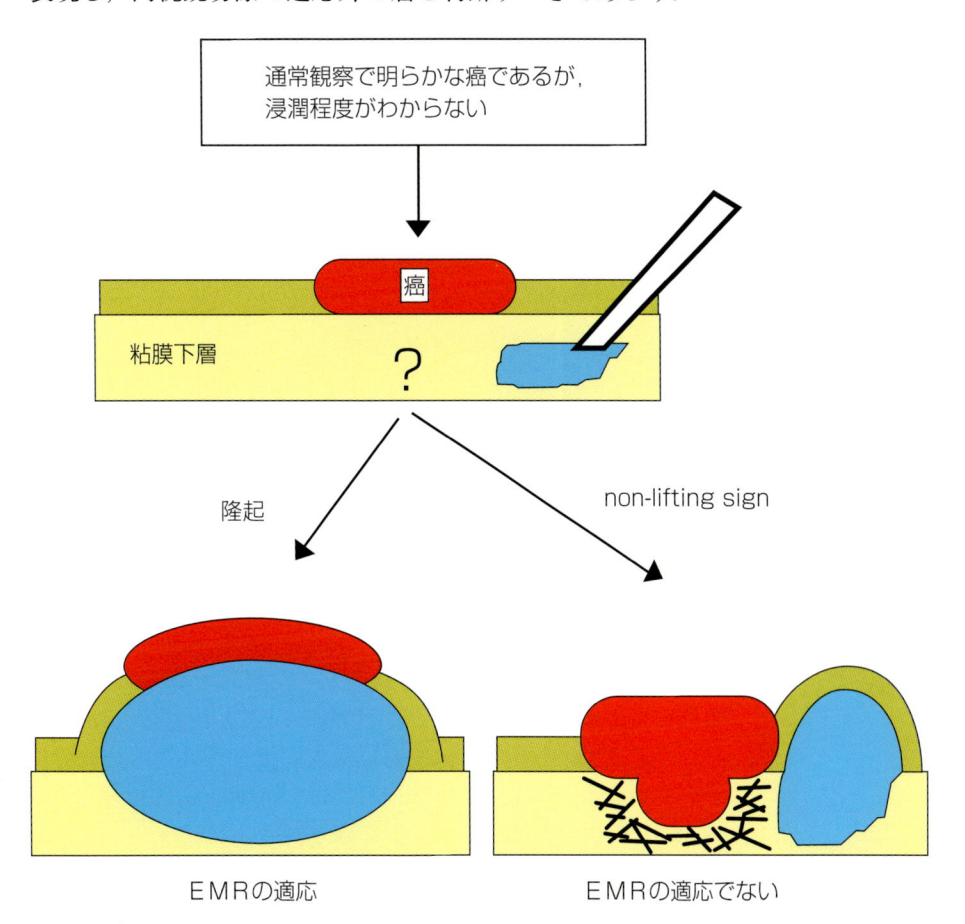

通常観察で明らかな癌であるが，浸潤程度がわからない

癌

粘膜下層

?

隆起　　　　　　　　　　non-lifting sign

ＥＭＲの適応　　　　　　ＥＭＲの適応でない

52 sm癌（12） ―non-lifting sign④

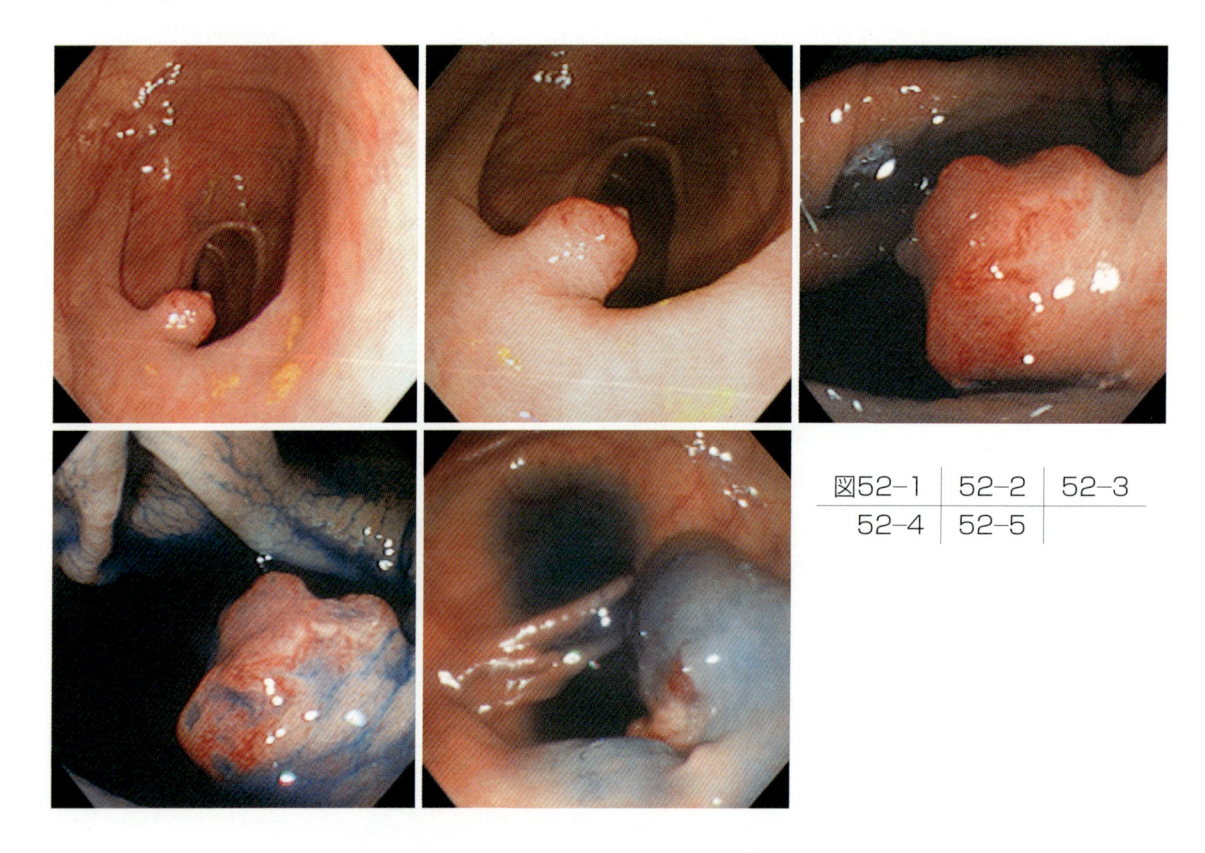

図52-1	52-2	52-3
52-4	52-5	

患者：71歳，男性．

　大腸癌検診で異常が指摘されたとして当科受診した．大腸内視鏡検査で肝彎曲部に1cmの有茎性ポリープ（図53-1，2）が発見された．その後来院しなかったため，3カ月後に大腸内視鏡検査が施行された．病変は3カ月前に比して茎が短く太くなっていた（図53-3，4）．粘膜下局注を施行したところnon-lifting signがみられ（図53-5），手術切除された．

診断のflow chart

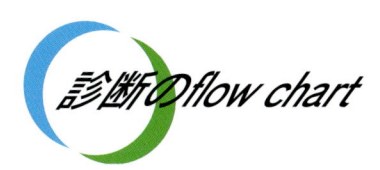

　本来であれば，初回の内視鏡像はいわゆる"だるま型"であり，sm浸潤癌と診断しなければならないが，単にポリープと診断された．ここでのポイントは2回目の病変をどう読むか？　に絞るとする．初回よりも茎が太くなったことは，その茎の入り込んだ何かの量が増えたと考える．初回の所見は上皮性腫瘍であるのは明らかであるから，smに浸潤したのは癌である．同時に径が短くなったということは癌がさらに筋層に近づいたことになる．そして，その頭部の所見は，融けたアイスクリームのようないびつな様相である．その辺縁をみると，微小な粘膜欠損がみられる．これも，粘膜下層に潜った癌の表面で起こる現象である．以上から，sm2またはsm3の癌と診断した．

診　断　◆　sm癌（深達度sm2またはsm3）

経過

開腹切除され，sm癌（sm2）が確認された（図52-6，7）

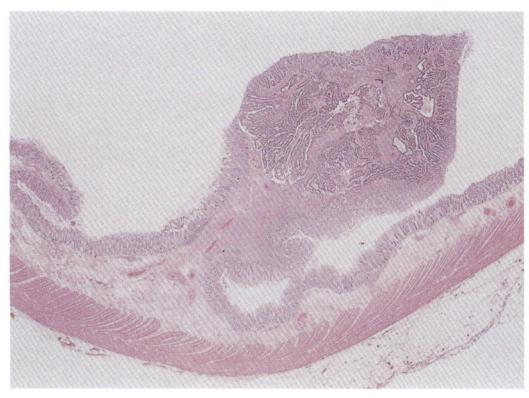

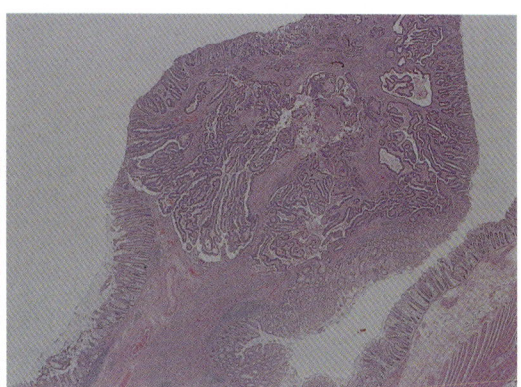

図52-6　　　　　　　　　　図52-7

注意

　本例の組織標本は，周囲の粘膜の状況をみてわかるように，粘膜面が，縮んだ状態でホルマリン固定されている．同じ病変を，ひっぱって固定すれば，茎が消失し，表面型に近い形態の組織像を呈すであろう．すなわち，固定する時に，どれ程ひっぱるかによって，組織標本上の形態は変わってくる．このことは，形態診断の大きな問題点とされている．

53　sm癌（13）Isp型

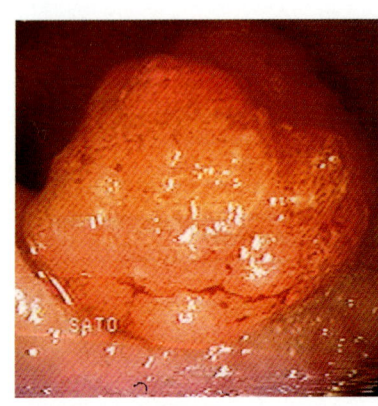

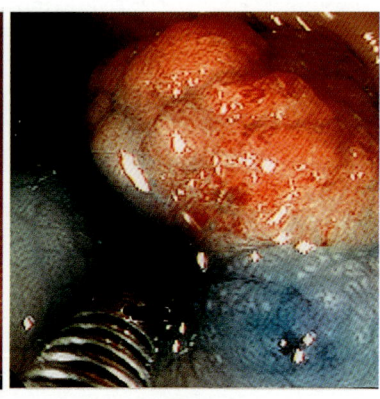

図53-1　　　　　　　　図53-2

患者：45歳，女性．
便潜血検査陽性で発見された病変である（図53-1）．部位はS状結腸．

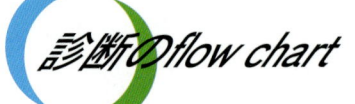

診断のflow chart

亜有茎性のポリープである．単なる腺腫でいいのか？違うとすればどこが違うのか？　そしてそれは何故生じるのか？　が鑑別のポイントとなる．まず，多結節のように見えるが，それぞれの境界がはっきりしない．また，乱反射がみられるばかりではなく，表面に吹き出物のような小隆起までみられる．さらに，頭部の頂部に陥凹までみられる．また，輪郭の線も不整である．表面構造は腺管腺腫と異なり，ridgeの幅が狭く，管状絨毛腺腫に似ているが，管状絨毛腺腫でその所々に小隆起を形成することは考えがたく，高分化腺癌と診断される．癌が粘膜下層へ浸潤すると，多くは線維化，虚血により潰瘍形成を生じてくるが，本例はその一歩手前である．すなわち，粘膜筋板を越えて線維化が生じ始めた段階であろう．粘膜下層への局注では全体は隆起を示すが，腫瘍の丈が低くなった（図53-2）．これは粘膜筋板に癌が浸潤し線維化を生じ，粘膜筋板の伸展不良があり，かつ，粘膜下層が保たれている状態にみられる所見である．

診　断　◆　sm癌（高分化腺癌，深達度sm1）

経過　EMRが施行され，高分化腺癌sm1が確認された（図53-3）．

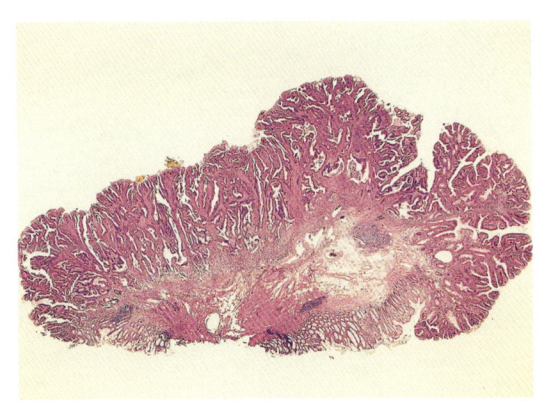

図53-3

解説

何故，腫瘍の丈が低くなるのか

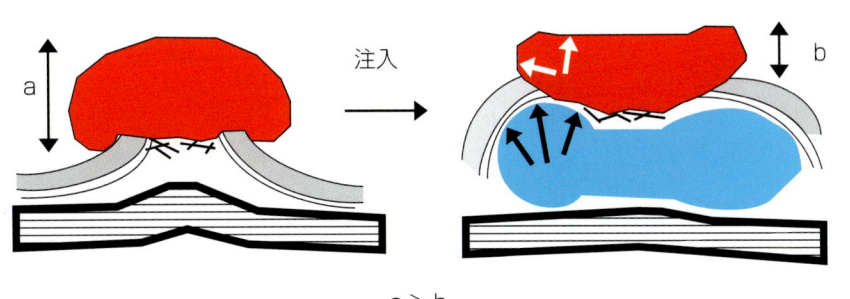

a＞b

粘膜筋板に線維化がありながら，粘膜下層に液体の注入できるスペースがある場合はnon-lifing signを示さず，腫瘍は隆起する．
線維化のない部分は粘膜，粘膜筋板と同じ動きをする．これらによって腫瘍の丈は平坦化する．

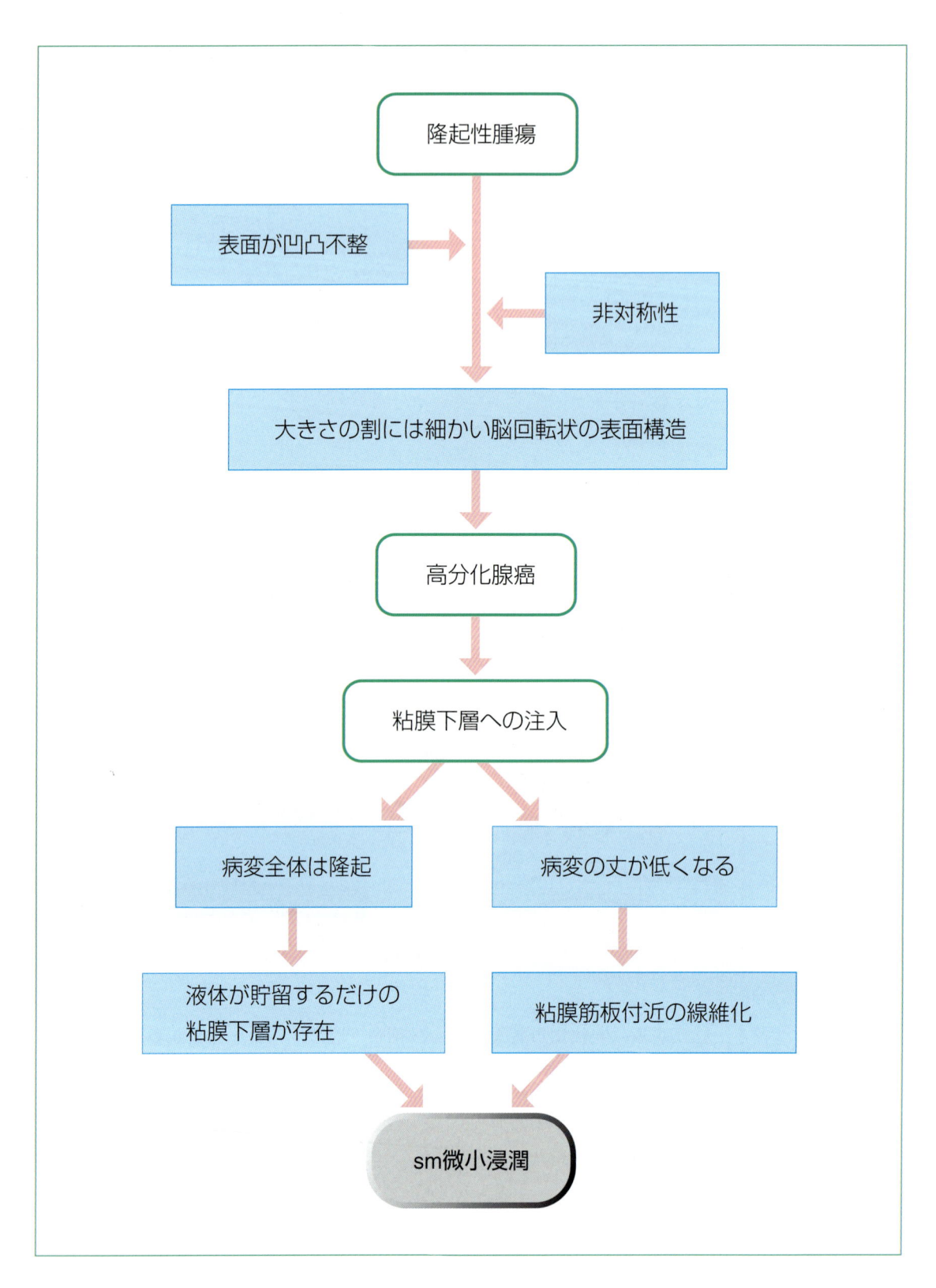

```
                    ┌──────────────┐
                    │  隆起性腫瘍  │
                    └──────┬───────┘
                           │
   ┌──────────────┐        │        ┌──────────────┐
   │ 表面が凹凸不整├───────►│◄───────┤   非対称性   │
   └──────────────┘        │        └──────────────┘
                           ▼
          ┌─────────────────────────────────────┐
          │ 大きさの割には細かい脳回転状の表面構造 │
          └────────────────┬────────────────────┘
                           ▼
                    ┌──────────────┐
                    │  高分化腺癌  │
                    └──────┬───────┘
                           ▼
                ┌────────────────────┐
                │  粘膜下層への注入   │
                └─────┬──────────┬───┘
                      ▼          ▼
          ┌──────────────┐  ┌──────────────────┐
          │ 病変全体は隆起│  │ 病変の丈が低くなる│
          └──────┬───────┘  └────────┬─────────┘
                 ▼                   ▼
      ┌───────────────────┐  ┌──────────────────┐
      │ 液体が貯留するだけの│  │ 粘膜筋板付近の線維化│
      │  粘膜下層が存在    │  │                  │
      └──────────┬────────┘  └────────┬─────────┘
                 └─────────┬──────────┘
                           ▼
                    ┌──────────────┐
                    │  sm微小浸潤  │
                    └──────────────┘
```

54 sm癌（14）IIc＋Isp型

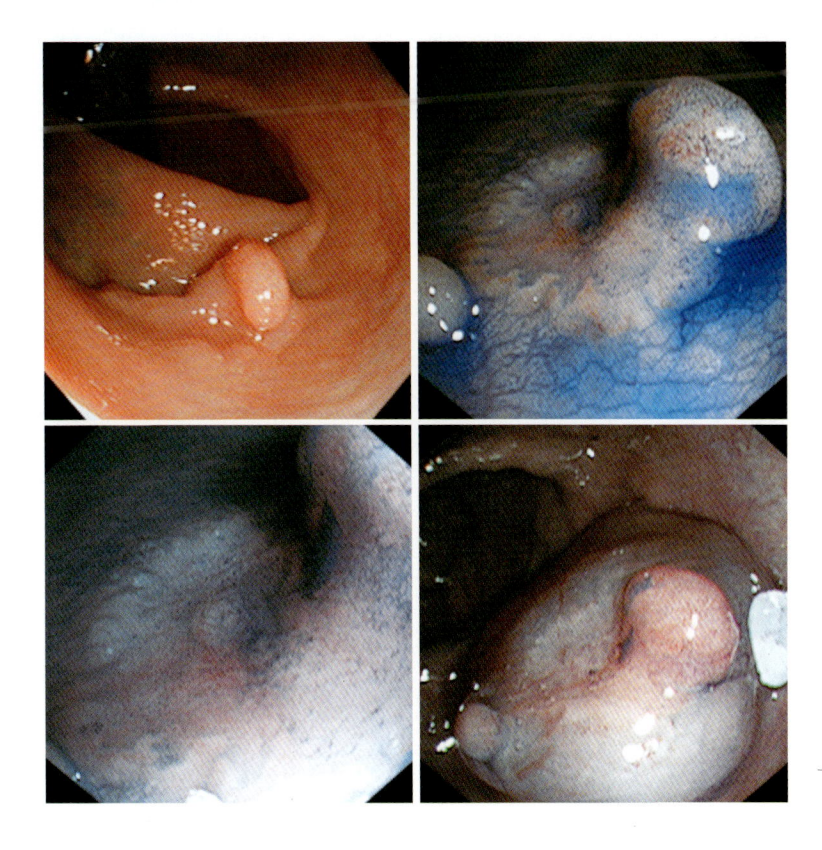

図54-1	54-2
54-3	54-4

患者：59歳，男性．
　近医から多発性ポリープで紹介され，合計28個のポリープをpolypectomyした．他に直腸Raに15mmの病変が認められた（図54-1）．

診断のflow chart

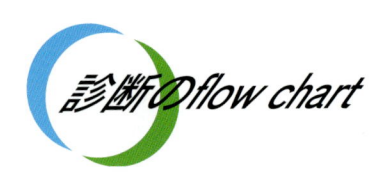

　形態は陥凹型とポリープが癒合したもので，陥凹部がやや大きくIIc＋Isp型である（図54-2）．隆起部はその周囲に陥凹部がなく，その表面構造は腺管状である．これらより，この隆起は陥凹部が深部進展して隆起したものではなく，単に異形度の低い腺腫と判断される．陥凹部は隆起部と同じ腺管状構造に小円形cryptが混在した腺腫の表面構造である．病変全体の中心部（隆起と陥凹の境界）に凹凸不整があり（図54-3），この部において異形度が強いか，smに軽度浸潤している可能性がある．粘膜下注入でnon-lifting signは認めず，全体が隆起したが，病変中央部の伸展不良が認められた．

診　断　◆　sm癌（深達度は陥凹部と隆起部でm，移行部でsm1）

経過
　粘膜下層への注入に引き続きEMRを施行した．隆起部と陥凹部は腺腫（図54-5）で凹凸不整部でポリープの茎の方のsm層に僅かに浸潤した（sm1）高分化腺癌（v0，ly0）であった（図54-6）．

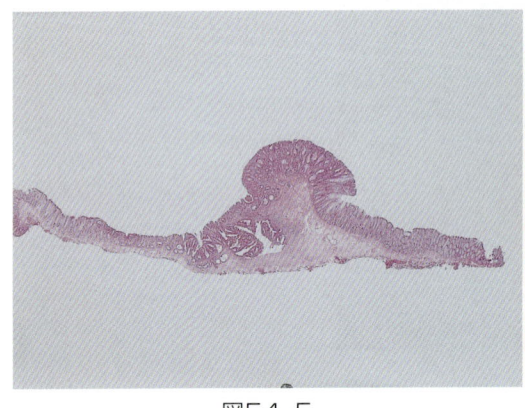

図54-5 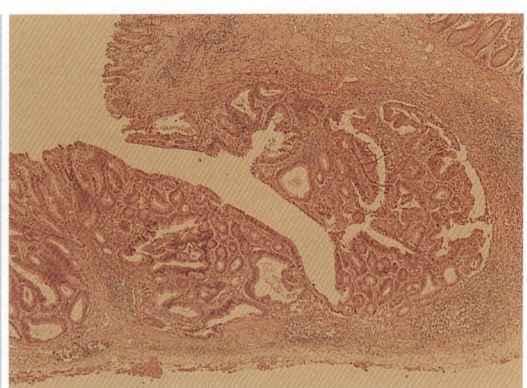　　　　　　　　　　　図54-6

追記
　ポリープが陥凹型に進展したのか，陥凹型の一部が隆起したのか不明である．しかし，ポリープと陥凹の境界は不明であり，同等の異型度であることから，ともに同じ出発点（芽）から発育し，異なった形態に発育したと思われる．

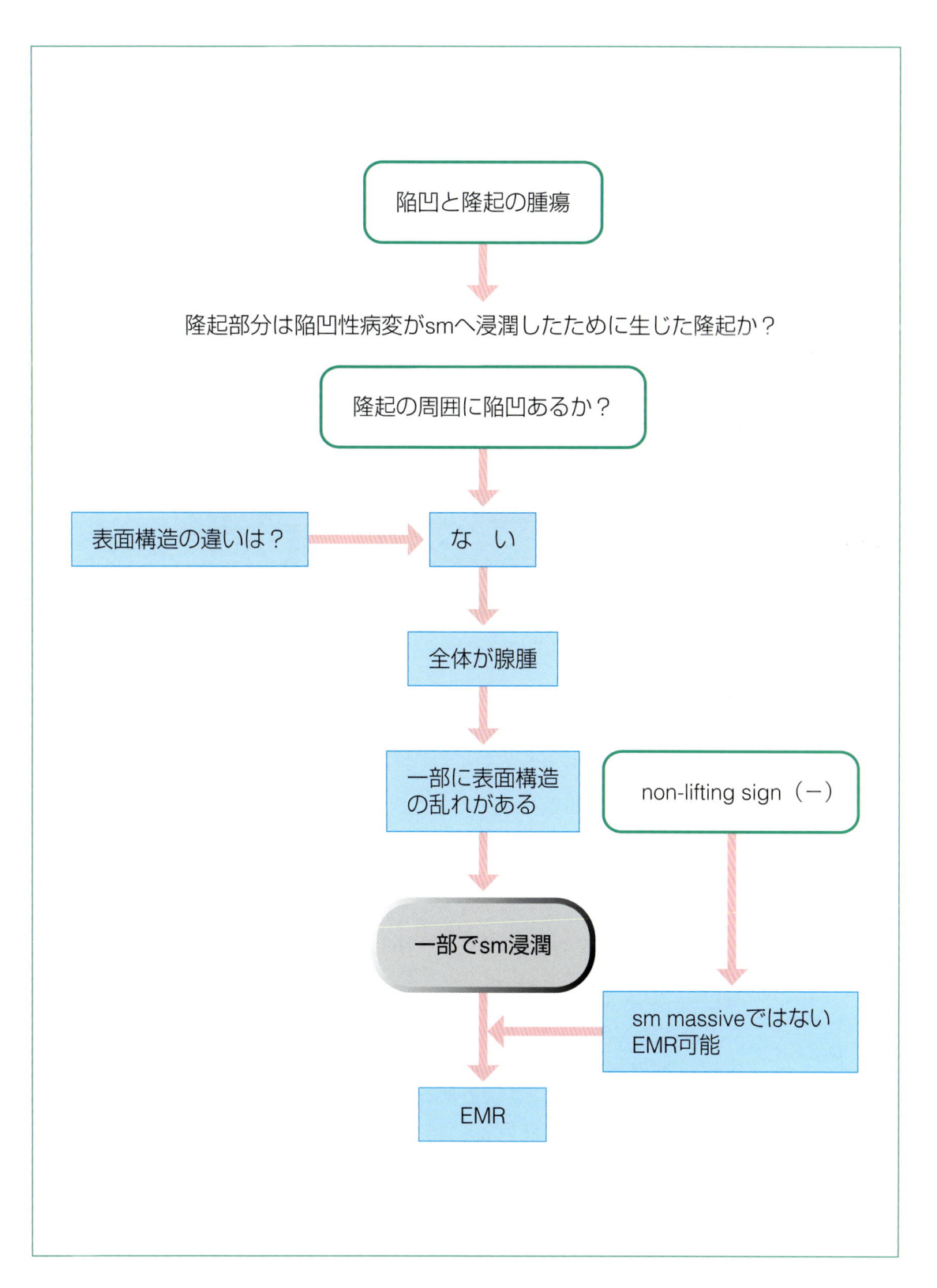

```
                    ┌─────────────────┐
                    │ 陥凹と隆起の腫瘍 │
                    └────────┬────────┘
                             ↓
        隆起部分は陥凹性病変がsmへ浸潤したために生じた隆起か？
                    ┌─────────────────┐
                    │ 隆起の周囲に陥凹あるか？ │
                    └────────┬────────┘
                             ↓
  ┌──────────────┐      ┌──────┐
  │ 表面構造の違いは？ │─────→│ な い │
  └──────────────┘      └───┬──┘
                             ↓
                        ┌─────────┐
                        │ 全体が腺腫 │
                        └────┬────┘
                             ↓
                    ┌──────────────┐
                    │ 一部に表面構造  │        ┌──────────────────┐
                    │ の乱れがある   │        │ non-lifting sign（−）│
                    └──────┬───────┘        └─────────┬────────┘
                           ↓                           ↓
                    ╭──────────────╮           ┌──────────────────┐
                    │  一部でsm浸潤  │←─────────│ sm massiveではない │
                    ╰──────┬───────╯           │ EMR可能           │
                           ↓                   └──────────────────┘
                        ┌─────┐
                        │ EMR │
                        └─────┘
```

147

55　sm癌(15)IIc型

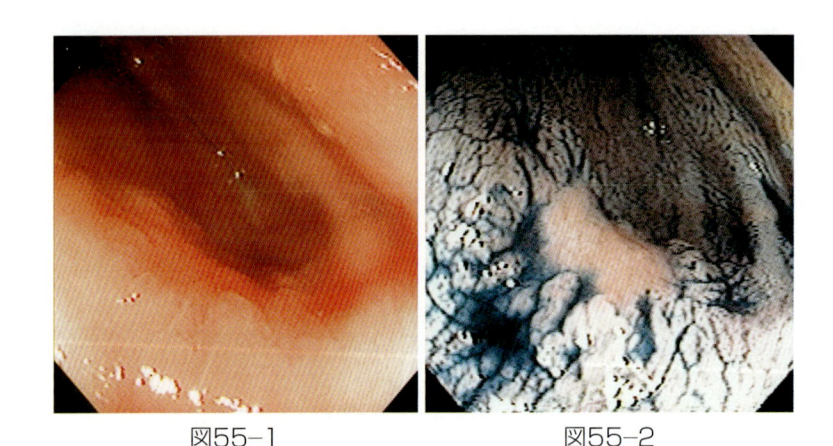

図55-1　　　　　　　　図55-2

患者：60歳，男性．
　大腸癌検診で便潜血検査陽性のため来院した．大腸に亜有茎性腫瘍を6病変認めた他に，盲腸に発赤した陥凹性病変を認めた（図55-1）．

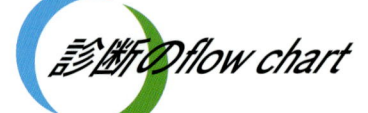

診断のflow chart

　発赤した病変は辺縁不整で周囲粘膜からみて陥凹している．インジゴカルミン散布（図55-2）では周辺粘膜は無名溝に色素が溜まり，さらにその中にあるpitにも色素が溜まることにより，粘膜全体が青色にみえる．それに比し，陥凹病変にはそのような溜まりはなく，全体がピンク色にみえる．これは陥凹病変の表面には色素が溜まる状況ではないことを意味している（色素はじき所見，waterproof sign）．その原因は粘液で正面が覆われてpitに色素が入り込めないか，表面にpitがなく色素は入りこむ場所がないかのいずれである．本例の場合，何度も洗浄してから色素散布しており，前者は考えにくい．後者は既に大系化された拡大観察の研究では不整型とされるものである．その状態は癌が粘膜下層に浸潤し，それによって著明な間質反応が生じ，また，線維化，虚血によって粘膜自体の脱落が生じ，腫瘍表面に間質がprolapseしてきている状態である．この場合，間質の量と腺管の量からみれば，多くは中分化腺癌である．この状態

が理解されれば，拡大観察なしにそれらの状態を推察することができる．sm1程度では，まだ，粘膜癌の要素が主であり，sm2程度の浸潤でこのような傾向を示す．さらに，筋層近くに浸潤すれば，陥凹表面への間質のprolapseのアンバランスが生じ，沸々とわき出すように大小の結節が表面にみられる．本例では未だ均一な表層であり，sm2程度の浸潤と思われる．粘膜下層への注入でsm2を示す形状保持隆起がみられたが，スネアが病変全体にかかったので，EMRを施行した．

診 断 ◆ sm癌（深達度sm2）

経過 EMRの結果，組織はsm2の中分化腺癌であった（図55-3）．病変の表層まで間質が迫り出しており，pitが消失しているのが理解される．組織結果より，外科的に追加切除されたが，癌の遺残やリンパ節転移は認めなかった．

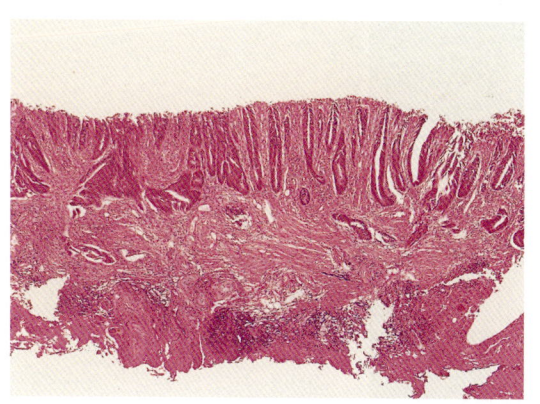

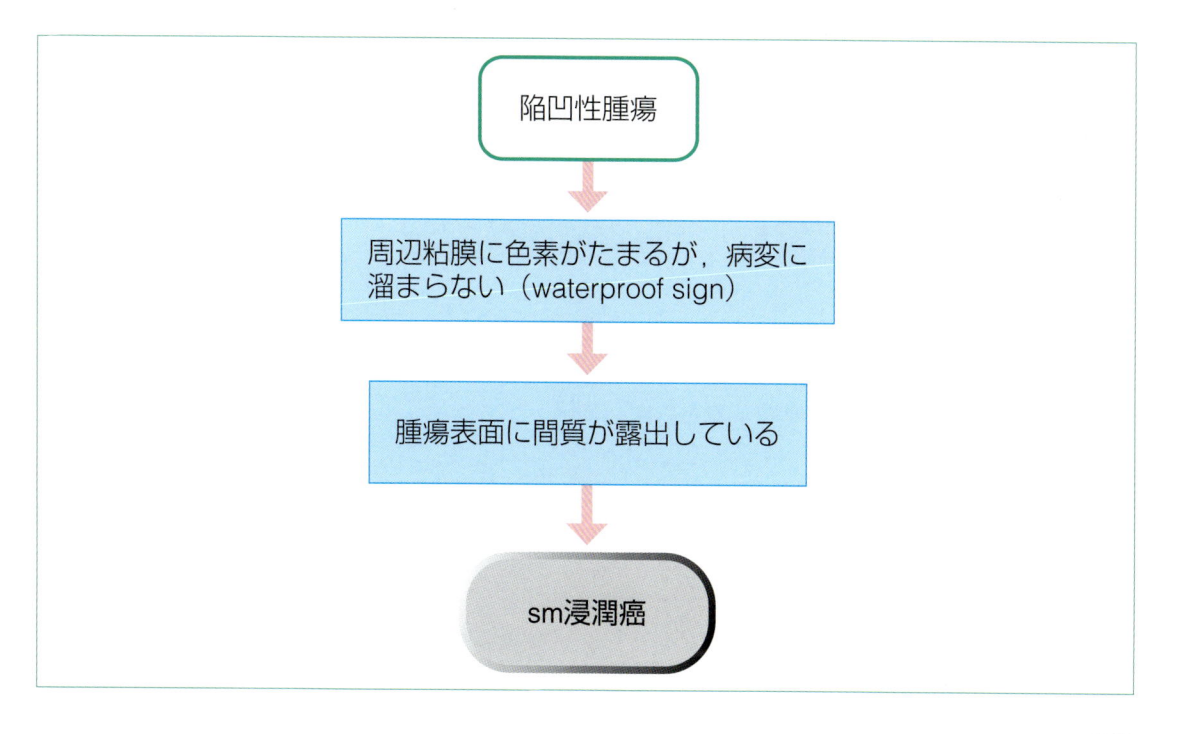

図55-3

```
陥凹性腫瘍
   ↓
周辺粘膜に色素がたまるが，病変に溜まらない（waterproof sign）
   ↓
腫瘍表面に間質が露出している
   ↓
sm浸潤癌
```

56　sm癌（16）IIa＋IIc型

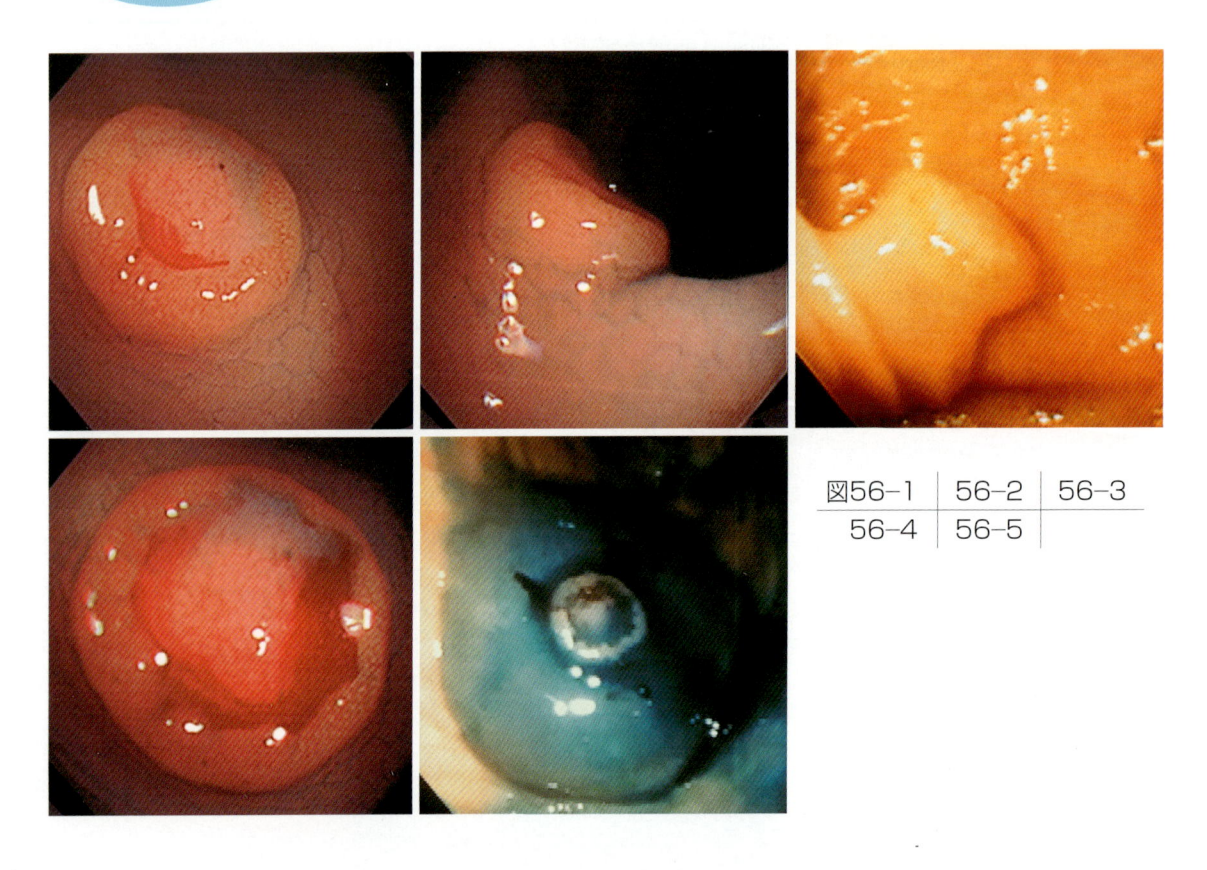

図56-1	56-2	56-3
56-4	56-5	

患者：71歳，女性．
　3年前に小ポリープを指摘されたとして来院した．大腸内視鏡検査で横行結腸に6mmの病変が認められた（図56-1）．

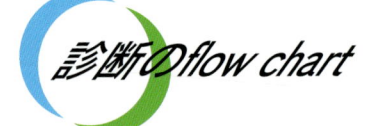

診断のflow chart

　空気を少なめにした状態で横からみると（図56-2），周辺の隆起にはくびれがあり，さらに蠕動でポリープ状に偽茎を呈する（図56-3）．全周の隆起部のpitは正常であるが，隆起が強くIIa＋IIc型と診断したが，偽茎を考慮すればIsp

型となる．陥凹面（図56-4）は全体に白色であり，間質が露出しているのがわかる．さらに赤色の幅の狭い不整な編み目がみられる．間質の露出はsm massiveの所見であるが，その間に不整構造で幅の短い腺管が入り乱れている組織が予想される．粘膜下層へのメチレンブルー注入では形状保持隆起がみられた（図56-5）．以上から，粘膜下層への微小浸潤と診断した．

診　断　◆　sm癌（深達度sm2）

経過　EMRされた病変（図56-6，7）は全体が粘膜下層を押し下げる形で浸潤したsm癌であった．

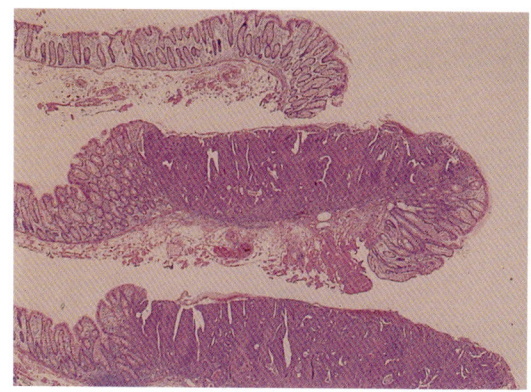

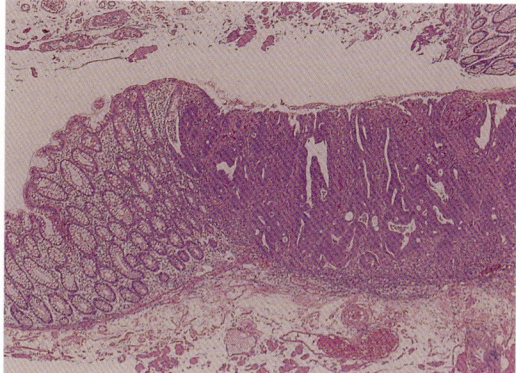

図56-6

図56-7

注意

　この病変は欧米風にいえばsessile polyp with ulceration（偽茎を考慮するとpolyp with pseudopedicle）となる．実際，単にpolypectomyし，そのまま固定された標本では病変は丸まってポリープそのものとなるので内視鏡的形態診断と切除標本に乖離は生じない．しかし，日本ではEMRされ，さらに病変は引き伸ばされて固定される．その形態は空気量を多くした状態での観察に一致する．そのため，蠕動や空気量によって仮に病変が偽茎を形成しても，それを「真」とせずに空気量の多い形態を「真」とする．欧米と日本の腫瘍病変の形態別頻度の差の一因として，このような内視鏡観察の違い，切除法の違い，組織標本作製過程の違いは無視できない．

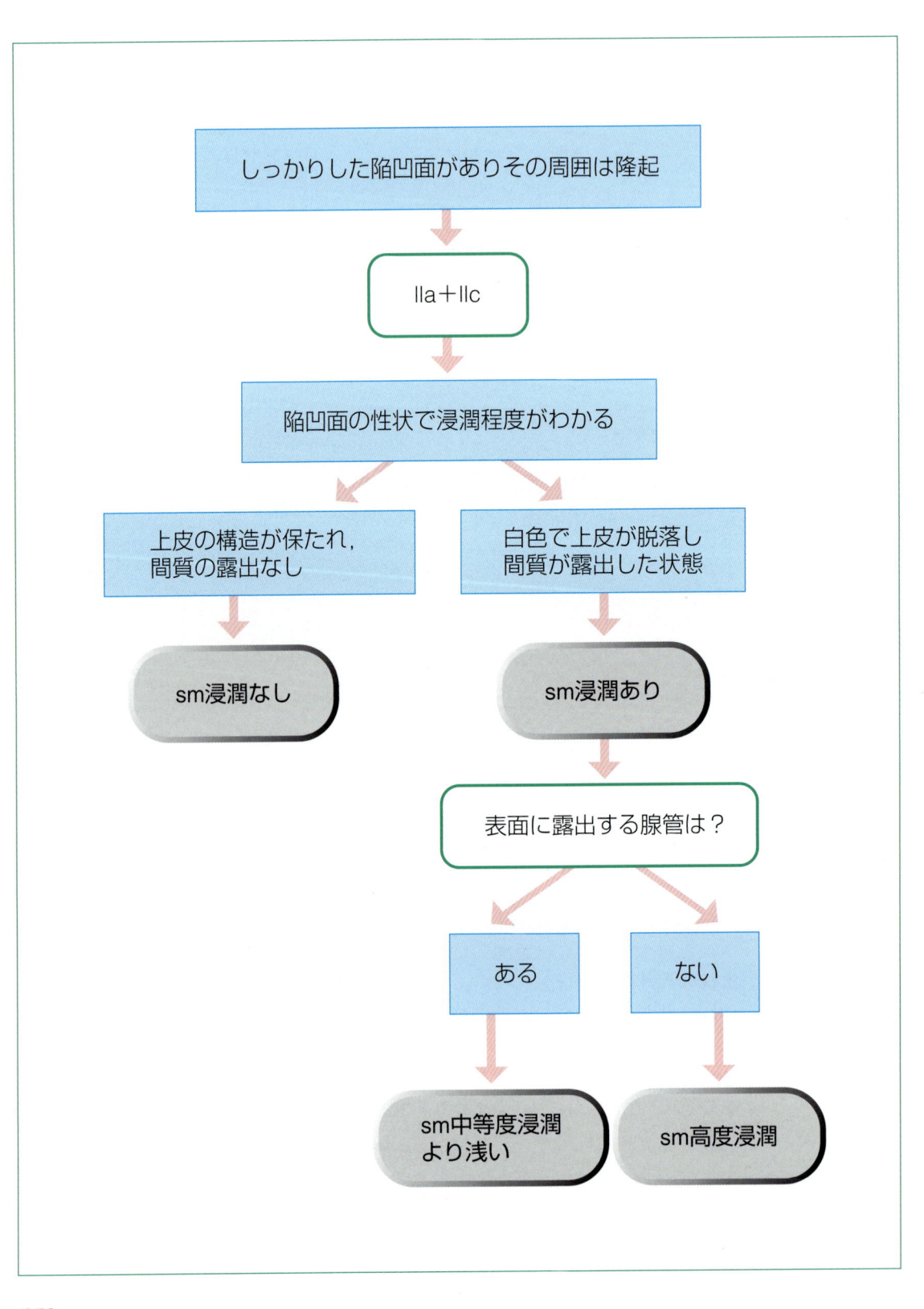

```
         ┌─────────────────────────────┐
         │ しっかりした陥凹面がありその周囲は隆起 │
         └─────────────┬───────────────┘
                       ▼
                  ╭─────────╮
                  │ IIa＋IIc │
                  ╰────┬────╯
                       ▼
         ┌─────────────────────────────┐
         │   陥凹面の性状で浸潤程度がわかる   │
         └──────┬──────────────┬───────┘
                ▼              ▼
     ┌──────────────────┐  ┌──────────────────┐
     │ 上皮の構造が保たれ， │  │ 白色で上皮が脱落し │
     │  間質の露出なし    │  │  間質が露出した状態 │
     └────────┬─────────┘  └────────┬─────────┘
              ▼                     ▼
        ╭──────────╮           ╭──────────╮
        │ sm浸潤なし │           │ sm浸潤あり │
        ╰──────────╯           ╰─────┬────╯
                                     ▼
                              ╭───────────────╮
                              │ 表面に露出する腺管は？ │
                              ╰───┬───────┬───╯
                                  ▼       ▼
                               ┌─────┐ ┌─────┐
                               │ ある │ │ ない │
                               └──┬──┘ └──┬──┘
                                  ▼       ▼
                          ╭──────────╮ ╭──────────╮
                          │ sm中等度浸潤 │ │ sm高度浸潤 │
                          │  より浅い   │ ╰──────────╯
                          ╰──────────╯
```

57　sm癌(17) IIa + IIc型

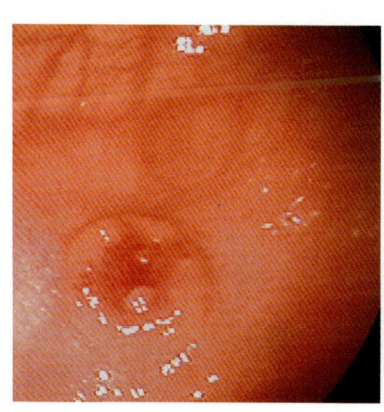

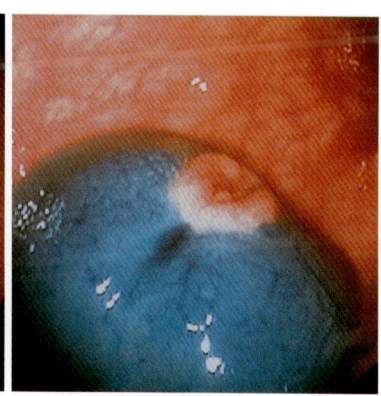

図57-1　　　　　　　　図57-2

患者：59歳，男性．
　直腸癌のため外科入院中．術前の内視鏡検査で，3個のポリープとS状結腸に大きさ9mmの病変を認めた（図57-1）．

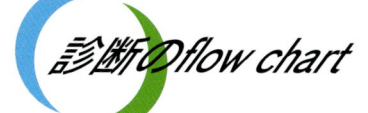

診断のflow chart

　発赤した境界明瞭な陥凹である．周囲に不整な隆起もみられる．陥凹面は周囲の隆起に一部はみ出しているが，隆起全体の外周は円形である．IIa + IIc型の癌と診断できる．陥凹部には2個の小結節もみられるが，陥凹部全体は未だ均一な赤色の表層である．また，粘膜下注入で形状保持隆起を呈した（図57-2）．粘膜下層への浸潤程度は前例より少し進んでいるものと思われる．

診　断　◆　sm癌（深達度sm2）

経過　手術の結果，中分化腺癌sm2が確認された（図57-3）．陥凹部の小結節（矢印）は露出した間質の固まりであった（図57-4）．

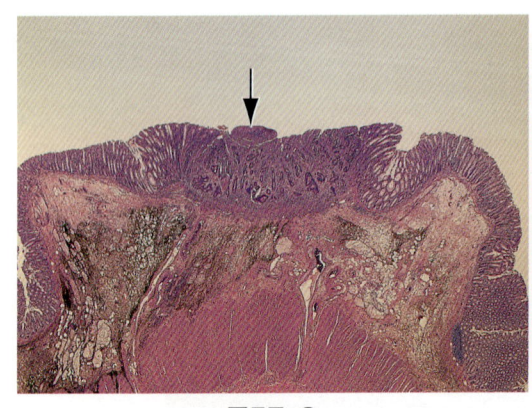

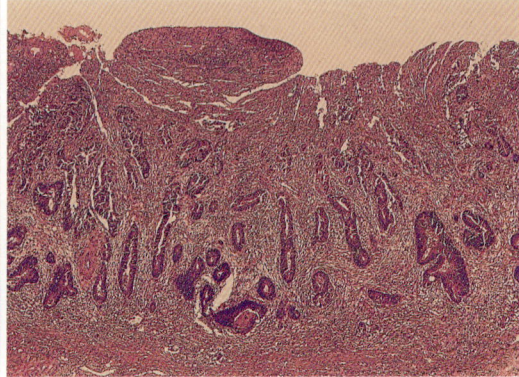

図57-3　　　　　　　　　　　　　図57-4

メモ　いわゆる臍状挙上について

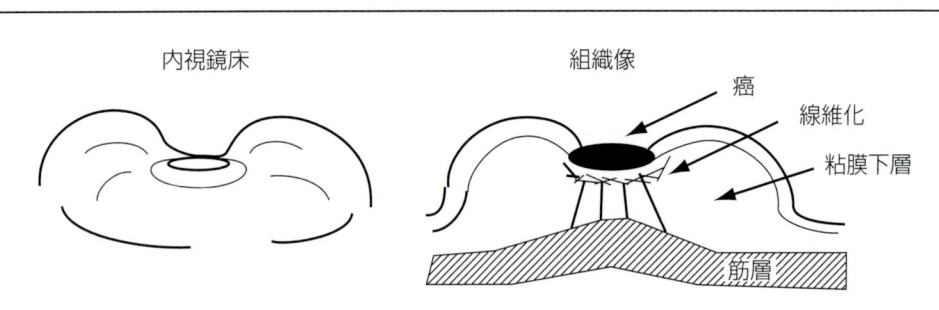

内視鏡床　　　　　　　組織像　　　　癌
　　　　　　　　　　　　　　　　　線維化
　　　　　　　　　　　　　　　　　粘膜下層
　　　　　　　　　　　　筋層

総論でも各論でも「形状保持隆起」と記したが，よくみると左図のように腫瘍中央を臍と表現できる．典型的なnon-lifting signと異なりsm中等度浸潤（sm2）では臍は多少隆起するが，その周囲より盛り上がりは少ない．右図は図57-3のシェーマであるが，腫瘍直下の横走する線維の他に，腫瘍と筋層を結ぶ縦の線維が生じている．この縦の線維が，いわば臍状挙上を呈する理由であろう（navel sign）．

58　sm癌(18) IIa＋IIc型

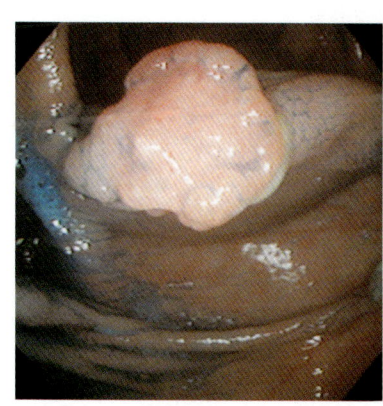

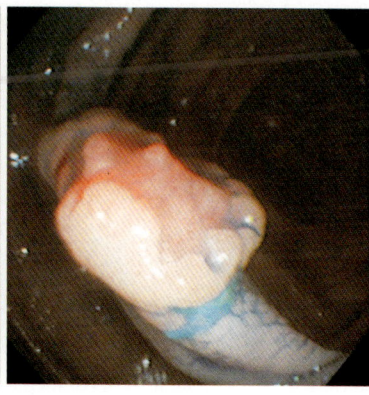

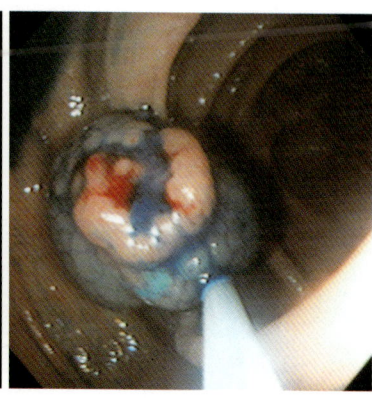

| 図58-1 | 図58-2 | 図58-3 |

患者：71歳, 男性.

　肺癌（低分化腺癌）で入院中, 便潜血検査陽性のため大腸内視鏡を施行した. 上行結腸に約9mmの病変を認めた（図58-1, 2）. メチレンブルーの粘膜下注入で病変は隆起した（図58-3）.

診断のflow chart

　不整な王冠状の病変である（図58-1）. 全体がくびれをもって隆起している（図58-2）. 側面でみると周囲粘膜に比し陥凹面は高い位置にある. 陥凹部には2個の小隆起がみられる. 形態分類は前例と同様に, IIa＋IIc型である. 粘膜下層への局注所見も同様である（図58-3）.

診　断　◆　sm癌（深達度sm2）

経過　EMRによって得られた病変の組織像はsm2の中分化腺癌であった（図58-4）.

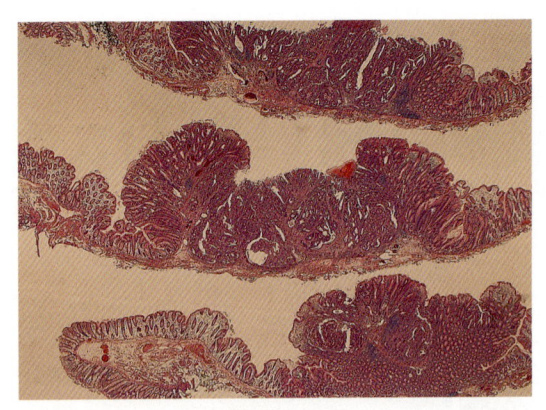

図58-4

メモ　米国におけるnon-lifting signの評価

　1992年,「胃と腸」に「大腸sm癌の"non-lifting sign"」を記した[1].その後,瞬く間に学会,研究会等で共通言語として使用された.折しも1993年,現在のEMRがpolypectomyの権威者であるNew YorkのDr. J. D. WayeによりSaline-assisted polypectomyとして発表された[2].欧米でのEMRの流行を察し,この期を逸することのないよう,同年に米国消化器内視鏡学会(ASGE)の機関誌のGastrointestinal Endoscopy(GE)にnon-lifting signを紹介する1枚のLetterを投稿した.すぐにLetterではなくデータを入れて拡張した論文にして投稿して欲しいと返事が来た.その論文は1994年にGEに掲載され[3],翌年に出版された教科書「colonoscopy : principles and techniques」のpolypectomy techniquesのChapterで紹介された[4].このChapterの執筆者はDr. J. D. Wayeであった.その後,データを集積し,1997年にnon-lifting signの英語のビデオを作製した.このビデオを大腸腫瘍に関与する国外の専門家40人(米国28人)に発送した.その甲斐あってか,このビデオを1998年のASGEのAnnual Meetingに応募したところ,年に1人だけ受賞するAudio-visual Award(第18回)に選ばれた.自動的にビデオの著作権はASGEのものとなり,Professional education videoとしてASGEから29.95ドル(非会員は34.95ドル)で販売されている.教育用として販売されていることは,non-lifting signが米国で認知された証拠であろう.ちなみに,著者には1セントも入らない.

文　献：1) 宇野良治,棟方昭博：大腸sm癌の"non-lifting sign".胃と腸　27：910, 1992.
　　　　2) Waye, JD : Saline assisted polypectomy. Gastrointest Endosc 39 : 259, 1993.
　　　　3) Uno Y, Munakata A : Non-lifting sign of invasive colon cancer. Gastrointest Endosc 40 : 485-489, 1994.
　　　　4) Waye, JD : Polypectomy techniques. In Raskin, J. B. and Nord, H. J. (eds). Colonoscopy : Principles and Techniques. Igakushoin, New York and Tokyo, pp293-315, 1994.

59 進行癌（2）

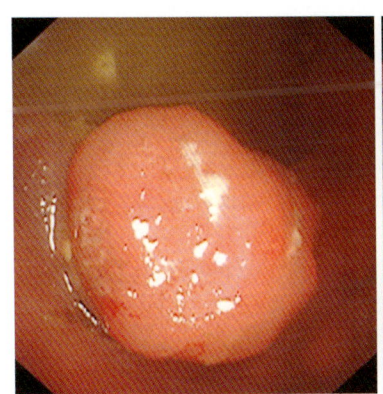

図59-1 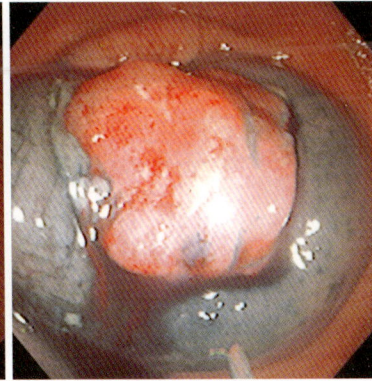　　　　　　　　　図59-2 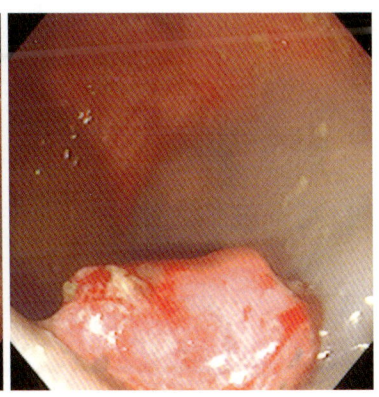　　　　　　　　　図59-3

患者：45歳，女性．
　精神科入院中．下血が有り大腸内視鏡検査を施行し，S状結腸に腫瘍が発見された（図59-1）．

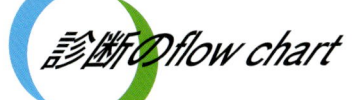

診断のflow chart

　　前処置不良で詳細な観察は困難である．しかし，そうやって逃げられないのが臨床の実情である．何とか診断しよう．まず，腫瘍はいびつな形態で直線状の輪郭を示している．また，腺腫のような表面構造はなく，白色の付着物が目立つ．間質の表面露出が腫瘍全面に及んでいる状態である．すなわち，少なくとも粘膜下層の深部に及んだ癌であろう．粘膜下層への局注（図59-2）ではnon-lifting signを呈し，腫瘍から血液がにじみでている．さらに，局注後に周囲の膨隆が消失した状態でBorrmann2型に近い形態に変化している（図59-3）．これは腫瘍の中央が筋層に及び筋層はオメガ型にひきつれ全体が球状を呈している腫瘍の局注後に起こる変化である．腫瘍のうち未だ浸潤していない部位では局注により粘膜下層が剥離する．そして剥離しない部分だけが相対的に陥凹してこのような形態になるのである．

診　断 ◆　大腸癌（深達度はsm3か進行癌）．

経過　手術により切除され，筋層と漿膜への浸潤が確認された（図59-4）．

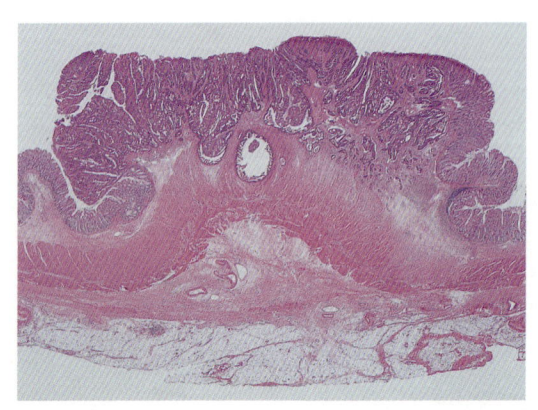

図59-4

注意

　粘膜下層への注入は，腫瘍に直接行うのではなく，腫瘍の外側の多方向から行う．その場合，筋層に及ぶ腫瘍では注入液の貯留により腫瘍の基部が締め付けられて，腫瘍の表面から出血を来す．すなわち，粘膜下層への局注で出血する場合は，進行癌の可能性が非常に高い．

メモ　下図は2枚とも，診断は進行癌（mp）である．右には粘液が多量に付着しているが左にはない．実は同じ患者の同日のものである．左図の検査後4時間30分後に再検査したところ右図のようになっていた．粘液は露出した間質から分泌されたものであり，Borrmann 2型へ変化する前段階のものと推察される．

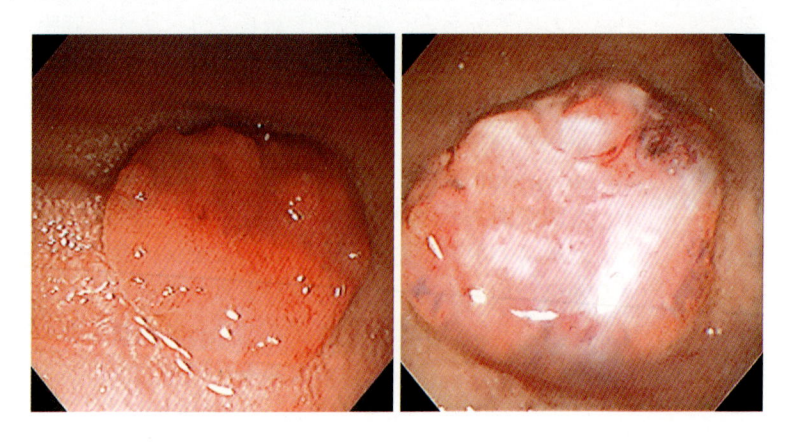

60 進行癌(3)

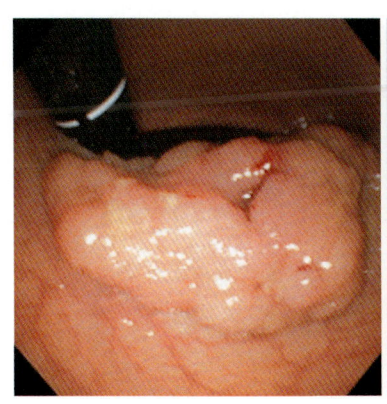

図60-1 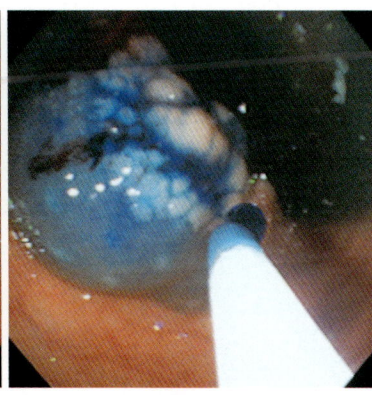　　　　　　　図60-2 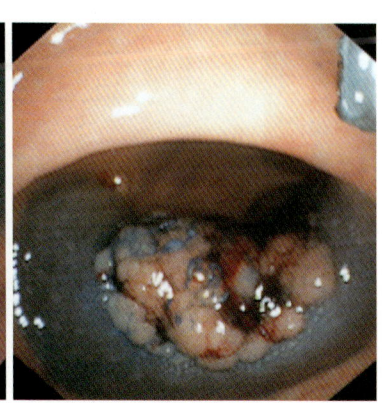　　　　　　　図60-3

患者：66歳，女性．

　下血のため他院で受けた大腸内視鏡検査で直腸腫瘍を指摘され，生検で腺腫と診断された．3カ月後に本人の希望で当科を受診し大腸内視鏡を施行した．直腸の腫瘍は約5cmで，多結節状の隆起性病変で全体的には腺腫様の外観であった（図60-1）．しかし，小さいが非常に深い不整陥凹があった．粘膜下層への注入で潰瘍部でnon-lifting signがみられ（図60-2），その部分から出血も認めたが，それ以外の部分では隆起した（図60-3）．

診断のflow chart

　前症例の応用編である．他医の生検で腺腫だったという情報と腫瘍全体の外観は一致する．すなわち，陥凹以外は癌にみられるような赤色調もなく，緊満感のない多結節性病変で腺腫と診断しても矛盾はない．陥凹部は癌と思われるがその深さ，深部浸潤の程度は通常観察では判定できない．粘膜下注入では病変の大部分（隆起性病変部）は隆起し，大部分は粘膜病変であろう．陥凹部で粘膜下注入による出血がみられ，この部で筋層に至っている可能性が高い．

診　断　◆　大腸癌（深達度は陥凹部でmpより深い）

経過　手術切除され，深達度SSの進行癌であった．リンパ節転移，遠隔転移はなかった．

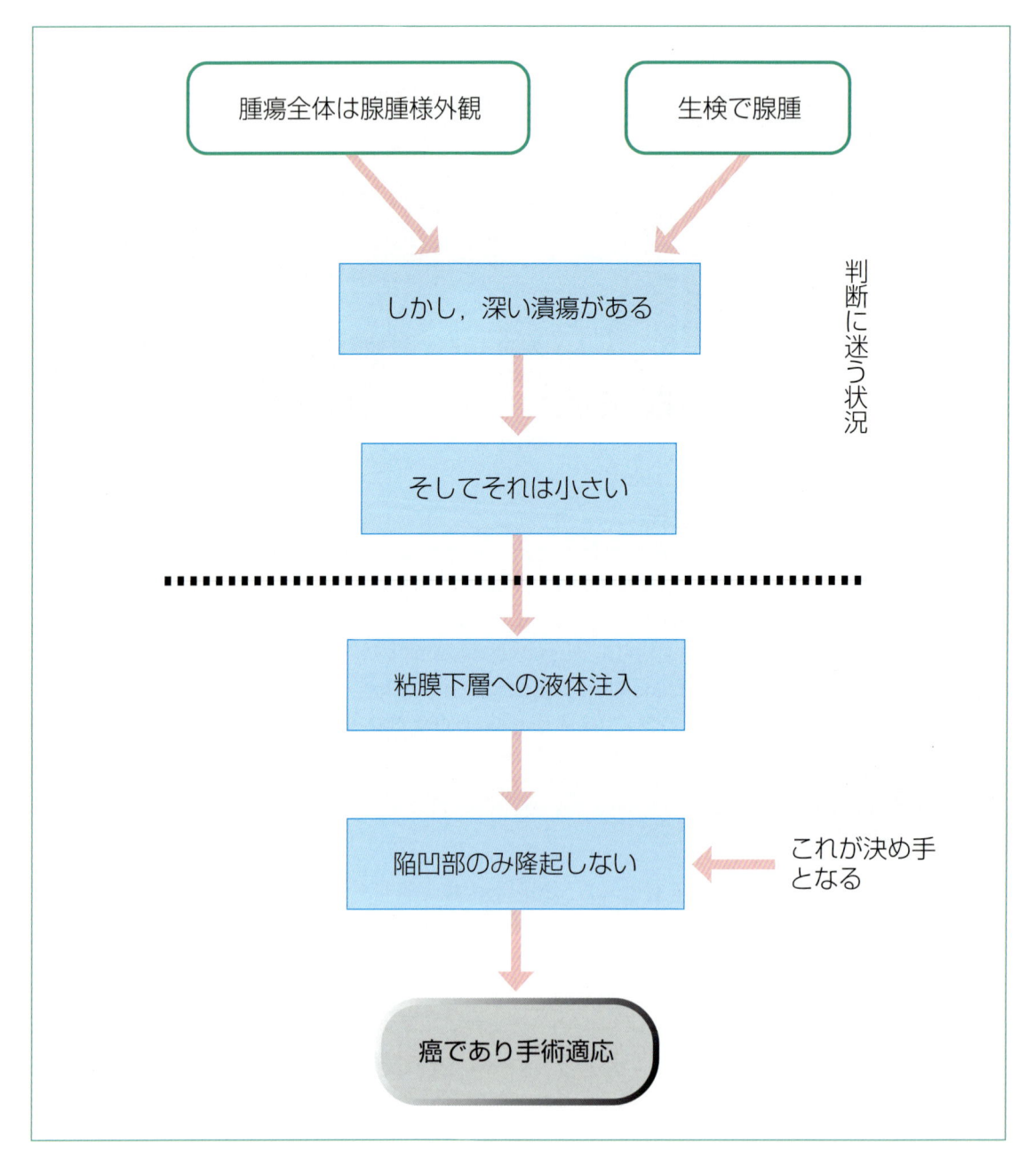

```
┌──────────────────┐      ┌──────────────┐
│ 腫瘍全体は腺腫様外観 │      │ 生検で腺腫 │
└──────────────────┘      └──────────────┘
           │                      │
           ▼                      ▼
        ┌────────────────────────┐
        │ しかし，深い潰瘍がある │           判
        └────────────────────────┘           断
                   │                         に
                   ▼                         迷
        ┌────────────────────────┐           う
        │   そしてそれは小さい    │           状
        └────────────────────────┘           況
                   │
        ┄┄┄┄┄┄┄┄┄┄┄┄┄┄┄┄┄┄┄┄┄
                   │
                   ▼
        ┌────────────────────────┐
        │  粘膜下層への液体注入   │
        └────────────────────────┘
                   │
                   ▼
        ┌────────────────────────┐        これが決め手
        │  陥凹部のみ隆起しない   │◀──── となる
        └────────────────────────┘
                   │
                   ▼
          ╭────────────────────╮
          │  癌であり手術適応   │
          ╰────────────────────╯
```

61　sm癌（19）IIb型

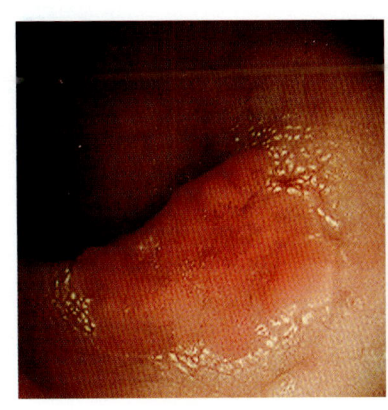

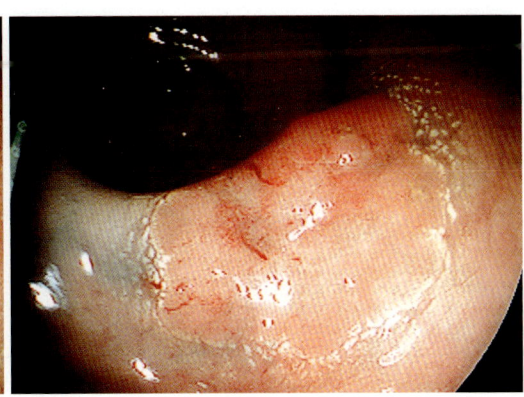

図61-1　　　　　　　　　図61-2

患者：63歳，男性．
　痔からの出血あり来院した．スクリーニングの大腸内視鏡検査で直腸に平坦な病変がみられた（図61-1）．

診　断　◆　sm癌（IIb型，深達度sm2）

解説

　日本の早期大腸癌の分類では早期胃癌分類を踏襲し，隆起型をI型，表面型をII型に分類している．しかし，この分類を用いて欧米誌に投稿しても，よほど親日派のreviwerにあたらないかぎりrejectされる．欧米ではsessileかpedunculatedかのどちらかであり，flat adenomaも日本のII型もsessileに分類される．分類による臨床的意義というものを，正しいstudyの方法をもとに統計学的有意差をもって示さない限り永遠に日本だけの分類となるであろう．そのような日本の分類であっても，ほとんどみられないのがIIb型である．本例の形態診断はIIb型とした（図61-2）．側面で凹凸して見えるのは粘膜下層へ中程度に浸潤をきたしているためのものであるが，この所見を含んでもLSTやIIa型と全く異なることがわかるであろう．

62 進行癌（4），後腹膜膿瘍

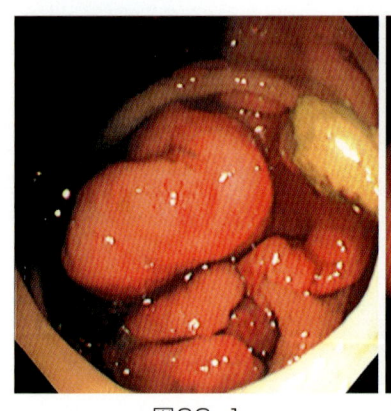

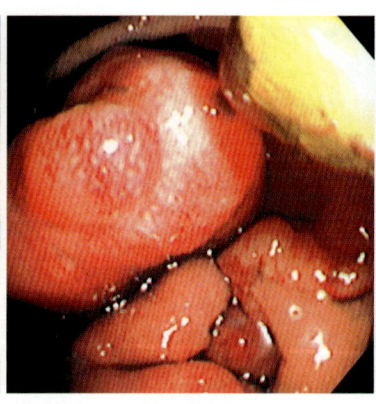

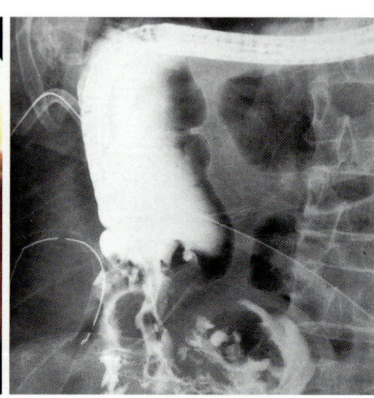

図62-1　　　　　　　　図62-2　　　　　　　　図62-3

患者：62歳，女性．

後腹膜膿瘍で外科に入院した患者である．上行結腸に管腔を閉塞する病変が認められた（図62-1）．

診断のflow chart

　　上行結腸の全周性の狭窄という視点から考えてみよう．狭窄を来す疾患は，「管腔に腫瘍が増生するもの」and/or「線維化により管腔が拡張しないもの」である．炎症初期の浮腫も狭窄の原因となるが，いわば柔らかい狭窄である．虚血性疾患では，その治癒期に強い線維化が起こり，硬い狭窄を示す．結核も同様である．腫瘍では腫瘍増生と線維化の両者が生じるが，悪性リンパ腫では腫瘍増殖の因子が癌に比して強く，腫瘍の大きさの割には管腔が保たれている．本例は，大小の結節状の隆起が数個みられ，また，外側にせり出した腫瘍のエッジもみられること，その結節の表面構造は粘膜下腫瘍を思わせる正常構造の伸展したものであること（図62-2）から，一見，悪性リンパ腫を考えてしまう．しかし，悪性リンパ腫では，腫瘍表面に白色の滲出物をみることが多く，また，前述したように管腔が保たれ，いかに隆起があろうとも土管状を呈することが多い．また，悪性リンパ腫では癌に比し線維成分よりも細胞成分が多いので，腫

瘍境界はなだらかではっきりとしない．本例はそのような理由から，癌と診断した．本例は膿瘍との関係を明らかとするため経内視鏡的に造影を行った．その結果，腫瘍の内腔から瘻孔を介してドレナージへ流出することが確認された（図62-3）．

診　断　◆　大腸癌による管腔閉塞と瘻孔による後腹膜膿瘍

経過　手術が施行され，Stage IV（N0H0N4Si）の中分化腺癌が確認された．

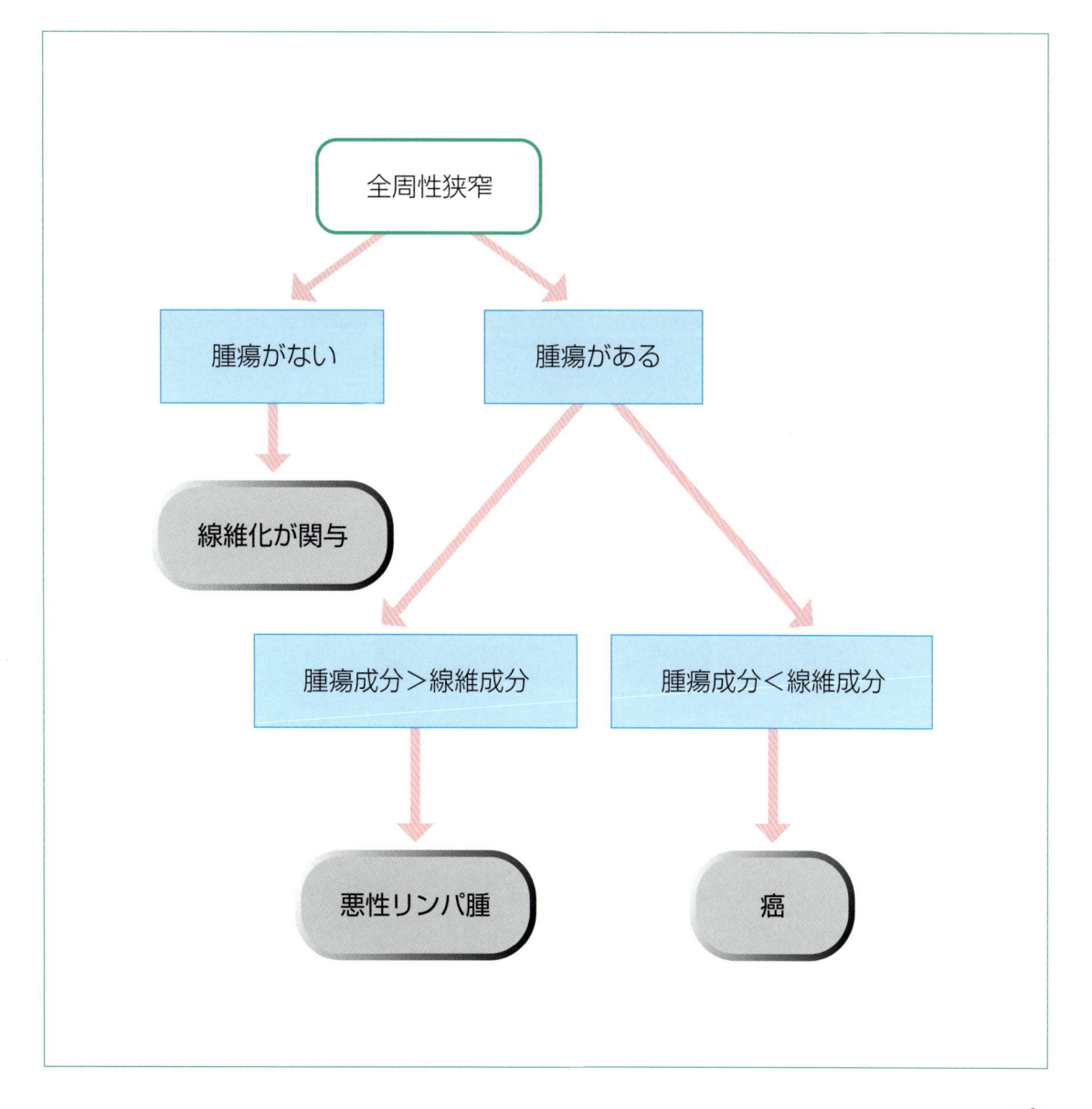

```
                    全周性狭窄
                   ／      ＼
            腫瘍がない      腫瘍がある
                │          ／      ＼
           線維化が関与  腫瘍成分＞線維成分  腫瘍成分＜線維成分
                            │                │
                        悪性リンパ腫          癌
```

63 ポリポーシス（1）

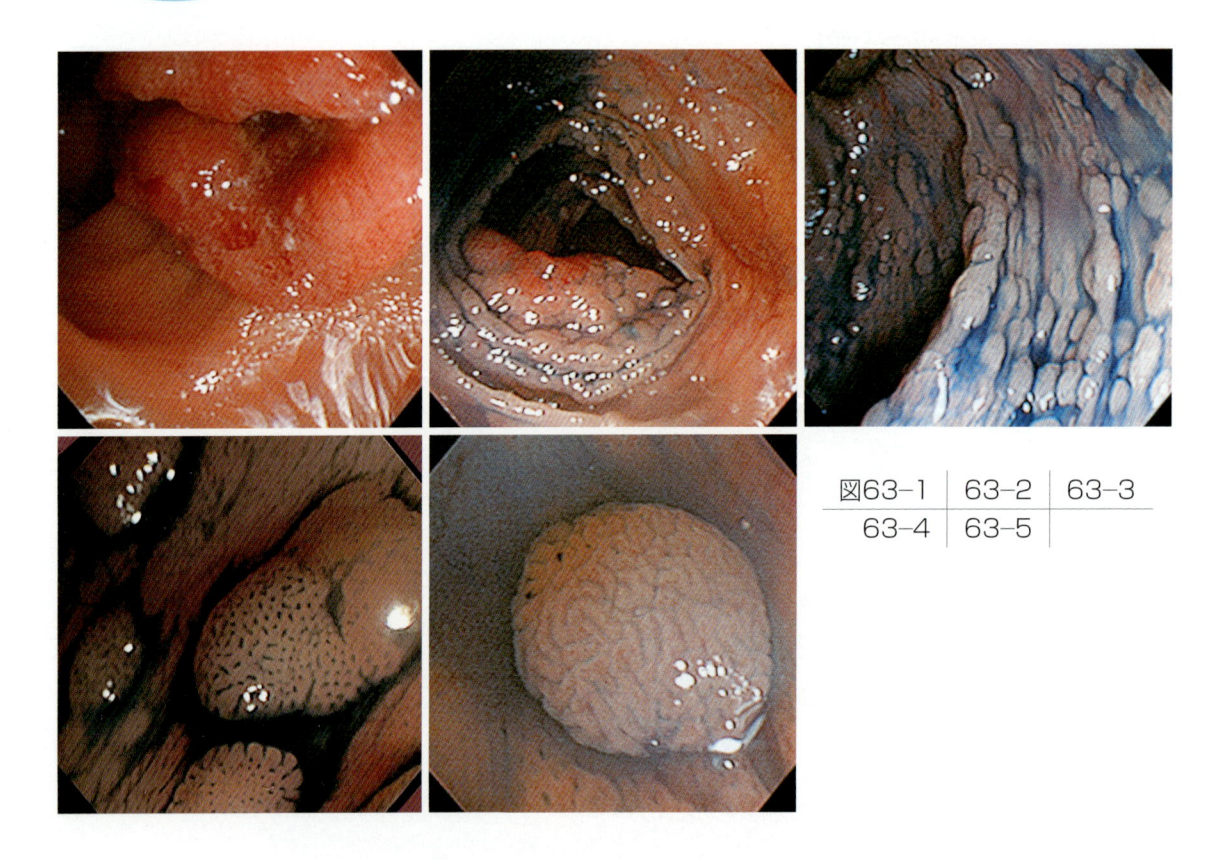

図63-1	63-2	63-3
63-4	63-5	

患者：53歳，女性．
　血便で近医受診した．直腸（図63-1）と横行結腸（図63-2）に進行癌がみられたが，全大腸にポリープを認め紹介された．癌の家族歴はなく，その他には異常を認めない．

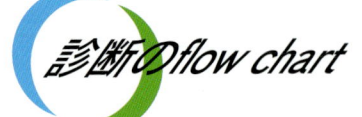

診断のflow chart

　び漫性に小ポリープが多発している（図63-3）．背景粘膜にポリポーシスを認める大腸癌であり，ポリポーシスの鑑別が必要である．ポリープは管状（図

63-4）から脳回転様（図63-5）の表面構造であり，腺腫を母地をした大腸癌と診断できる．腺腫の数は3／cm^2以上あり，全大腸を幅10cmと長さ160cmと仮定すると，およそ5000個以上はあろうと推察される．家族歴陰性の大腸腺腫症と診断される．

診　断　◆　大腸腺腫症

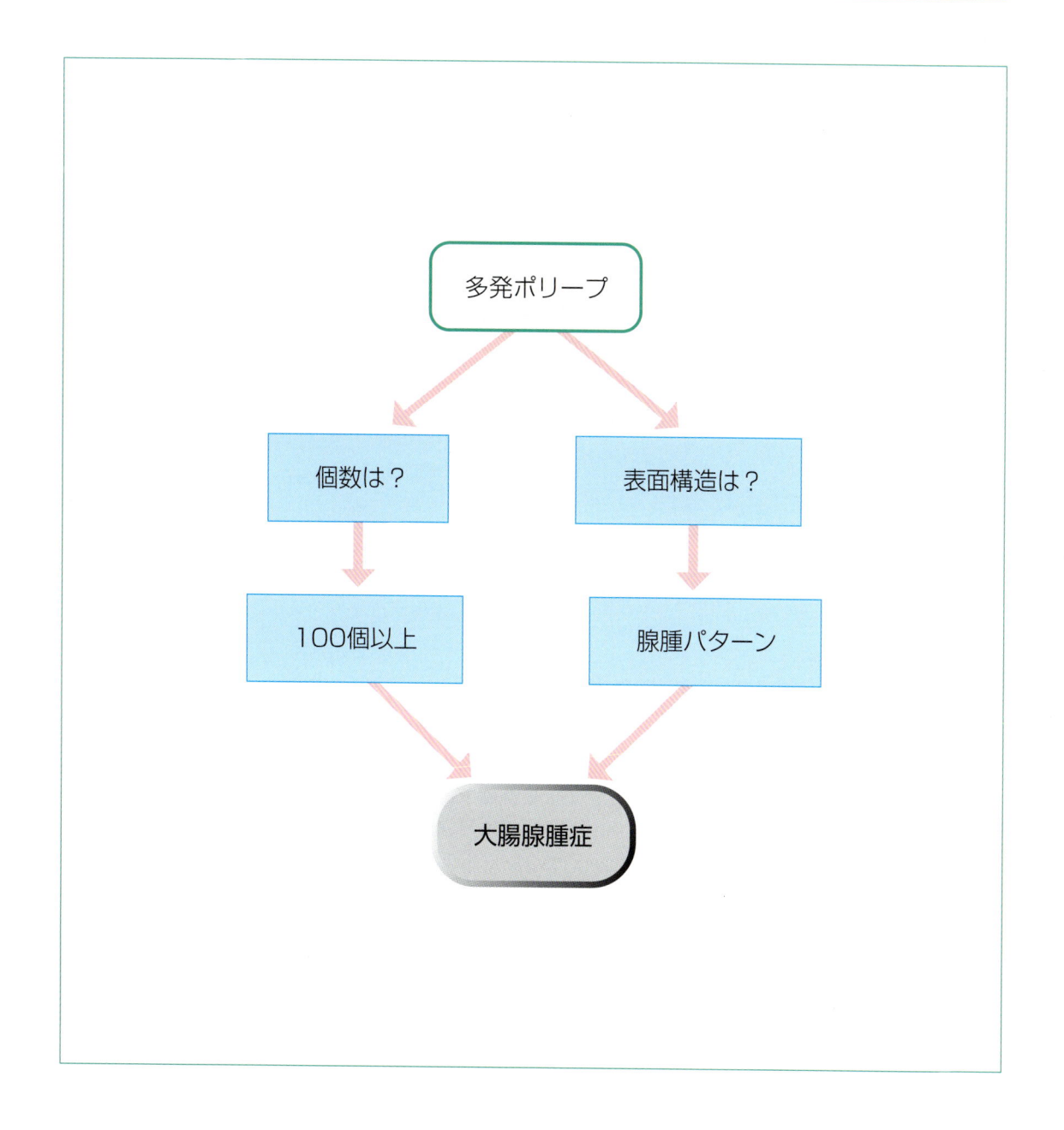

```
            多発ポリープ
           ↙         ↘
      個数は？        表面構造は？
         ↓               ↓
      100個以上        腺腫パターン
           ↘         ↙
            大腸腺腫症
```

64 ポリポーシス(2)

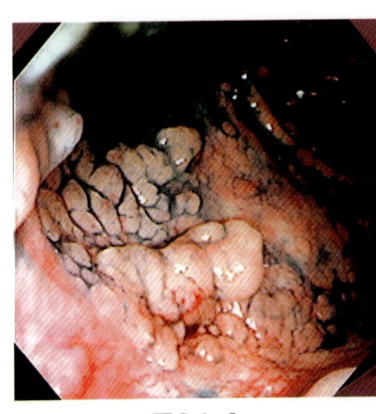

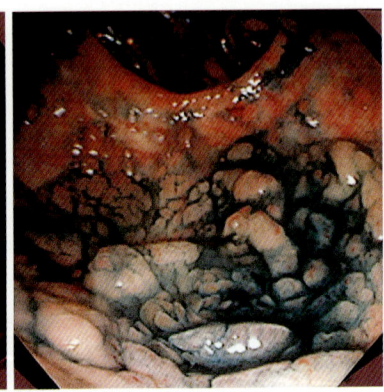

図64-1

図64-2

患者：41歳，女性．
　5年前に大腸腺腫症で直腸を数cm残してtotal colectomyされている．その後，来院せず，内視鏡写真（図64-1，2）は4年後の直腸である．

解説

　歯状線の直上から吻合部まで重なり合うようにIIa型からIs型の病変が発生している．結果から言うと本例は内視鏡的にすべて切除可能であった．このように肛門に隣接した部位では通電凝固で激痛を生じるが，キシロカインを内視鏡的に局注しEMRをすれば問題はない．組織学的に高度異型はあったが，sm浸潤はなかった．

65 若年性ポリープ(1)

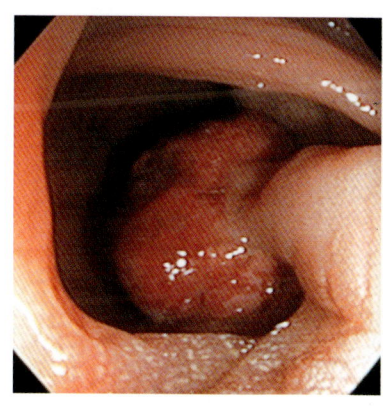

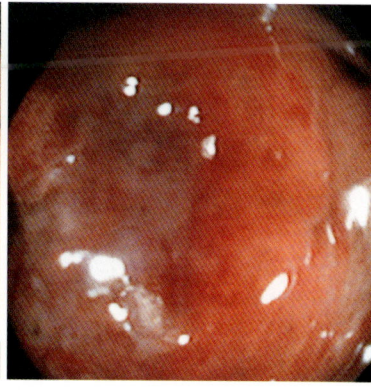

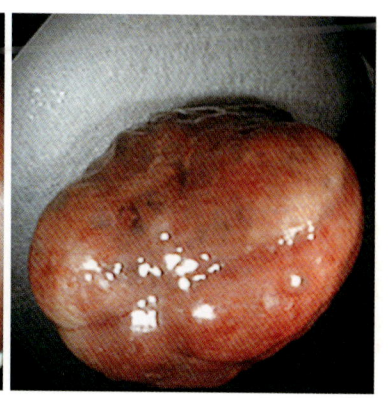

図65-1　　　　　　　　図65-2　　　　　　　　図65-3

患者：29歳，男性．
主訴：下血．

　数年前から，時々下血を生じていたが，放置していた．数日前に左下腹部痛，下血を生じたため当科を受診した．大腸内視鏡検査ではS状結腸に大きな有茎性ポリープを認めた（図65-1）．

診断のflow chart

　有茎性のポリープはそのほとんどが腺腫であるが，本例はどうであろうか？腺腫がこれほど大きくなれば，拡張した腺管構造が明瞭となり，分葉傾向がみられるはずであるが，このポリープではそれがみられない．そして，全体はつるりとしていて，頭部は白苔が覆っている（図65-2）．腺腫性のポリープでみられる白苔はsmへ浸潤した癌の線維化により露出した間質の表面に付着するものである．その場合，多くは茎が太く，頭部は脱落傾向にあり小さい．このポリープは大きな面で表面の粘膜が脱落しているにも拘わらず頭部が大きい．また，有茎性腺腫では通常観察で脳回転様の表面構造を確認できるが，このポリープではそれが全くなく，茎近くの粘膜はのっぺりしていて単層の被覆上皮で覆われている若年性ポリープのパターンである．以上から過誤腫の若年性ポリ

ープと診断する．また，いわゆる白斑が茎とその周囲にみられる．太陽の白斑はmuciphageに類似した顆粒球の集簇であるが，癌に特有な所見ではないことをこの例から記憶して欲しい．

経過 3日後polypectomyした．直後の観察では頭部のび爛はさらに進んで3分の1は上皮が脱落していた（図65-3）．組織学的にも若年性ポリープと診断された．

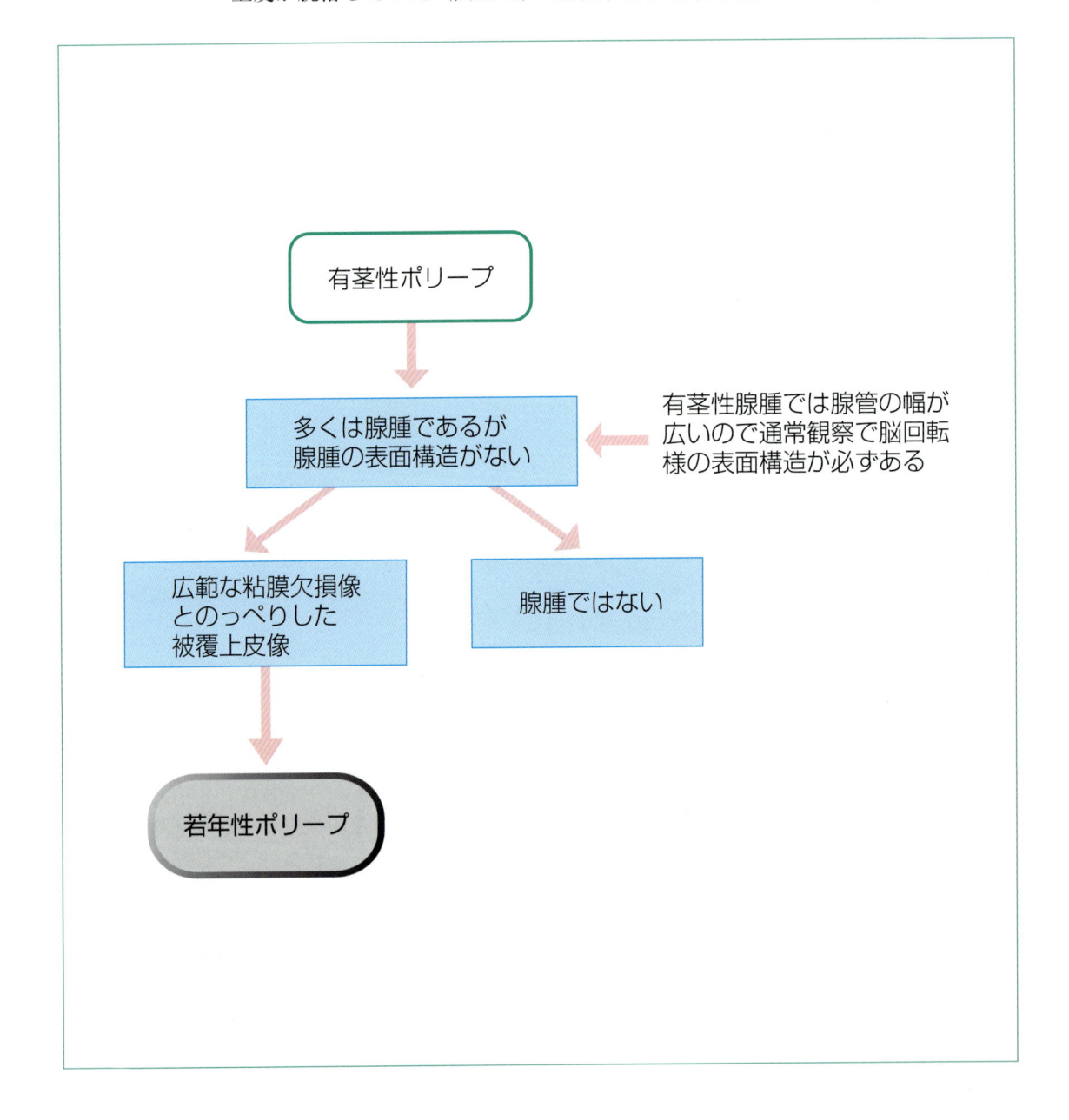

```
有茎性ポリープ
    ↓
多くは腺腫であるが      ← 有茎性腺腫では腺管の幅が
腺腫の表面構造がない       広いので通常観察で脳回転
    ↓         ↓         様の表面構造が必ずある
広範な粘膜欠損像   腺腫ではない
とのっぺりした
被覆上皮像
    ↓
若年性ポリープ
```

66 若年性ポリープ(2)

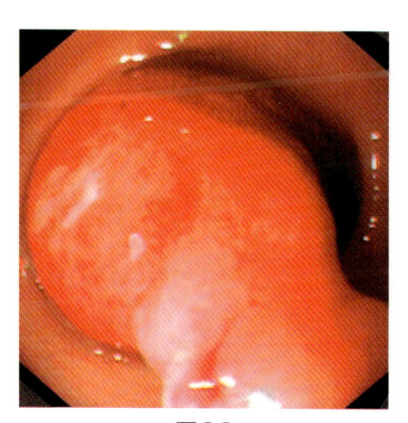

図66

患者:9歳,男性.
主訴:下血.
　数年前から,時々下血を生じ,臨床的に若年性ポリープが疑われ,大腸造影でS状結腸にポリープが確認された(図66).

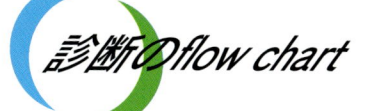

診断のflow chart

　前例(65)と同様である.全体はつるりとしていて,頭部と茎の移行部があいまいである.

診　断　◆　若年性ポリープ

経過　polypectomyされ,組織学的にも若年性ポリープと診断された.

67 CMSEP

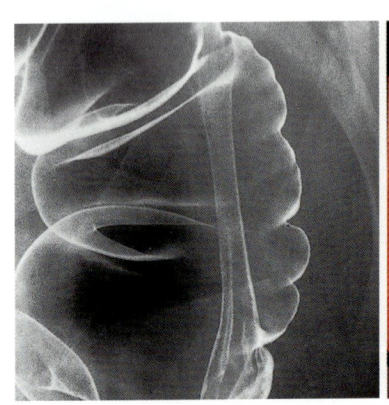

図67-1 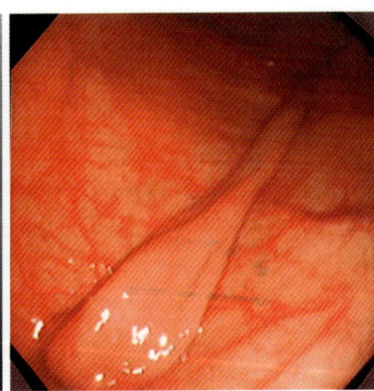　　　　　　　図67-2 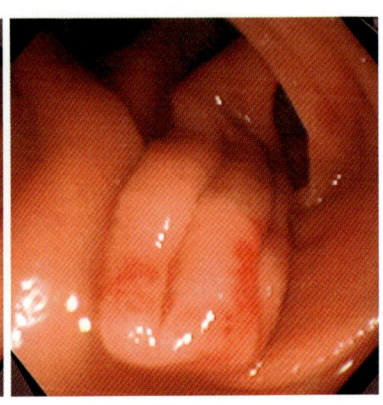　　　　　　　図67-3

患者：66歳，男性．
　食道癌で入院中，大腸透視で脾彎曲部に茎の長いポリープを指摘された（図67-1）．大腸内視鏡では頭部と茎部の境界がなく，きわめて軟らかいポリープであった（図67-2）．

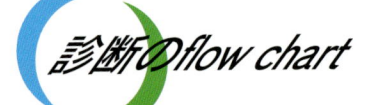

診断のflow chart

　茎の長いポリープでは，まず，その頭部に腫瘍があるか？　からスタートする．ある場合は，通常のポリープであるが，ない場合はその茎の形態そのもので鑑別を進める．本例のように頭部側が大きい場合，粘膜下腫瘍の場合もあるため，鉗子で押して頭部に内容があるかないか判断する．この病変では内容がなかった．特徴的なのは表面の縦皺（図67-3）であり，colonic muco-submucosal elongated polyp（CMSEP）の所見である（胃と腸 34, 235-240, 1999）．

診　断　◆　colonic muco-submucosal elongated polyp（CMSEP）

経過
polypectomyの組織結果もCMSEPであった．

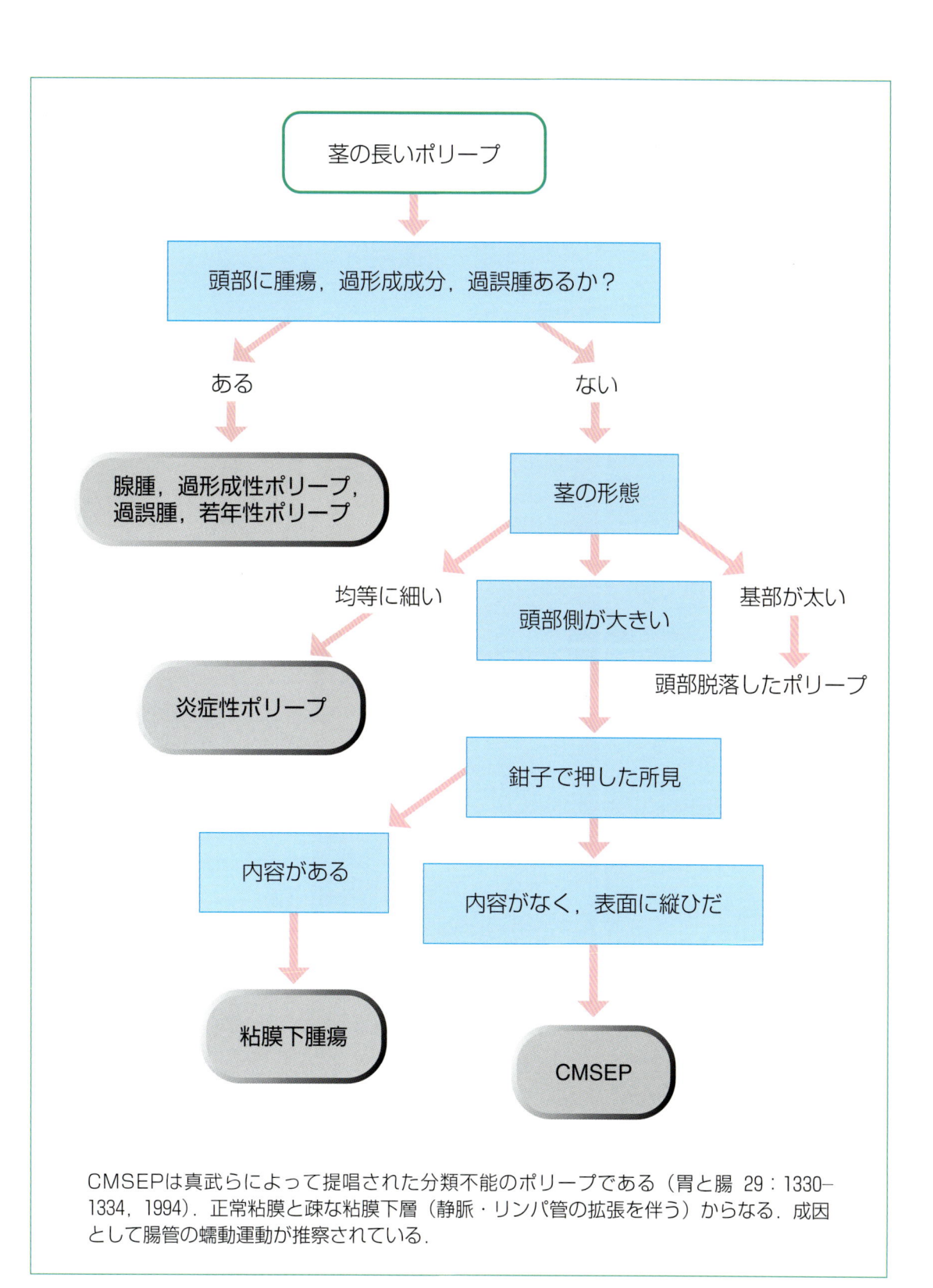

```
                    ┌─────────────────┐
                    │  茎の長いポリープ  │
                    └────────┬────────┘
                             ↓
            ┌────────────────────────────────┐
            │ 頭部に腫瘍，過形成成分，過誤腫あるか？ │
            └──┬──────────────────────────┬──┘
              ある                        ない
               ↓                           ↓
   ┌──────────────────────┐        ┌──────────┐
   │ 腺腫，過形成性ポリープ， │        │  茎の形態  │
   │ 過誤腫，若年性ポリープ   │        └──────────┘
   └──────────────────────┘
```

- 均等に細い → 炎症性ポリープ
- 頭部側が大きい → 鉗子で押した所見
  - 内容がある → 粘膜下腫瘍
  - 内容がなく，表面に縦ひだ → CMSEP
- 基部が太い → 頭部脱落したポリープ

CMSEPは真武らによって提唱された分類不能のポリープである（胃と腸 29：1330-1334, 1994）．正常粘膜と疎な粘膜下層（静脈・リンパ管の拡張を伴う）からなる．成因として腸管の蠕動運動が推察されている．

68 69 カルチノイド(1)(2)

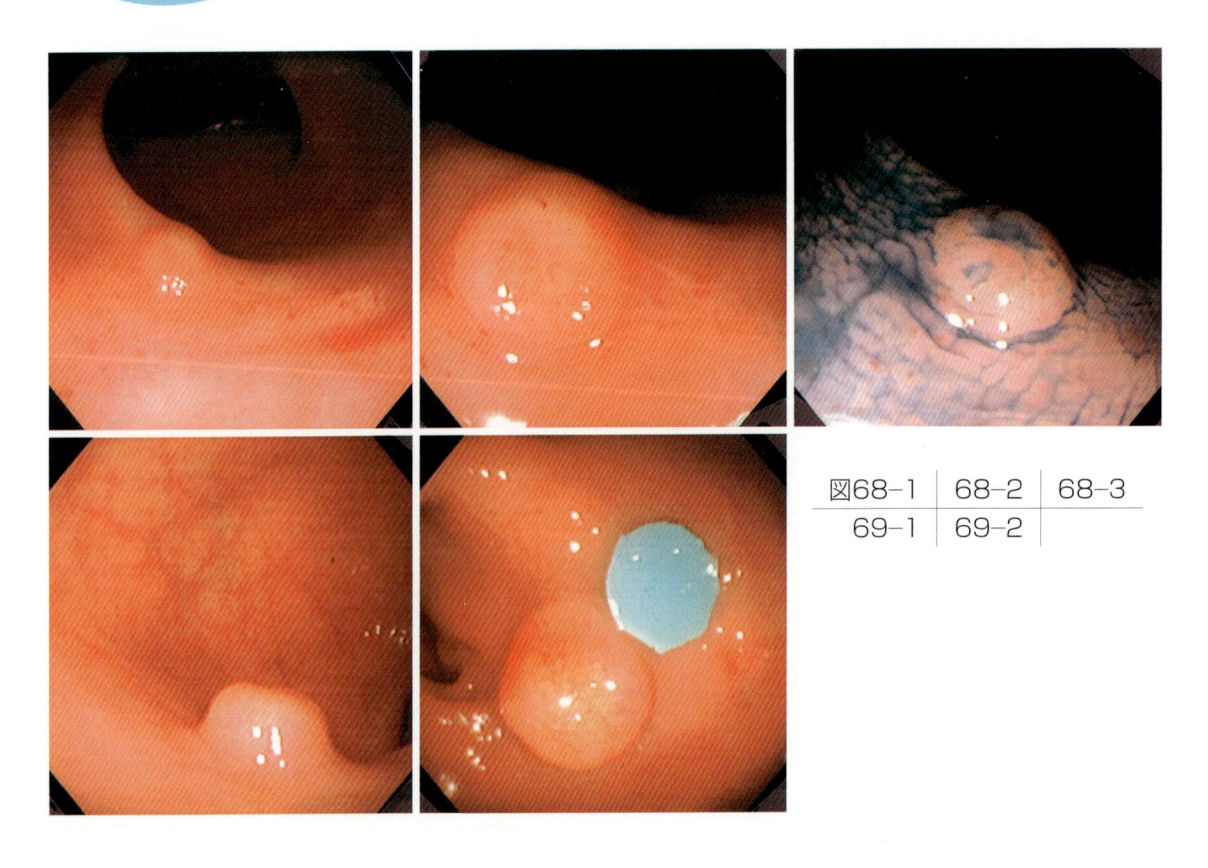

図68-1	68-2	68-3
69-1	69-2	

(68) 患者：41歳，男性．
近医で直腸ポリープを指摘され，治療目的で紹介された．

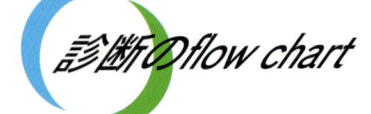

診断のflow chart

遠景観察で管腔の大きさと比較して病変の大きさは8mm程であることがわかる（図68-1）．また，周囲粘膜と同じ粘膜で覆われた粘膜下腫瘍様病変であることがわかる．近接像（図68-2）ではやや中央部がへこみ軽度の臍を形成し，その部を中心に黄白色が透見される．病変は一つであり周囲に軽度の点状発赤

が散在するが正常範囲である．色素散布像（図68-3）では陥凹が明瞭となり周囲の無名溝が正常であることがわかる．これらの所見から，カルチノイド腫瘍と診断される．類似した形態にタコイボ状隆起とアフタ様病変があるので鑑別しておく．疾患によって異なるが，おおむね両者とも隆起に伴い陥凹は深くなり，陥凹部周囲に紅暈を伴う．また，それらをみる疾患では単発性発生はまれで多くは多発することも鑑別点である．

診　断　◆　直腸のカルチノイド腫瘍

経過　内視鏡的に完全切除され，再発をみていない．

(69)　患者：68歳，女性．
　スクリーニングの大腸内視鏡検査で直腸に8mmの腫瘍を認めた（図69-1）．

経過　青い円盤は直径6mmのマーカーである（図69-2）．内視鏡的に切除され，カルチノイドと診断された（図69-3）．

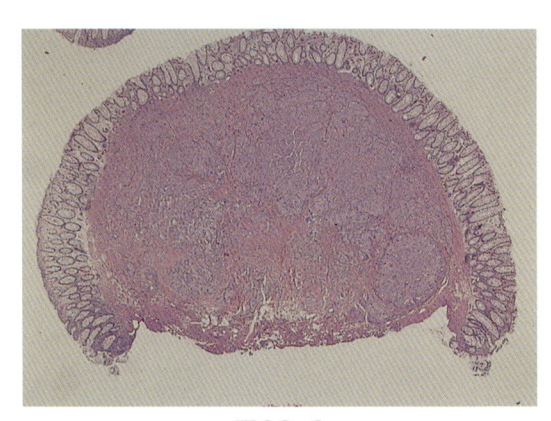

図69-3

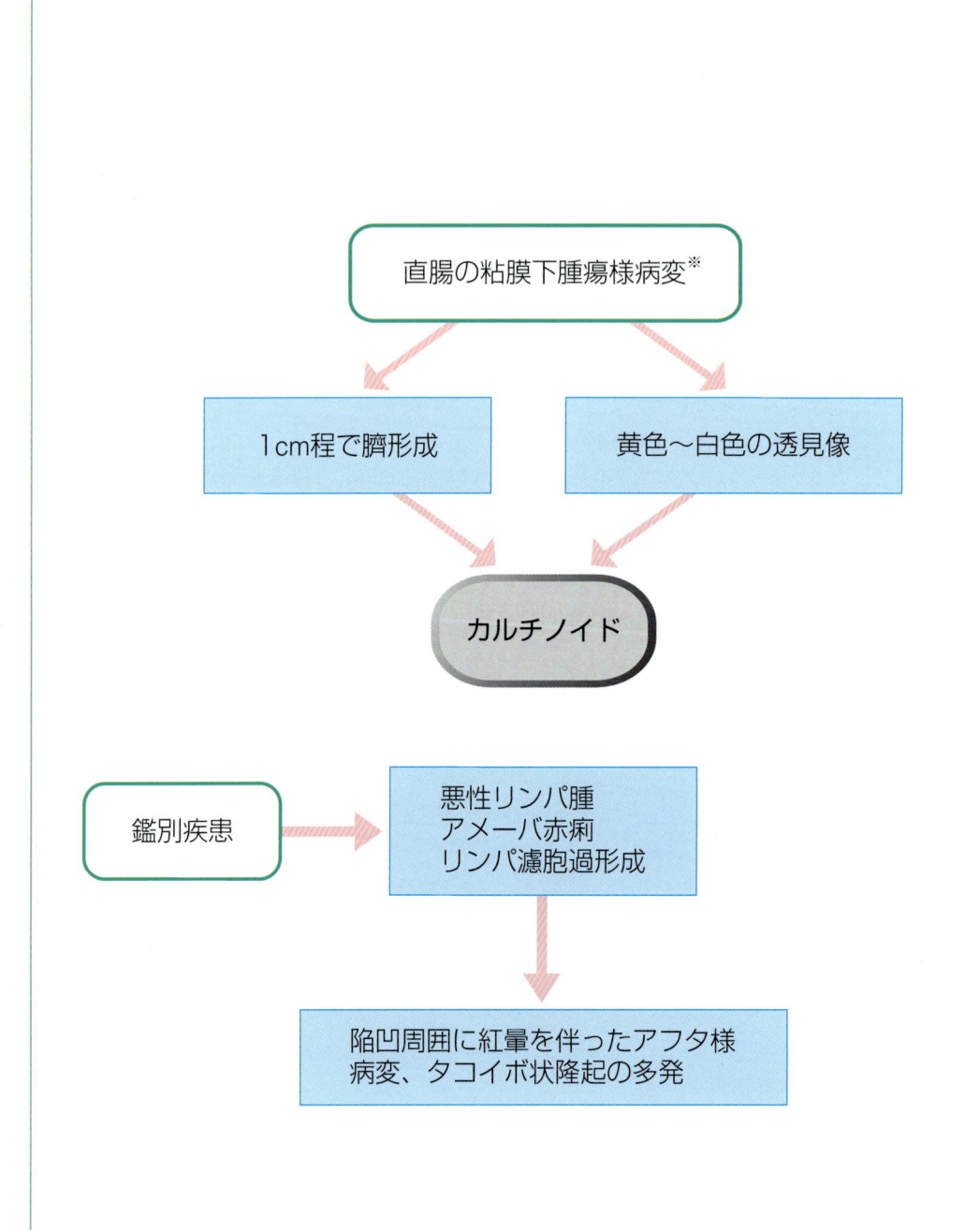

```
                    ┌─────────────────────┐
                    │ 直腸の粘膜下腫瘍様病変※ │
                    └─────────────────────┘
                       ↙             ↘
         ┌──────────────────┐   ┌──────────────────┐
         │ 1cm程で臍形成     │   │ 黄色〜白色の透見像 │
         └──────────────────┘   └──────────────────┘
                       ↘             ↙
                        ┌──────────────┐
                        │  カルチノイド  │
                        └──────────────┘
```

┌──────────┐   ┌──────────────────┐
│ 鑑別疾患 │ ──────▶ │ 悪性リンパ腫   │
└──────────┘   │ アメーバ赤痢   │
                     │ リンパ濾胞過形成 │
                     └──────────────────┘
                              ↓
                     ┌──────────────────────────────┐
                     │ 陥凹周囲に紅暈を伴ったアフタ様 │
                     │ 病変、タコイボ状隆起の多発   │
                     └──────────────────────────────┘

※カルチノイドは粘膜深層から発生する上皮性腫瘍であるため
　粘膜下腫瘍様病変と記す．

70 平滑筋腫

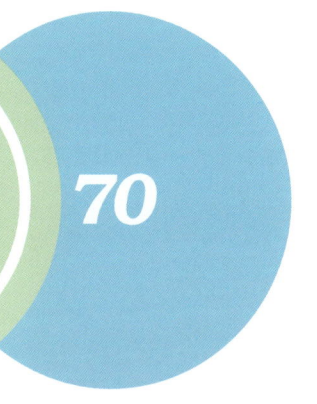

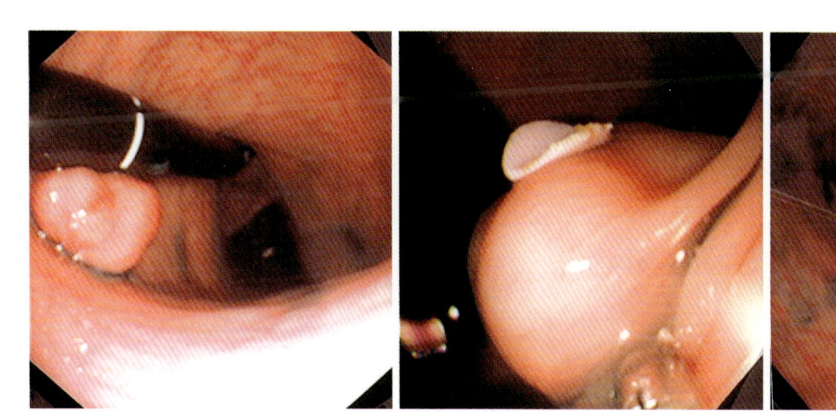

図70-1　　　　　　図70-2 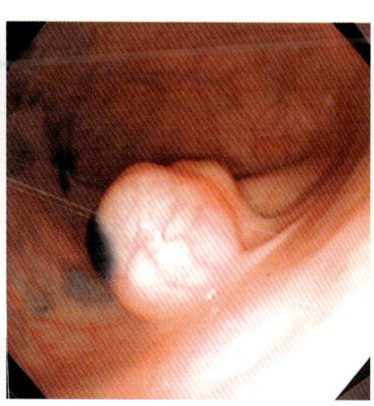　　　　　　図70-3

患者：63歳，男性．
　近医から直腸腫瘍のため紹介された．大腸内視鏡検査で上部直腸に1cm大の腫瘍を認めた（図70-1）．cushion signはなかった（図70-2）．

診断のflow chart

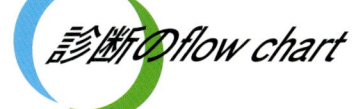

　表面は正常粘膜で覆われた亜有茎性の粘膜下腫瘍である．二つの瘤があり（図70-3），腫瘍の核は二つあるであろう．この形態は海綿状のリンパ管腫によくみられるものであるが，cushion signはなく，透明感のない硬い腫瘍なので除外される．同時に脂肪腫も除外される．1cm前後で正常粘膜を被った硬い腫瘍はカルチノイド，リンパ腫，平滑筋腫であるが，カルチノイドでは1cm以上になると臍を有するが，これにはない．リンパ腫では無茎で多発しやすく，粘膜は発赤しているであろう．

診　断　◆　平滑筋腫

経過 内視鏡的にpolypectomyされ，病理組織も平滑筋腫であった（図70-4, 5）.

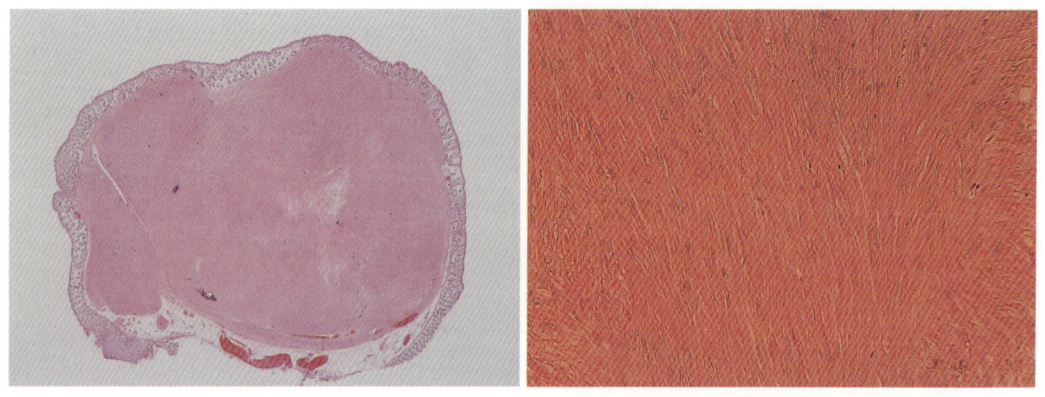

図70-4

図70-5

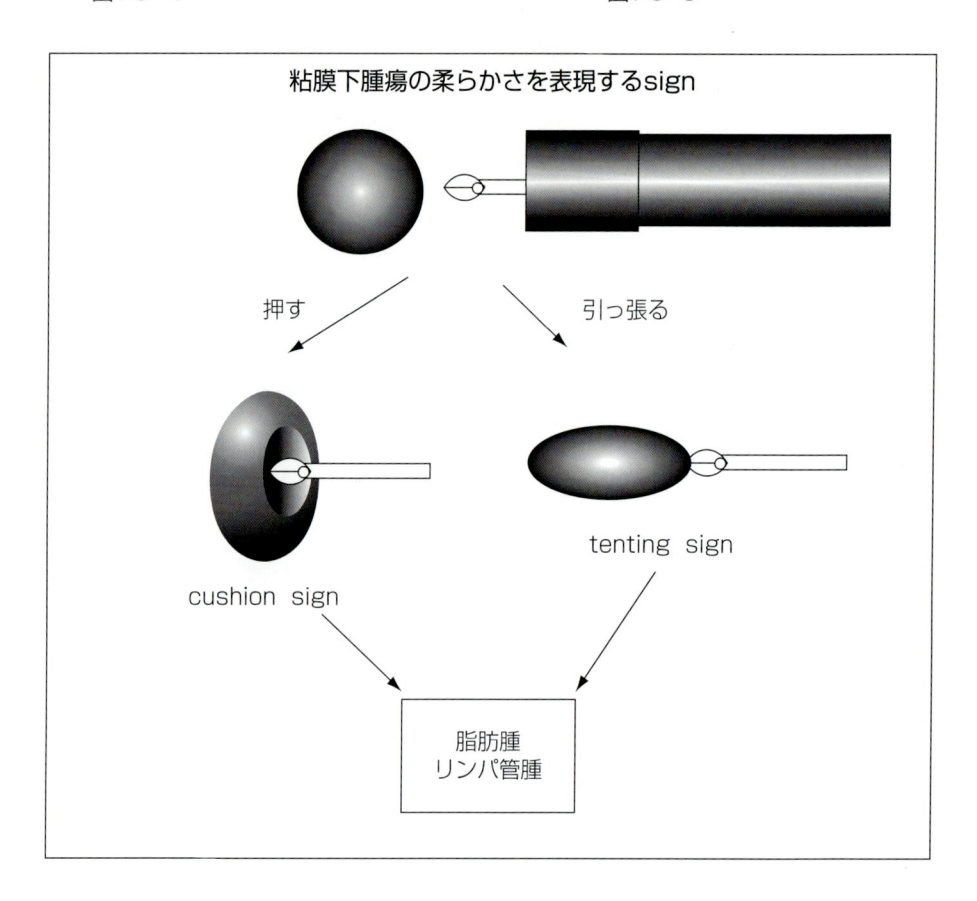

粘膜下腫瘍の柔らかさを表現するsign

押す　　　　　引っ張る

cushion sign

tenting sign

脂肪腫
リンパ管腫

71 72 リンパ管腫 脂肪腫（1）

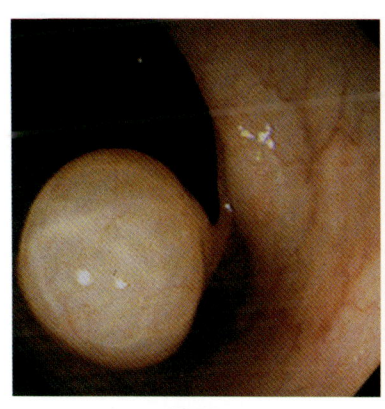

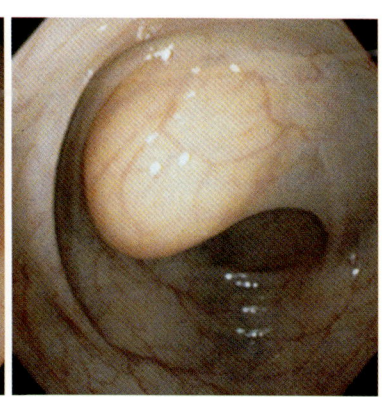

図71　　　　　　　図72

（71）患者：66歳，女性．
　腹部不快あり，スクリーニングの大腸内視鏡検査で横行結腸に2cmの粘膜下腫瘍を認めた（図71）．

（72）患者：59歳，女性．
　腹痛あり来院．注腸X線検査で横行結腸に4cmの粘膜下腫瘍の陰影を認めた（図72）．大腸内視鏡検査では黄色の柔らかい粘膜下腫瘍であった．

診断のflow chart

　cushion sign陽性，すなわち，腫瘍が柔らかければ，脂肪腫かリンパ管腫である．後は透明感があればリンパ管腫，黄色であれば脂肪腫である．これらが大きくなり，核となって腸重積を繰り返すようになれば表面粘膜が発赤し，びらんや潰瘍を伴う．その場合も柔らかさと健常部の外観から診断する．

診　断　◆　（71）のう胞状リンパ管腫，（72）脂肪腫

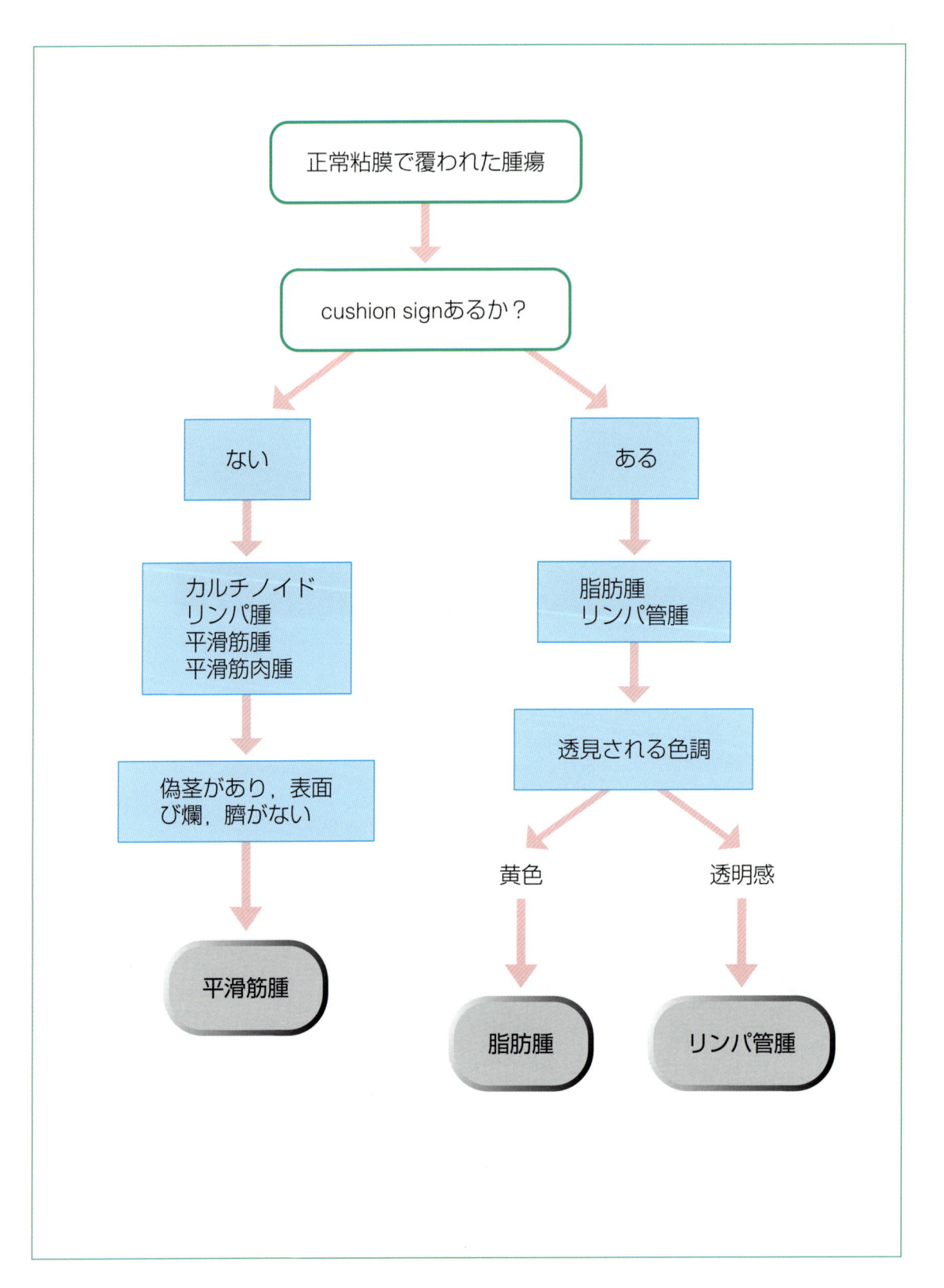

```
                    ┌─────────────────────┐
                    │ 正常粘膜で覆われた腫瘍 │
                    └──────────┬──────────┘
                               ↓
                    ┌─────────────────────┐
                    │ cushion signあるか？ │
                    └──┬───────────────┬──┘
                       ↓               ↓
                   ┌───────┐       ┌───────┐
                   │  ない  │       │  ある  │
                   └───┬───┘       └───┬───┘
                       ↓               ↓
              ┌────────────────┐  ┌──────────┐
              │ カルチノイド    │  │ 脂肪腫    │
              │ リンパ腫        │  │ リンパ管腫 │
              │ 平滑筋腫        │  └────┬─────┘
              │ 平滑筋肉腫      │       ↓
              └────────┬───────┘  ┌──────────┐
                       ↓          │ 透見される色調 │
              ┌────────────────┐  └──┬────┬──┘
              │ 偽茎があり，表面 │     ↓    ↓
              │ び爛，臍がない   │    黄色  透明感
              └────────┬───────┘     ↓     ↓
                       ↓
                  ┌─────────┐    ┌───────┐  ┌──────────┐
                  │ 平滑筋腫 │    │ 脂肪腫 │  │ リンパ管腫 │
                  └─────────┘    └───────┘  └──────────┘
```

73 脂肪腫(2)

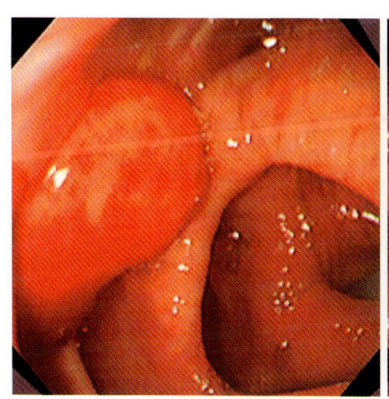

| 図73-1 | 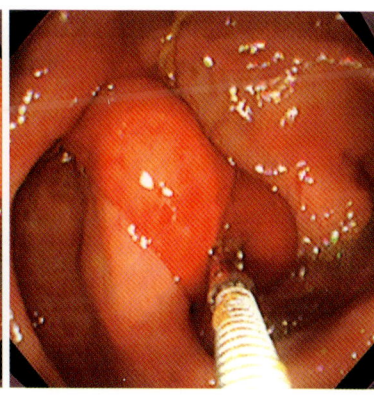 図73-2 | 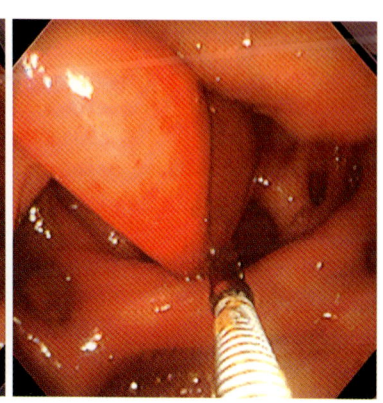 図73-3 |

患者：60歳，男性．

　肝硬変で入院中，便潜血検査陽性で大腸内視鏡検査を施行したところ，上行結腸に発赤した3cm程の腫瘍が認められた．

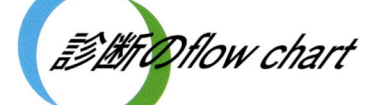

診断のflow chart

　点状（petechia）から斑状（erythema）の発赤がみられる（図73-1）．表面粘膜構造は正常であり，その発赤は粘膜の間質内の出血であることがわかる．そして発赤以外の部位では黄色の粘膜が透けてみられる．脂肪腫，リンパ管腫でも2～3cmの大きさになると，運動の影響や嵌頓，重積によって，本例のように表面が発赤してくることがある．その場合でも，重要なのは柔らかさである（cushion sign，図73-2）．cushion sign以外にも，鉗子で粘膜を引っ張ってみても（図73-3）その柔らかさを知ることができる（tenting sign）．

診　断　◆　脂肪腫

経過

polypectomyされ脂肪腫が確認された．

74 平滑筋肉腫

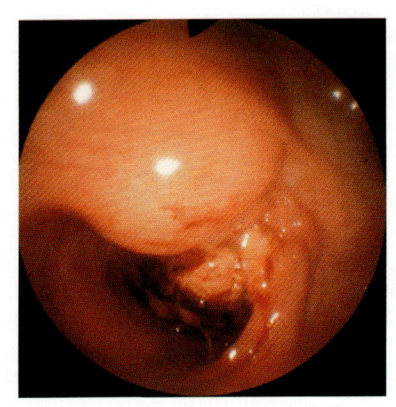

図74

患者：33歳，男性．
　直腸に粘膜下腫瘍がみられた（図74）．

診　断　◆　平滑筋肉腫

解説

　粘膜下層から強く盛り上がった隆起と不整な潰瘍がみられる．病変は硬く，cushion signはみられなかった．平滑筋腫同様の硬さが基本にあり，潰瘍化という悪性要素があるものと理解したい．
　平滑筋肉腫は症状に乏しいことと頻度が少ないことから，臨床で遭遇する場合は，大きく潰瘍形成したものがほとんどである．その意味からすれば，本例は潰瘍が小さく，比較的早い時期のものである．本症を疑った場合は，潰瘍部に鉗子を強く押しあてて繰り返し生検することが確定診断の組織を得るコツである．

75 腸管嚢腫様気腫症

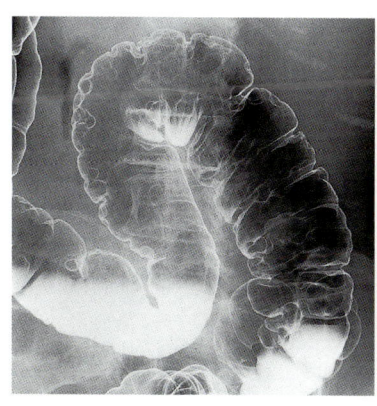

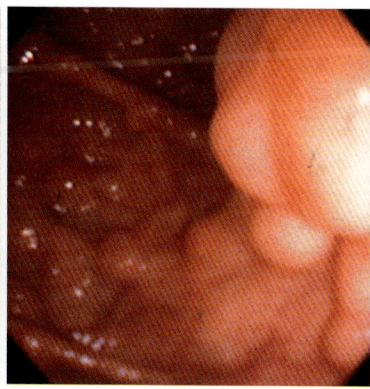

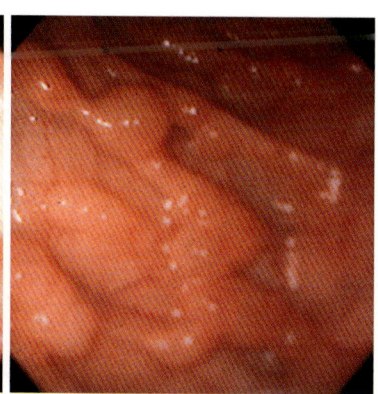

図75-1

図75-2

図75-3

患者：65歳，女性．

1年前より，腹部膨満感があるとして近医受診し，注腸X線検査（図75-1）で大腸に多発する隆起性病変があり，大腸ポリポーシスの診断で当科へ紹介された．大腸内視鏡検査で大きさ2〜6mmの粘膜下腫瘍様の隆起が多発していた（図75-2，3）．

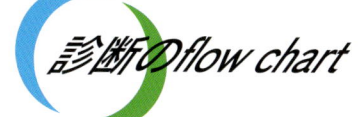

診断のflow chart

　小さいが透明感のあるプクンとした粘膜下腫瘍様の多発病変であり，迷わず腸管嚢腫様気腫症と診断したいが，鑑別疾患を考えてみよう．上皮性の腫瘍でないのは明らかであるが，このように多発する粘膜下腫瘍に悪性リンパ腫がある．悪性リンパ腫の内容物は腫瘍細胞であるので硬くやや白っぽく，臍を有し，タコイボに似た低い隆起である．また，大きなものでは粘膜表面にびらんや潰瘍をつくる．本例では粘膜面はほとんど異常がなく，また，小さいものでもくびれを有すものもある．このように透明感のあるものにはリンパ管腫があるが，リンパ管腫は多発しても2〜3個であり，それ以上多発したという報告がないので，このような100個近い例はあり得ない．腸管嚢腫様気腫症はX線写真（単純，注腸）でブドウの房のような空気像をみるため診断は比較的容易である．しかし，

本例のように軽症の場合には注腸X線で粘膜下腫瘍様の隆起の外側にはっきりとした空気の像がみられないこともあるので注意したい．

診　断　◆　腸管嚢腫様気腫症

経過　間欠的高濃度酸素吸入療法で気腫は消失し，以後，再発をみていない．

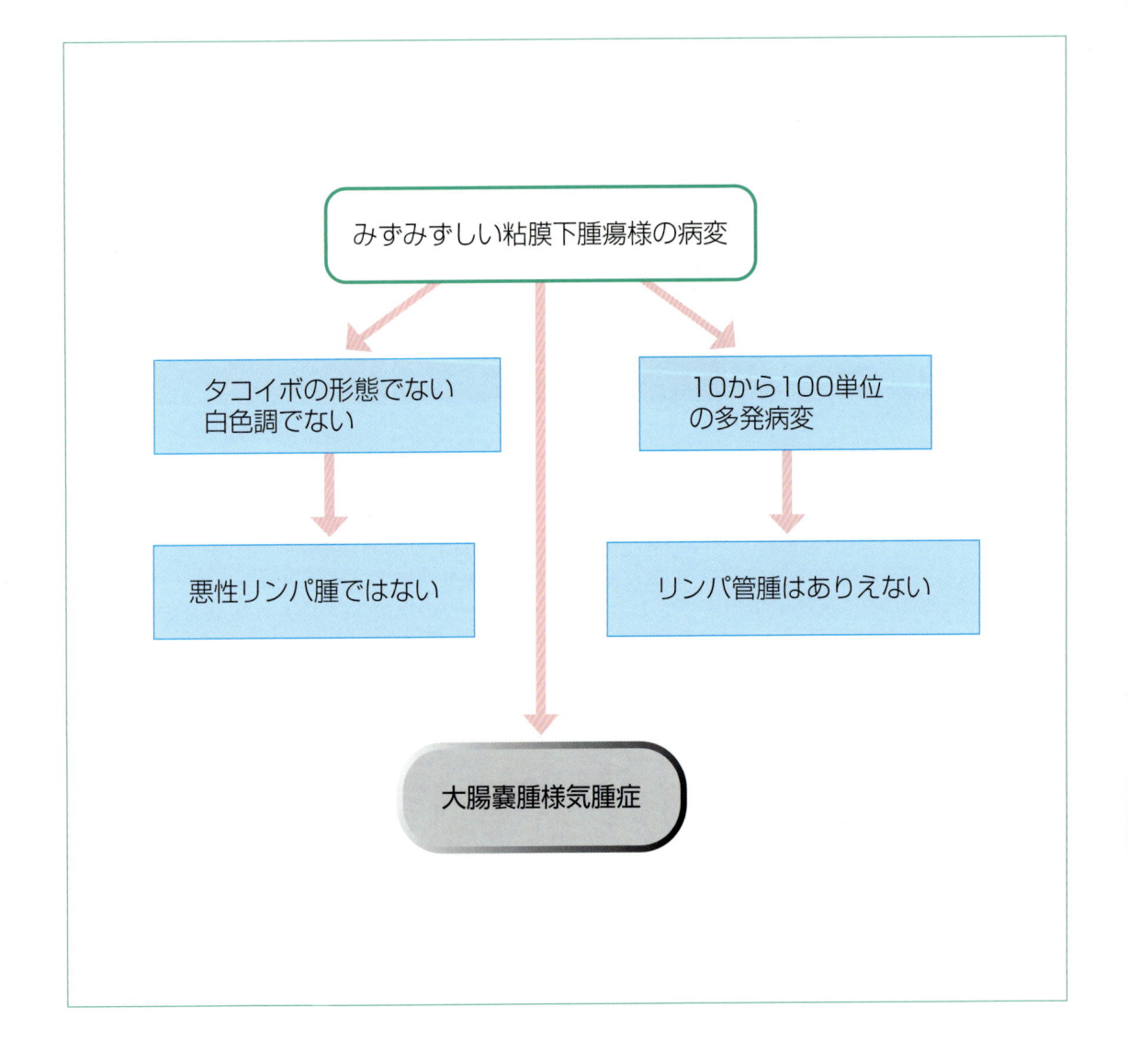

```
            みずみずしい粘膜下腫瘍様の病変
           ／           │            ＼
  タコイボの形態でない              10から100単位
  白色調でない                      の多発病変
       │                               │
  悪性リンパ腫ではない              リンパ管腫はありえない
                    ＼   │   ／
                  大腸嚢腫様気腫症
```

76 悪性リンパ腫

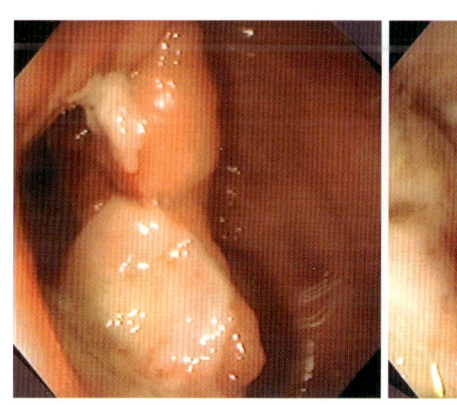

図76-1 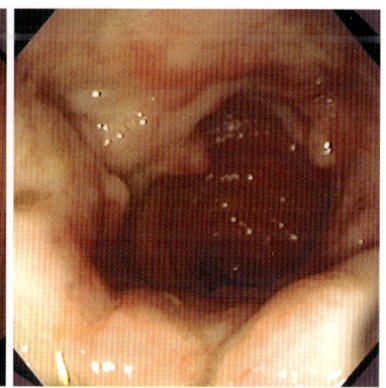　　　　　　　図76-2

患者：68歳，女性．
　5カ月前より発熱，食欲不振があり，1カ月前に近医で注腸X線検査が施行され盲腸の圧排を指摘されたため，当科に入院した．大腸内視鏡で回腸に異常がみられた．

診断のflow chart

　回盲弁の回腸側から全周性に白色の付着物に覆われた凹凸不整な病変がみられる（図76-1）．それより口側へ入ると全周性に粘膜が脱落した状態が観察される．そして，病変の口側の小腸に比べ管腔が狭い（図76-2）．すなわち，病変は全周性であるが，正常の回腸に比して隆起していること，すなわち，腫瘍であることがわかる．回腸末端に潰瘍の生じる疾患にはCrohn病，Behçet病，単純性潰瘍があるが，Crohn病でこのような大きな潰瘍を生じるとすれば，線維化のため通過障害をおこすほどの狭窄を来すし，Behçet病，単純性潰瘍では打ち抜き様の深い潰瘍を来す．よって，除外診断からも腫瘍である．全周性腫瘍の割には癌のapple coreの内腔と異なり，狭窄は強くなく，スコープが管腔を通過することができる．すなわち，癌程度の硬さがなく，かつ，全周性に腫瘍を形成するものである．病変の硬さは腫瘍細胞の量と線維化の量のバランスで

決定されるが，この場合，腫瘍細胞の量が浸潤癌よりも多い腫瘍と判断され，悪性リンパ腫と診断される．

診　断　◆　悪性リンパ腫

追記　生検結果は悪性リンパ腫であった．

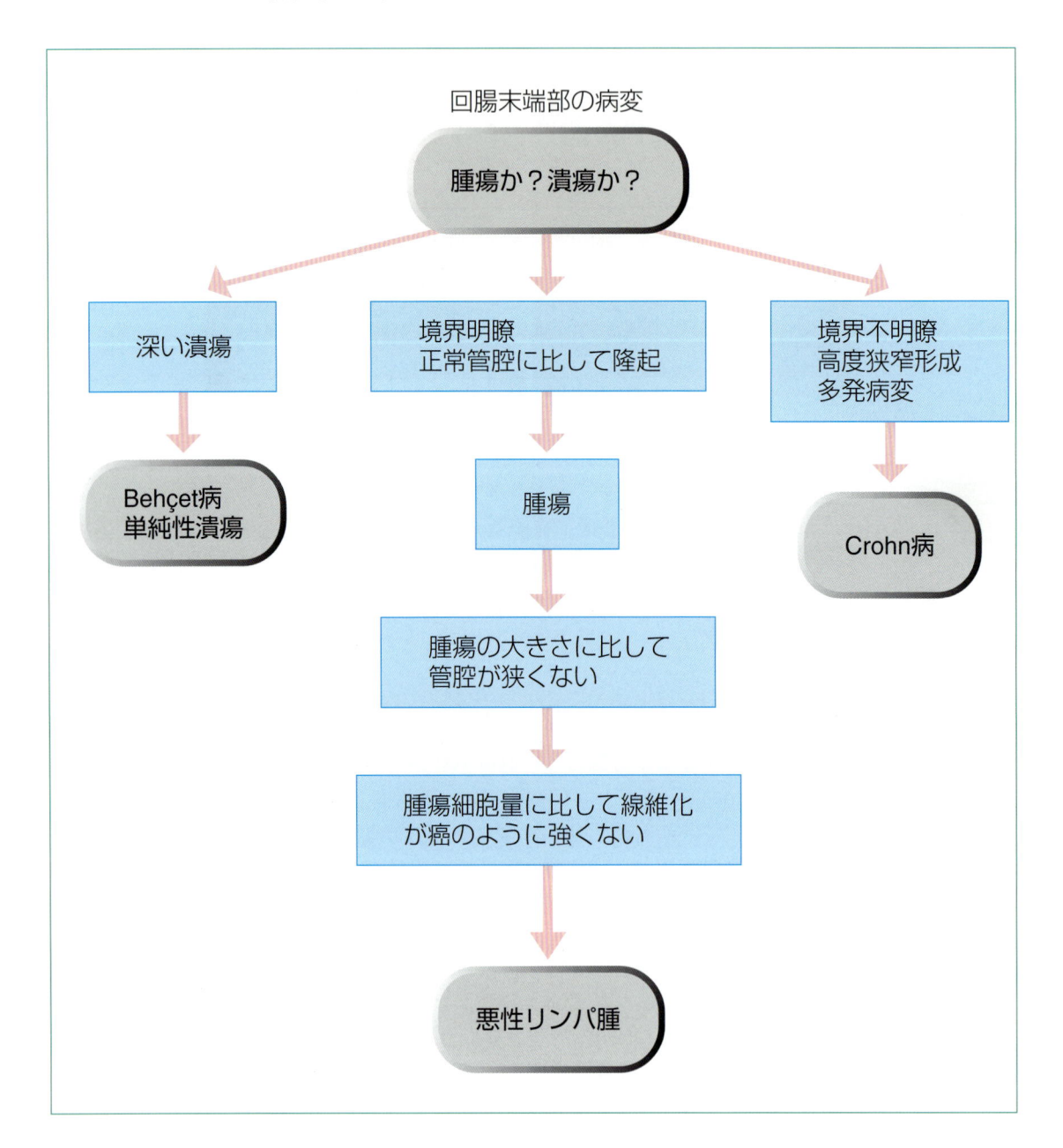

```
回腸末端部の病変
          │
    ┌─腫瘍か？潰瘍か？─┐
    │        │        │
  深い潰瘍  境界明瞭    境界不明瞭
          正常管腔に   高度狭窄形成
          比して隆起   多発病変
    │        │        │
 Behçet病   腫瘍      Crohn病
 単純性潰瘍   │
          腫瘍の大きさに比して
          管腔が狭くない
            │
          腫瘍細胞量に比して線維化
          が癌のように強くない
            │
          悪性リンパ腫
```

77 放射線腸炎(1)

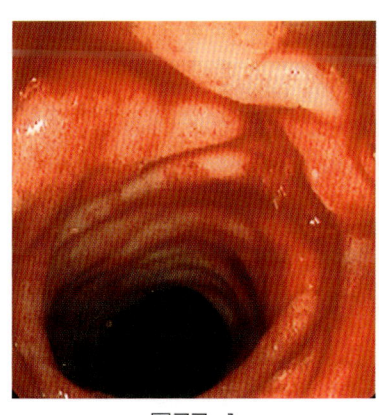

図77-1 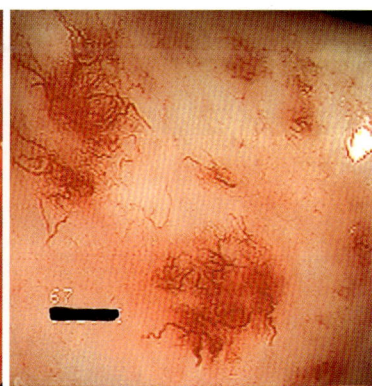　　　　　　　図77-2

患者：67歳，女性．
　子宮癌のため産婦人科に入院中であった．治療中に下血を認め大腸内視鏡検査を施行したところ，直腸に毛細血管の拡張と出血(oozing)がみられた（図77-1）．

診断のflow chart

　単発する毛細血管の拡張であれば，angiodysplasiaを考えるが，本例ではび漫性に多発する区域性の大小の毛細血管の拡張がみられる（図77-2）．放射線腸炎と一元的に診断する．もうひとつ注目すべきは周辺粘膜の色である．白いのである．放射線腸炎では粘膜間質の好酸球浸潤，浮腫をきたすが，その状態を表しているものである．

診　断　◆　放射線腸炎

経過
本例は放射線照射後であった．ステロイドの座薬を使用し軽快した．

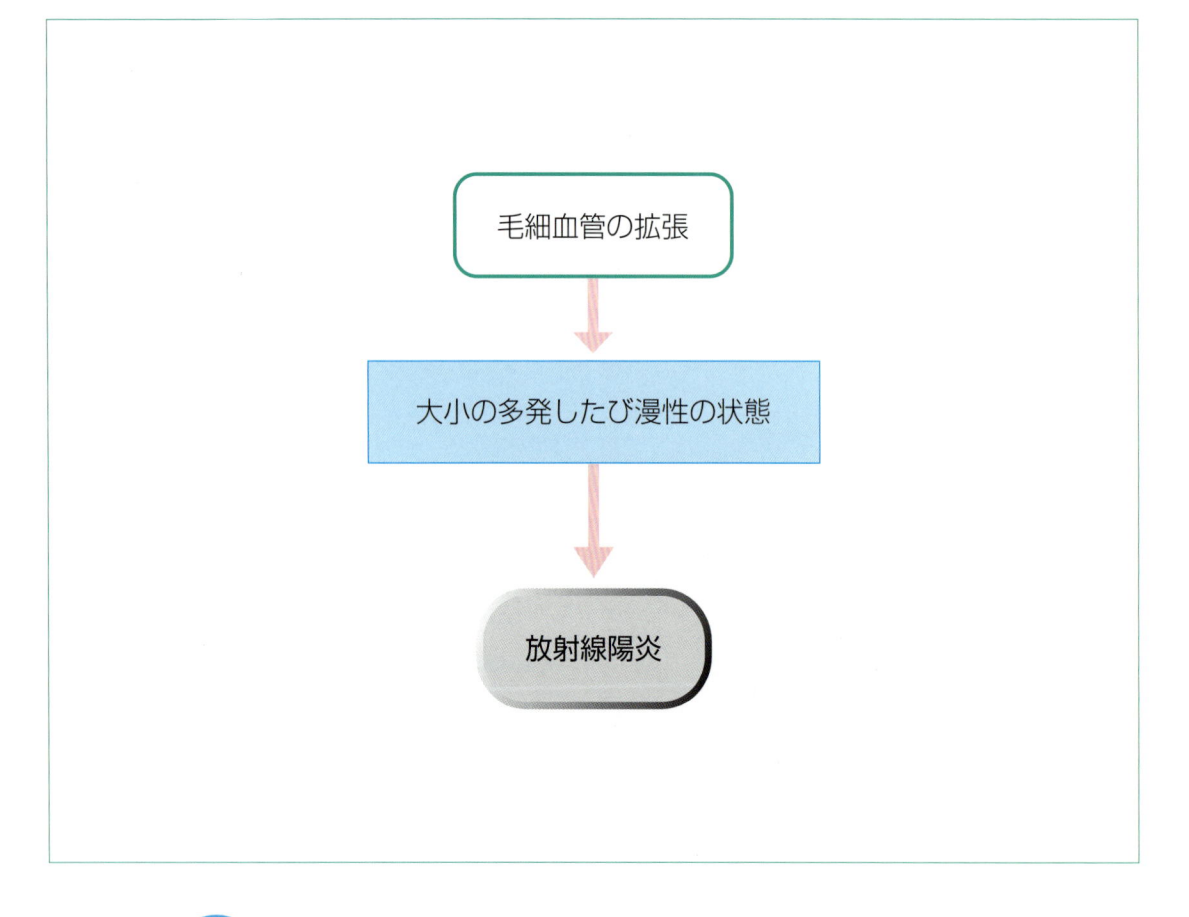

```
┌─────────────────┐
│  毛細血管の拡張  │
└────────┬────────┘
         ↓
┌─────────────────────────┐
│ 大小の多発したび漫性の状態 │
└────────┬────────────────┘
         ↓
    ┌─────────┐
    │ 放射線腸炎 │
    └─────────┘
```

解説

　放射線腸炎は腹腔内や骨盤内臓器の悪性腫瘍（主として子宮癌，卵巣癌，前立腺癌）に対して放射線治療が行われた場合に生じるが，最近ではRALS（Remote afterloading system）施行例に多い．消化管では小腸が最も放射線感受性が高く，1回照射10Gy以上の線量で未分化な腺窩細胞が死滅する．表皮細胞が生き残るが，陰窩細胞からの新生・補充がされないため，表皮細胞の寿命とともに水分漏出が生じる．すなわち，照射後1週後に下痢，腹痛などの急性傷害が起こるが，その時点では大腸に異常をみない．60Gy／6週を越えると晩発性障害として大腸に潰瘍，狭窄を生じてくる．照射域から直腸はその障害を受けやすく，罹患部位の過半数が直腸S状結腸である．粘膜傷害により粘膜の発赤，浮腫，び爛，出血がみられ，やがて血管傷害による潰瘍や線維化による狭窄がみられる．リンパ球は放射線感受性が高く死滅するためか，他疾患と異なりリンパ濾胞炎をみることはない．

78 79 放射線腸炎(2)(3)

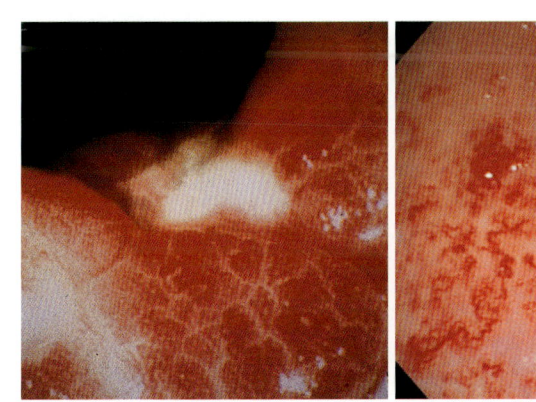

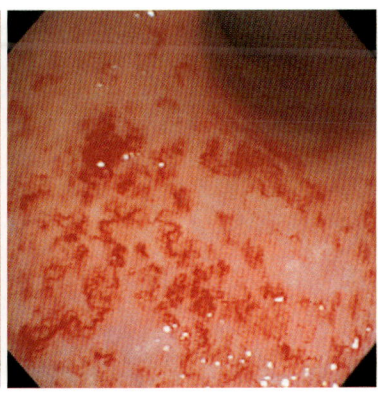

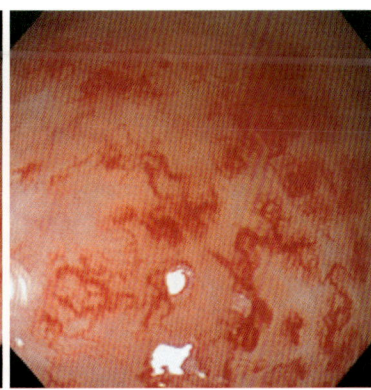

図78

図79-1

図79-2

(78) 患者：65歳，女性．
(79) 患者：74歳，女性（図79-1）．

解説

ともに，放射線腸炎である．
(78)のように潰瘍形成をする場合では，それに相応する炎症が周囲粘膜に存在する．すなわち，潰瘍だけが生じて周囲粘膜が全く正常であることはありえない（図78）．
(79)は著明な毛細血管拡張が観察される．本例で周囲粘膜は白い（図79-2）．
一般的に，病期は第Ⅰ度：紅斑，毛細血管拡張を伴った易出血性の粘膜，第Ⅱ度：潰瘍形成，第Ⅲ度：狭窄形成，第Ⅳ度：穿孔，膿瘍，瘻孔形成に分類（Sherman分類）される．(77)，(79)は第Ⅰ度，(78)は第Ⅱ度である．

80 子宮癌の直腸浸潤

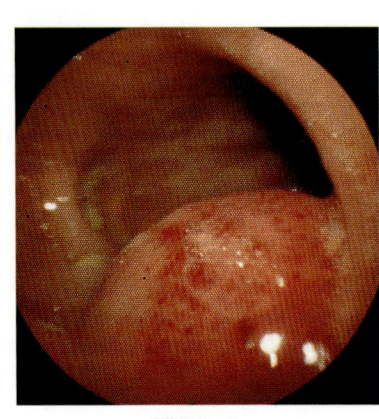

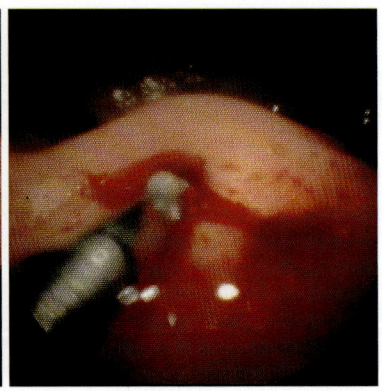

図80-1　　　　　図80-2

患者：61歳，女性．
　子宮頸癌が発見され当院産婦人科に入院した．骨盤部CTで直腸壁の肥厚があり，当科に精査を依頼され，大腸内視鏡検査が施行された．上～中部直腸に隆起があり，空気を抜くと立ち上がりは不明瞭となり，空気を入れると立ち上がりが明瞭となった（図80-3）．

診断のflow chart

　病歴から即座に診断するのでは画像診断を行う意義は診断確認の意義しかない．と，思うので純粋に画像のみで判断してみよう．赤色域は隆起の全体に及ばずに頂部を頂点として隆起中程までしか存在しない（図80-1）．また，正常粘膜との境界に明瞭な線を引けないことから上皮性腫瘍は考えにくい．さらに，小紅斑は一つの無名溝単位の発赤で粘膜間質の赤血球浸潤を表しており，上皮性腫瘍ではないと診断できる．隆起性病変でその上皮に腫瘍成分がみられない場合，炎症か？　粘膜下腫瘍か？　圧排か？　を鑑別する．炎症性腫瘤では柔らかく可動性がある．しかし，本例では鉗子で押しても硬く動かず上皮のみ可動する（図80-2）．空気量による形態変化から，この隆起は腸管外からの圧排された像に近いことがわかる．すなわち，病変の主座はその形態から漿膜，筋

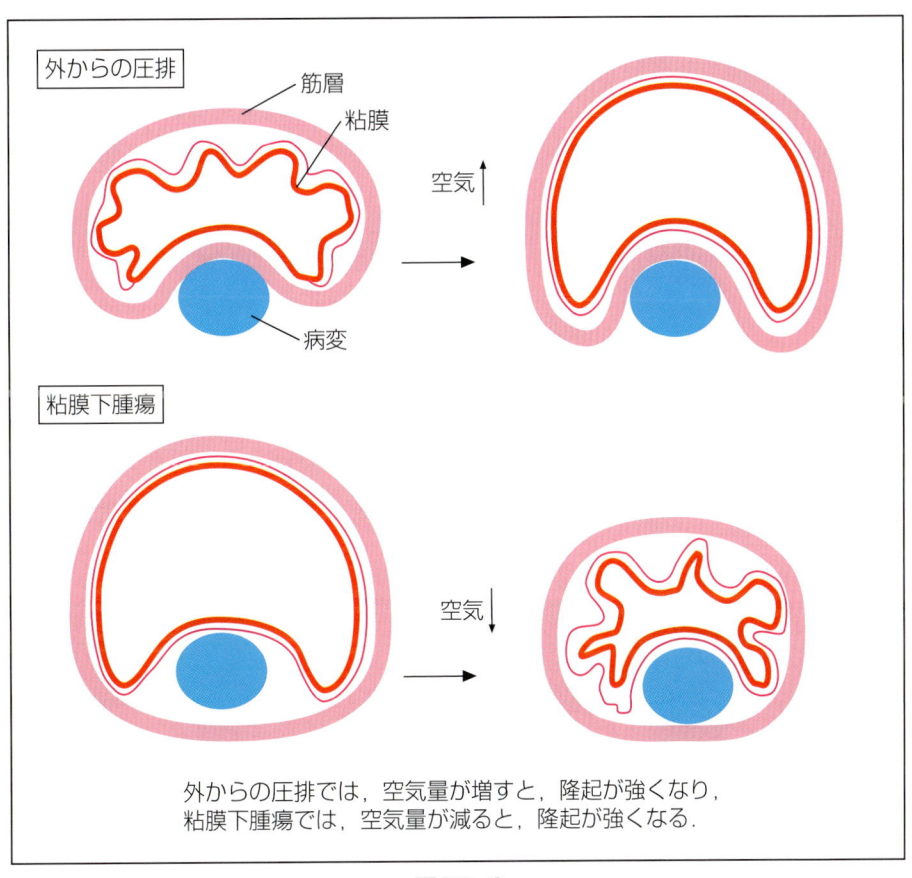

図80-3

外からの圧排では，空気量が増すと，隆起が強くなり，粘膜下腫瘍では，空気量が減ると，隆起が強くなる．

層であるが，粘膜面にも異常が至った状態であると思われる．

診　断　◆　子宮癌の直接浸潤に矛盾しない

追記　内視鏡的生検の病理組織診断は"転移性腫瘍疑い"であった．CT，MRIでも子宮癌の直接浸潤と診断された．

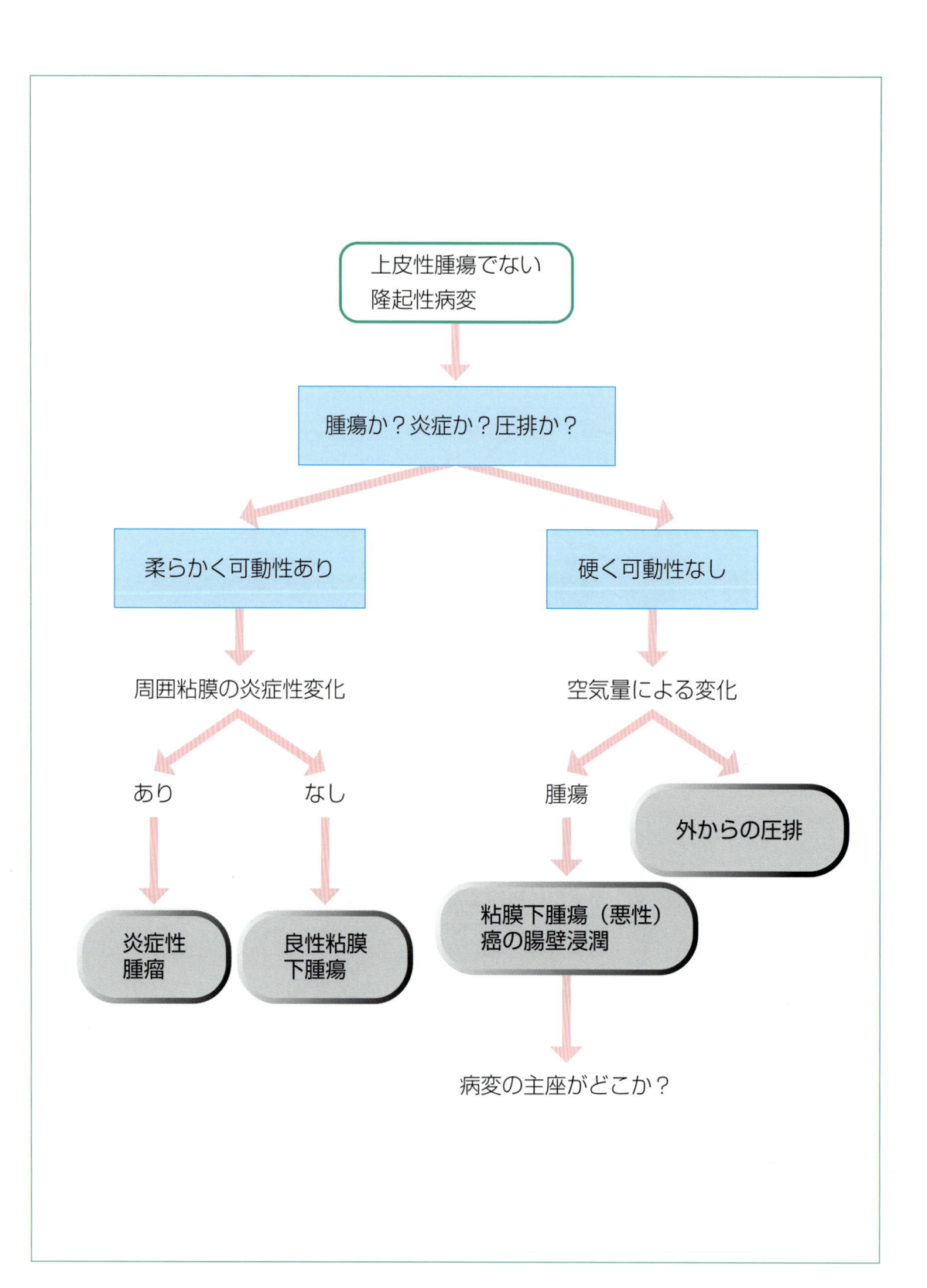

```
                    ┌──────────────┐
                    │ 上皮性腫瘍でない │
                    │   隆起性病変   │
                    └──────┬───────┘
                           ▼
                  ┌──────────────────┐
                  │ 腫瘍か？炎症か？圧排か？ │
                  └────┬────────┬────┘
                       │        │
              ┌────────▼──┐  ┌──▼────────┐
              │柔らかく可動性あり│  │硬く可動性なし│
              └────────┬──┘  └──┬────────┘
                       │        │
               周囲粘膜の炎症性変化  空気量による変化
                   ┌───┴───┐    ┌───┴────┐
                  あり    なし   腫瘍      │
                   ▼      ▼     ▼    ┌──────────┐
                ┌────┐ ┌────┐ ┌──────────┐│ 外からの圧排 │
                │炎症性│ │良性粘膜│ │粘膜下腫瘍（悪性）│└──────────┘
                │ 腫瘤 │ │ 下腫瘍 │ │ 癌の腸壁浸潤  │
                └────┘ └────┘ └────┬─────┘
                                   ▼
                          病変の主座がどこか？
```

81 膀胱癌の直腸浸潤

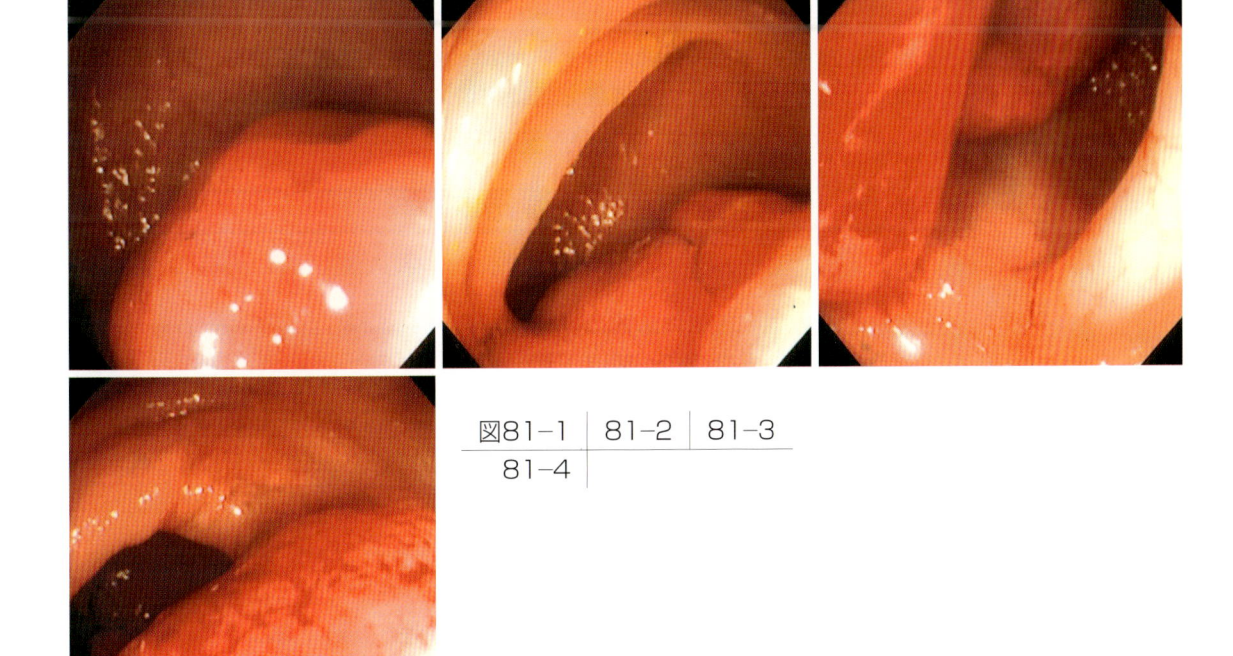

| 図81-1 | 81-2 | 81-3 |
| 81-4 | | |

患者：54歳，男性．

　膀胱癌のため当院泌尿器科に入院した．入院時一般検査で便潜血検査が陽性のため，当科に精査を依頼された．大腸内視鏡検査で直腸前壁に易出血性の隆起性病変を認めた（図81-1）．

診断のflow chart

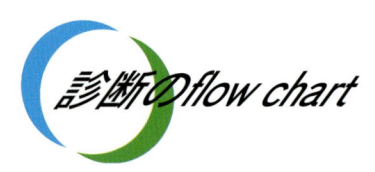

　隆起が大きく内視鏡では病変全体を一画面で見ることができない．左右の隆起の起始部をみると左側（図81-2）では粘膜下腫瘍様になだらかで，右側（図81-3）では起始部にくびれがある．腫瘍全体に発赤が強く，易出血性であるが，近接してみると易出血性粘膜から滲みだした血液が無名溝にしみこみ，無名溝が保たれているのがわかる（図81-4）．すなわち，腫瘍があり高度の炎症のある非腫瘍性粘膜で覆われていることがわかる．硬いこと，大きさから悪性の粘膜下腫瘍または癌の直接浸潤が考えられる．悪性の粘膜下腫瘍で，これ程に大きくなると表面が自壊し潰瘍形成を起こすので膀胱癌の直腸浸潤が最も考えられる．

診　断　◆　膀胱癌の直腸浸潤に矛盾しない

経過　内視鏡的生検の病理組織診断は炎症性粘膜のみであった．手術が行われ膀胱癌による直腸への直接浸潤が確認された．

コーヒーブレイク　内視鏡検査は時に純粋な検査ではない？

　臨床診断は種々の検査の情報から総合的に下されるのが常である．しかし，個々の検査も客観的計測に基づくもの以外では，その診断は様々なバイアスに左右されている．そのバイアスは検査を実際よりも有効であるように見せるとされている．特に内視鏡診断を含めて画像診断は客観性に乏しく，年齢，性，頻度，診断者の偏った経験などがバイアスとして加わり主観的に判断が下されているのは事実である．すなわち，本来，その検査の信頼度は一切の情報をカットし，マスクされた状況でその検査のみでの診断の感度・特異度を求めてなされるべきであるが，実際はそのように行われていない．よく，内視鏡検査の所見用紙に，「年齢，頻度から考えて，〜が最も考えられる」などの記載が時々見られる．このように患者の主訴，既往，現病歴を考慮した上で行われた判断は，純粋な検査ではない．確定診断ができない場合は異常所見を正確にとらえて，それを所見用紙に記し，診断はあくまでも「内視鏡検査では膀胱癌（子宮癌）の直接浸潤の所見と矛盾しない」等の記載にとどめるべきと思われる．

82 直腸癌（1）

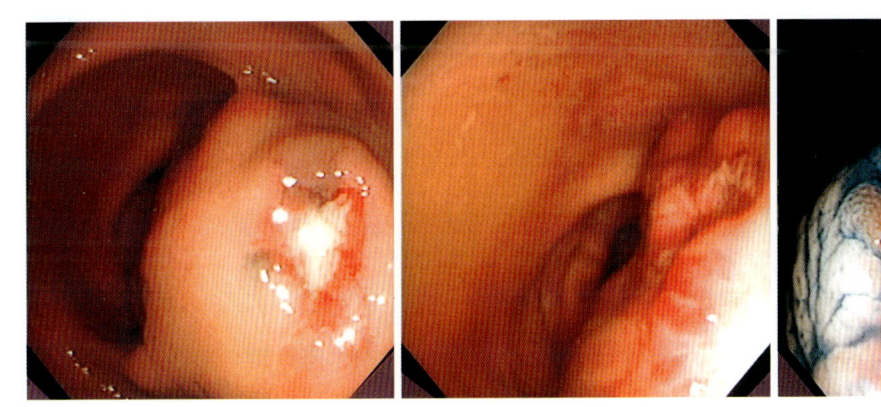

図82-1　　　　　　　　図82-2 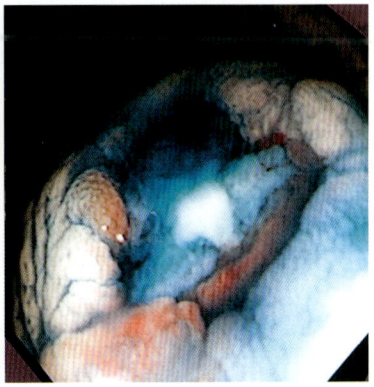　　　　　　　　図82-3

患者：78歳，女性．
　直腸に隆起性病変がみられるとして，精査を依頼された．

診断のflow chart

　　腫瘍全体は粘膜下腫瘍様に隆起し，2個の不整潰瘍がみられる（図82-1）．この潰瘍を軸に診断をすすめる．口側の潰瘍（図82-2）は肛側のそれ（図82-3）より大きく，上皮性とすれば，口側が中心である．潰瘍は不整で周囲粘膜も発赤しているが，正面視できないためそれ以上の情報は得られない．しかし，少なくとも良性疾患ではないことはわかる．女性であり，子宮癌からの浸潤も考えたいが，しかし，直接浸潤であれば潰瘍形成するほどなので隆起全体の粘膜の発赤はもっと強くあってしかるべきである．悪性腫瘍が浸潤し，粘膜下腫瘍様の盛り上がりを形成しているものと考えたい．浸潤程度は，腫瘍頭部の大きな脱落が未だないことからmp程度と考える．肛側の潰瘍はどう考えればいいだろうか？　この潰瘍は粘膜面に腫瘍が吹きだして生じたとも考えられるが，そうであれば，小さなび爛面が多発しているはずである．潰瘍の外周の発赤した粘膜のさらに周囲には浮腫が存在すること，隆起性病変の肛側であることから，排便等の刺激により腫瘍の肛側に粘膜脱が生じたものと解釈したい．

診　断　◆　直腸癌（進行癌）

経過　手術が施行され，高分化腺癌で深達度はmpであった．

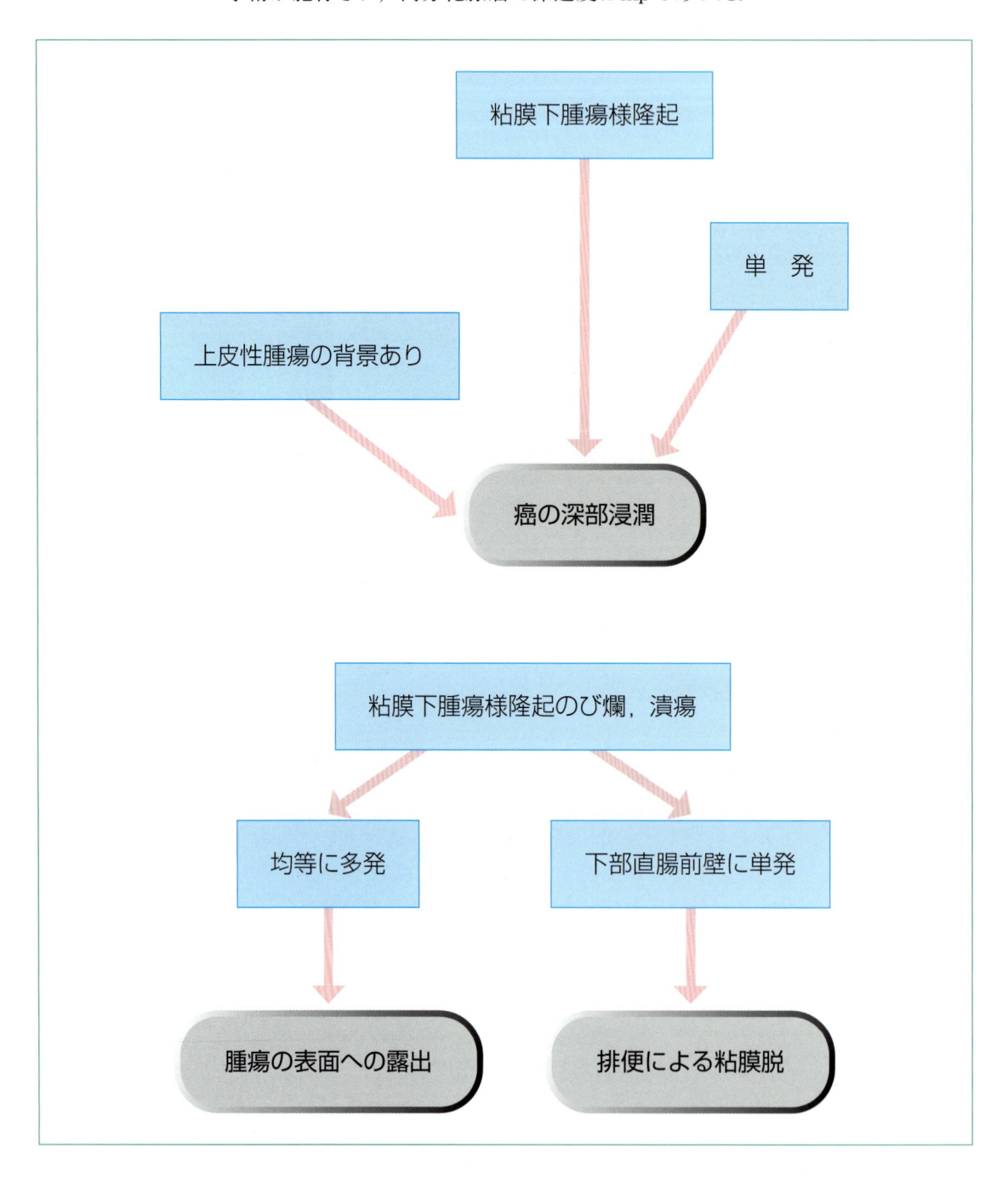

```
                    ┌──────────────────┐
                    │  粘膜下腫瘍様隆起  │
                    └──────────────────┘
                                │
                                │         ┌──────────┐
                                │         │  単　発   │
                                │         └──────────┘
  ┌──────────────────┐          │              │
  │  上皮性腫瘍の背景あり │         │              │
  └──────────────────┘          ↓              ↓
           │              ┌──────────────────┐
           └─────────────→│    癌の深部浸潤    │
                          └──────────────────┘


              ┌──────────────────────────────┐
              │  粘膜下腫瘍様隆起のび爛，潰瘍   │
              └──────────────────────────────┘
                    │                    │
            ┌───────┘                    └───────┐
            ↓                                    ↓
  ┌──────────────┐                    ┌──────────────────┐
  │  均等に多発   │                    │  下部直腸前壁に単発 │
  └──────────────┘                    └──────────────────┘
            │                                    │
            ↓                                    ↓
  ┌──────────────────┐              ┌──────────────────┐
  │  腫瘍の表面への露出 │              │   排便による粘膜脱  │
  └──────────────────┘              └──────────────────┘
```

直腸癌(2)
悪性リンパ腫
子宮癌の直腸浸潤

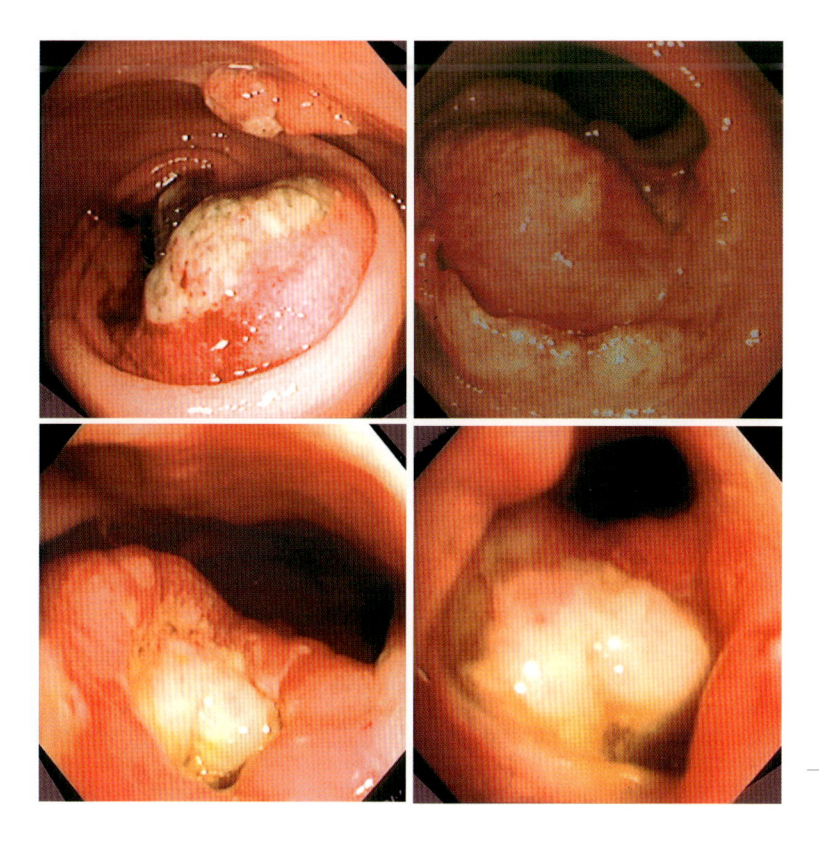

図83	84
85-1	85-2

(83) 患者：74歳，男性．
　　直腸腫瘍で入院した．写真はapple coreを形成する腫瘍の肛側の隆起である．

(84) 患者：72歳，女性．
　　直腸腫瘍の精査で頼診された．

(85) 患者：67歳，女性．
　　子宮癌で入院中．CT，MRIで直腸への浸潤が疑われた．下部直腸の前壁に深い潰瘍性病変を認めた．

診断のflow chart

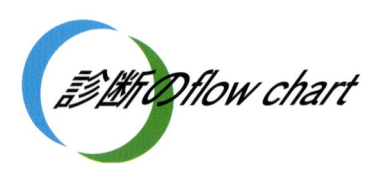

　（83）は（82）の進行した状態と言ってよい．中心の腫瘍は狭窄を生じ（写真では見えない），粘膜脱した箇所はさらに肛側に広がった像である．粘膜脱が進み，表面には癌が露出するが，すでに癌腺管が乏しく間質の露出によって，滲出物が表面を覆っている状態である．ここで，鑑別をまとめてみよう．癌と悪性リンパ腫は，その線維化と細胞量の比から推察する．腫瘍が大きいにもかかわらず，狭窄を生じていなければ悪性リンパ腫を考える．（84）は細胞成分が増えて，中央が盛り上がり，sailor hat状の形態を示している（図84）．これを癌とするには，この盛り上がりをなくして，潰瘍化させ，管腔を全体的に狭窄させなければならない．（85）は直腸への直接浸潤の進行例である（図85-1）．深い潰瘍は瘻孔を形成し，その底がみえない（図85-2）．周囲粘膜は発赤が強く，浮腫状であるが，全体的に深部の線維化が強く生じ，管腔全体が狭窄してきている．

診　断 ◆ （83）進行癌，（84）悪性リンパ腫，（85）子宮癌の直腸浸潤に矛盾しない

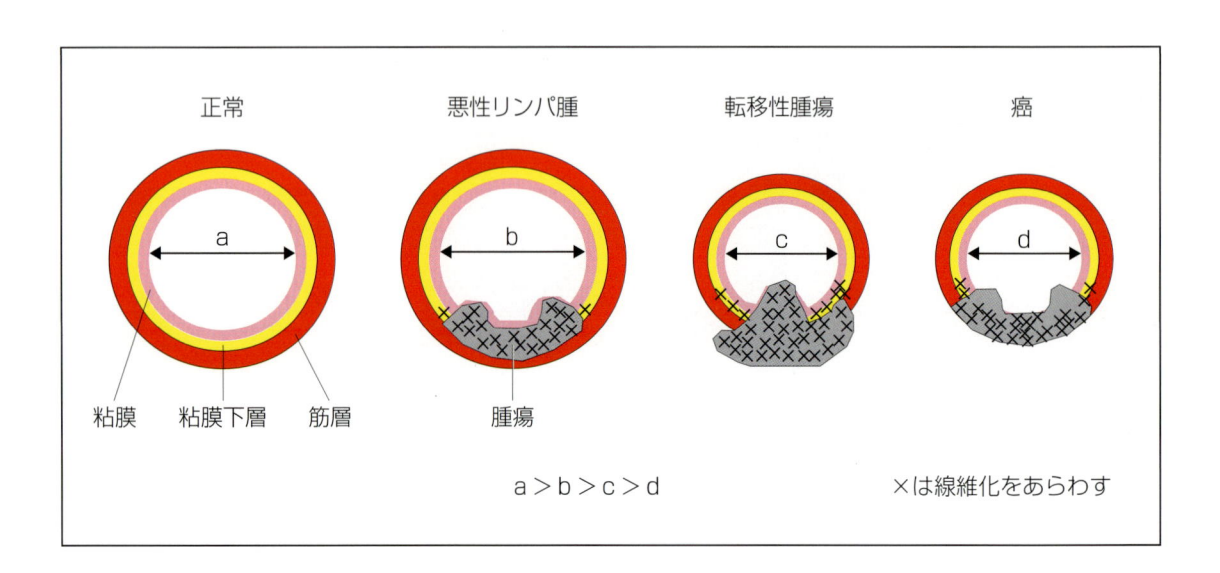

正常　　　　悪性リンパ腫　　　転移性腫瘍　　　癌

粘膜　粘膜下層　筋層　腫瘍

a＞b＞c＞d　　　×は線維化をあらわす

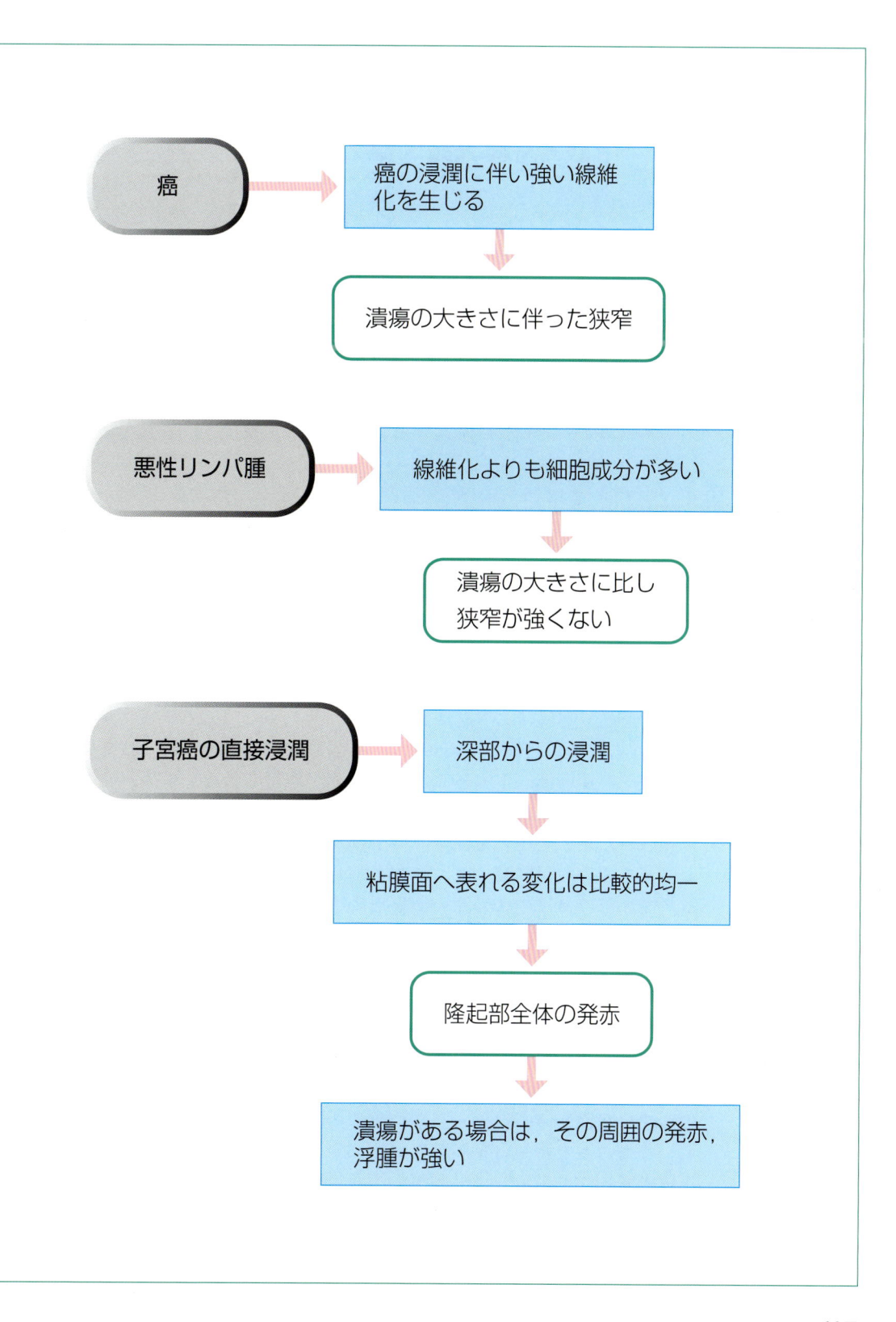

```
癌 → 癌の浸潤に伴い強い線維化を生じる
      ↓
      潰瘍の大きさに伴った狭窄

悪性リンパ腫 → 線維化よりも細胞成分が多い
              ↓
              潰瘍の大きさに比し狭窄が強くない

子宮癌の直接浸潤 → 深部からの浸潤
                  ↓
                  粘膜面へ表れる変化は比較的均一
                  ↓
                  隆起部全体の発赤
                  ↓
                  潰瘍がある場合は，その周囲の発赤，浮腫が強い
```

86 直腸癌(3)

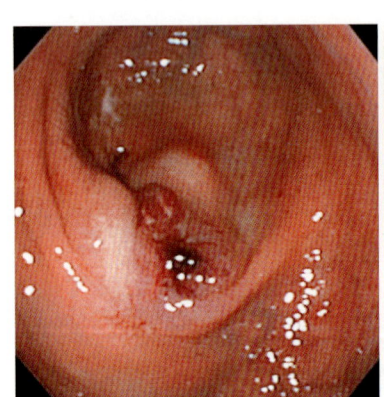

図86-1 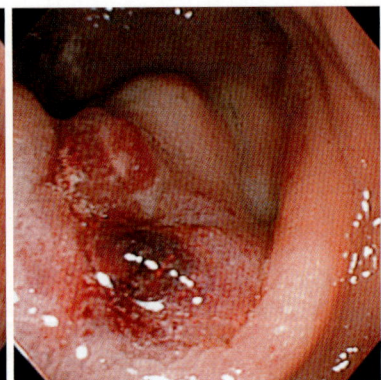　　　　　　　　　図86-2 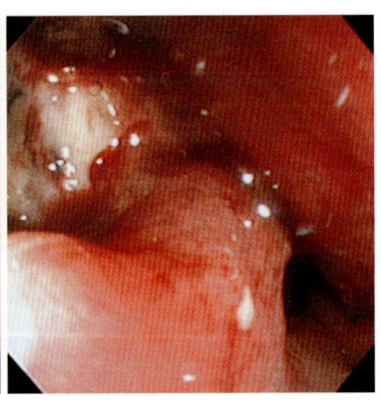　　　　　　　　　図86-3

患者：36歳，男性．

　4年前に右精巣腫瘍（Seminoma）で当院泌尿器科で手術（右高位除睾術，後腹膜リンパ節廓清，下大静脈部分切除）が施行された．以後，同科で経過観察され再発，転移を認めていなかったが，血便がみられたとして，当科へ精査を依頼された．大腸内視鏡検査では中部から上部直腸の前壁に易出血性の発赤した病変を認めた（図86-1）．その周囲は正常粘膜であるが隆起を形成し（図86-2），発赤部のほぼ中央に深い潰瘍を認めた（図86-3）．

診断のflow chart

　比較的境界明瞭な発赤した上皮を隆起とfoldが包み込んでいる．それら全体は低いが隆起している．発赤した粘膜の表面構造は腫瘍性のものではないが，その中央に出血がみられる．さらに，その奥には深い不整潰瘍がみられる．まず，広いなだらかな隆起は粘膜下層以深に主座があることがわかる．粘膜下腫瘍で上皮の発赤がある場合は，腫瘍が大きくかつ亜有茎性であることがほとんどであり，なだらかな隆起でこのような上皮の発赤を来すものは悪性リンパ腫くらいである．悪性リンパ腫では線維成分より細胞成分が多いため，腫瘍は柔らかく管腔の狭小化は腫瘍が全周に及ばない限りまれである．この病変は管腔の狭

小化が見られ，腫瘍の浸潤に伴って強い線維化を伴っていると考えれられる．すなわち，深部へ潜る傾向の強い癌が考えられる．中央部に潰瘍もあることから，浸潤潰瘍型の癌（3'型）と診断する．本例は既往から転移性腫瘍も除外しなければならないが，線維化が強いことから転移性腫瘍は考えにくい．

診　断　◆　直腸癌（進行癌）

経過　手術が行われ，深達度SSの中分化腺癌で肉眼形態は3型であった．

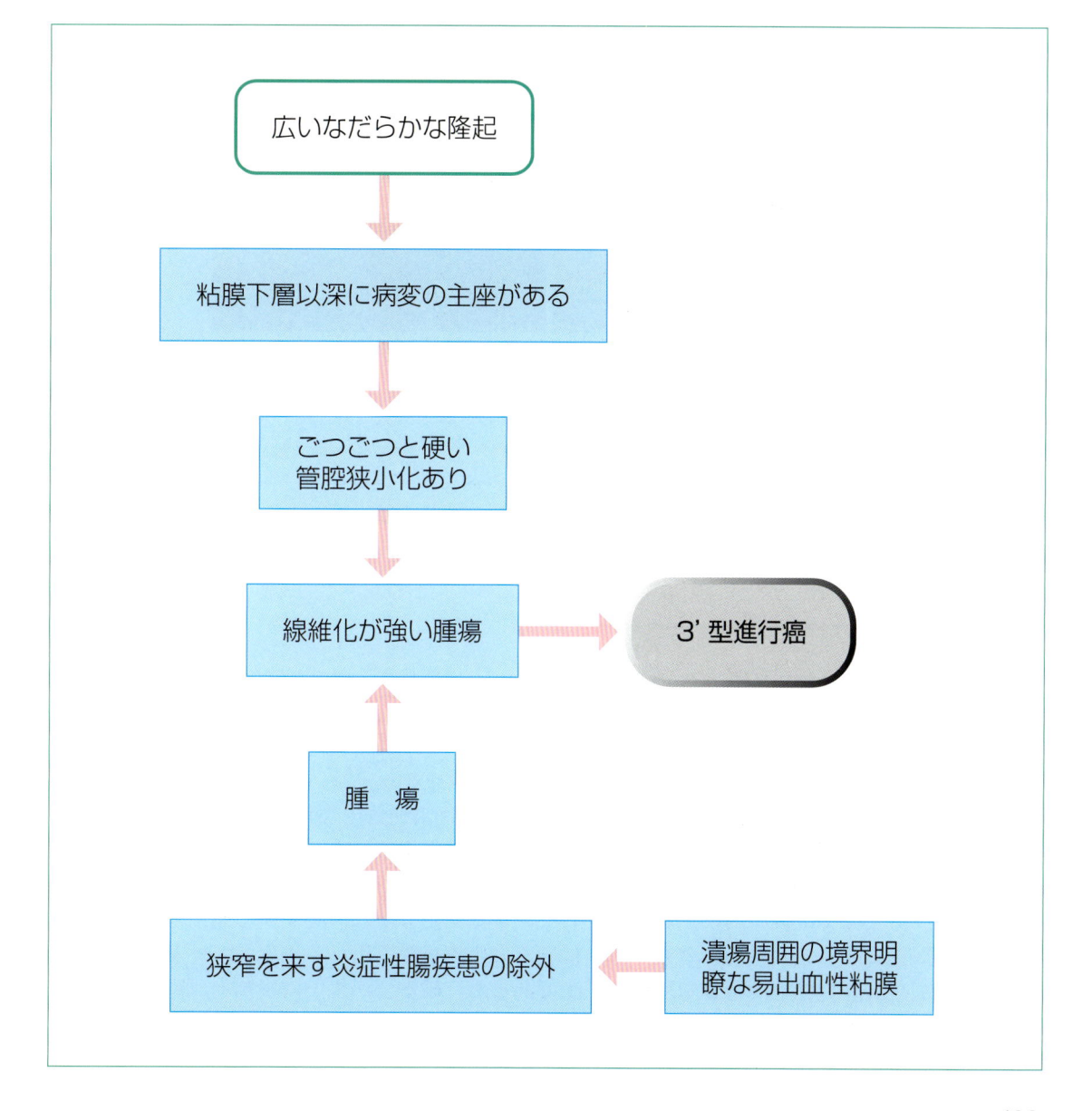

```
            広いなだらかな隆起
                 ↕
       粘膜下層以深に病変の主座がある
                 ↕
         ごつごつと硬い
         管腔狭小化あり
                 ↕
         線維化が強い腫瘍  →  3'型進行癌
                 ↑
             腫　瘍
                 ↑
      狭窄を来す炎症性腸疾患の除外  ←  潰瘍周囲の境界明
                                   瞭な易出血性粘膜
```

87　直腸癌(4)

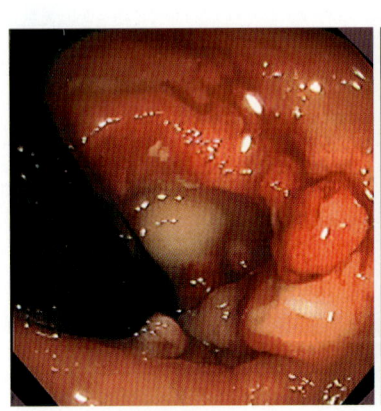

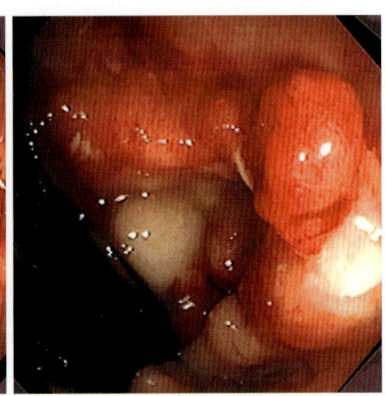

図87-1　　　　　　　図87-2

患者：69歳，女性．

診　断　◆　直腸癌

解説

　　直腸内反転の写真である(図87-1, 2)．腫瘍が一部歯状線にかかっている直腸癌である．このように腫瘍の周堤を確認できる形態であれば診断は容易である．

メモ

直腸内反転観察について
　　1999年3月5～7日，ニューヨークで米国消化器内視鏡学会(ASGE)主催の卒後教育のセミナーがあり，テーマが大腸内視鏡であったので参加した．参加人数は300人程で日本人は米国に在住しているSugawa教授と著者だけであった．そこで，直腸内反転をするかしないか意見が分かれ，必ずする先生と，しない先生に分かれた．しない先生は硬く太い内視鏡を用いる先生で，する先生は柔らかい細い内視鏡を用いる先生であった．確かに，太い内視鏡では直腸内反転で痛みを生じるし，粘膜に亀裂が入ることがある．反転は柔らかく細径の内視鏡で行うことが望ましい．

88 宿便性潰瘍（1）

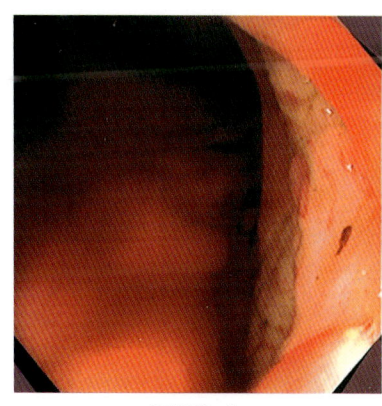

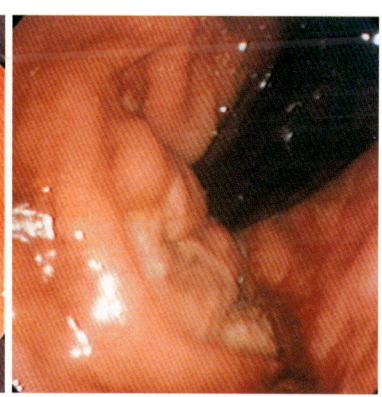

図88-1　　　　　　　図88-2

患者：81歳，男性．

　慢性の便秘があったが，数日間排便がなかった．摘便したところ，出血がみられたため来院した．大腸内視鏡検査で下部直腸に大きな潰瘍を認めた（図88-1）．

診断のflow chart

　直腸内反転（図88-2）で肛門近くの下部直腸に白苔を有す2cm程の潰瘍があることがわかる．病変は柔らかく，胃潰瘍のA1 stageの像に似ている．周囲粘膜は浮腫がある以外は正常である．柔らかさは線維化がないこと，すなわち，慢性の機序ではなく，急性の機序であることを意味している．急性に潰瘍形成を生じる肛門近くの疾患と病歴から，宿便性潰瘍に矛盾しない．

診　断　◆　宿便性潰瘍

経過
排便コントロールで軽快し，再発をみていない．

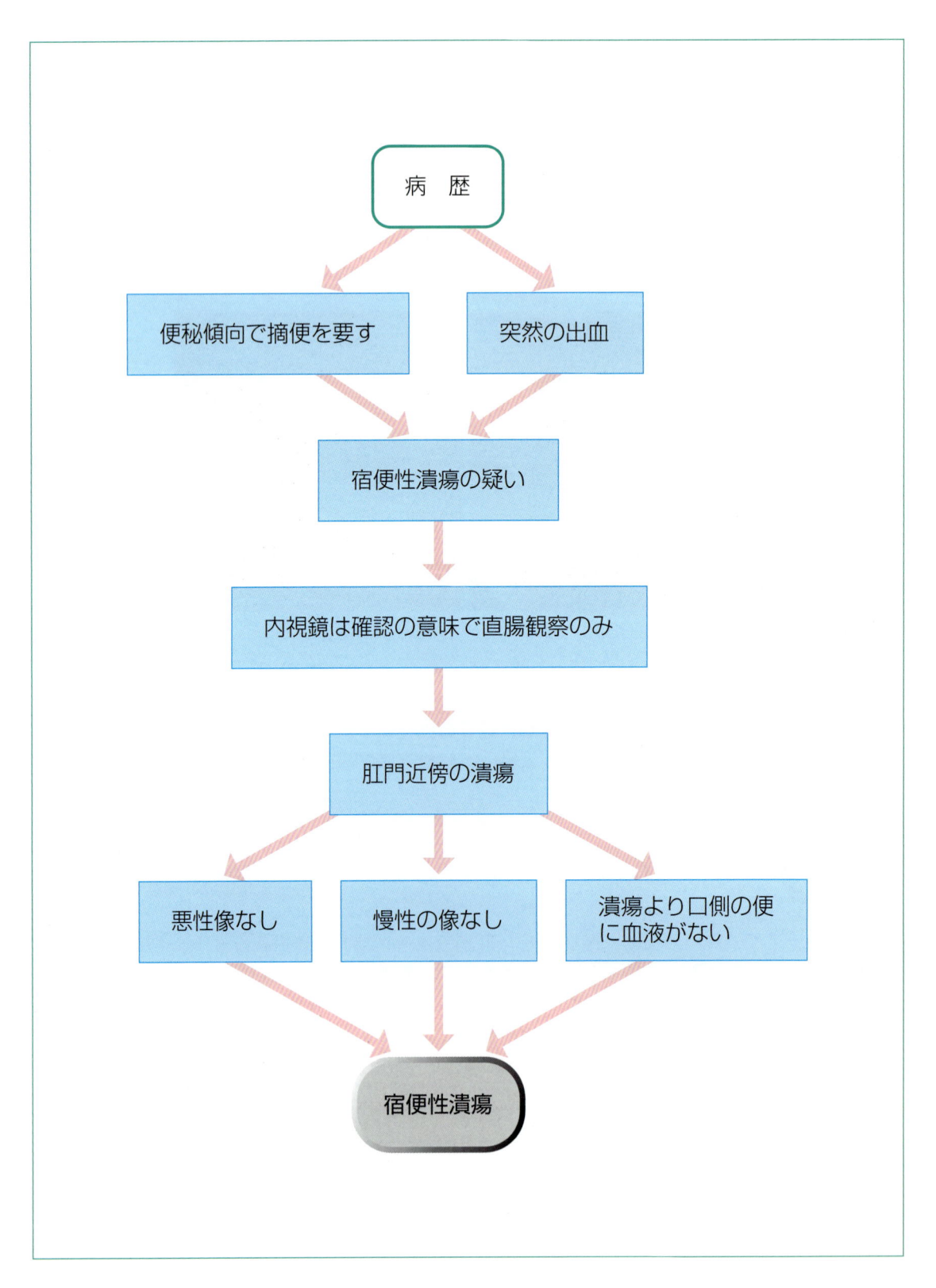

```
                        ┌─────────┐
                        │  病 歴  │
                        └────┬────┘
              ┌──────────────┴──────────────┐
              ▼                             ▼
    ┌──────────────────┐            ┌──────────────┐
    │ 便秘傾向で摘便を要す │            │  突然の出血  │
    └──────────┬───────┘            └──────┬───────┘
               └──────────────┬────────────┘
                              ▼
                  ┌──────────────────────┐
                  │    宿便性潰瘍の疑い    │
                  └──────────┬───────────┘
                             ▼
              ┌────────────────────────────────┐
              │  内視鏡は確認の意味で直腸観察のみ  │
              └───────────────┬────────────────┘
                              ▼
                   ┌──────────────────┐
                   │   肛門近傍の潰瘍   │
                   └─────────┬────────┘
           ┌─────────────────┼─────────────────┐
           ▼                 ▼                 ▼
    ┌────────────┐    ┌────────────┐    ┌──────────────────┐
    │  悪性像なし │    │ 慢性の像なし │    │ 潰瘍より口側の便  │
    │            │    │            │    │ に血液がない      │
    └──────┬─────┘    └──────┬─────┘    └─────────┬────────┘
           └─────────────────┼────────────────────┘
                             ▼
                      ┌──────────────┐
                      │  宿便性潰瘍  │
                      └──────────────┘
```

93 内痔核

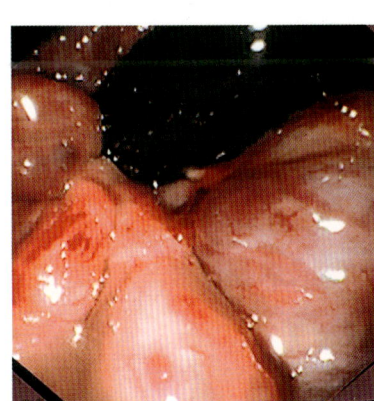

図93-1 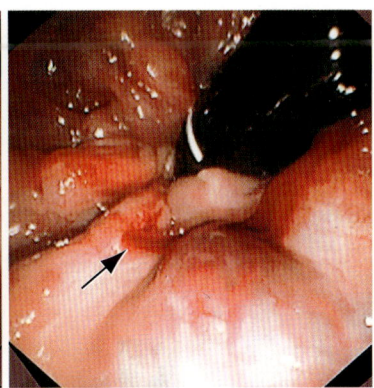　　　　図93-2

患者：60歳，女性．
　大動脈炎症候群で大動脈弁置換術後に黒色便があり，大腸内視鏡検査が施行された．

診　断　◆　内痔核からの出血

解説

　歯状線直上の移行帯に拡張した静脈がみられる（図93-1）．スコープが画面上に写っていなければ，あたかもRCサイン陽性の食道静脈瘤のように粘膜表面にまで拡張した血管が出現している．1カ所から出血しているのが観察される（図93-2，矢印）．

94 直腸静脈瘤

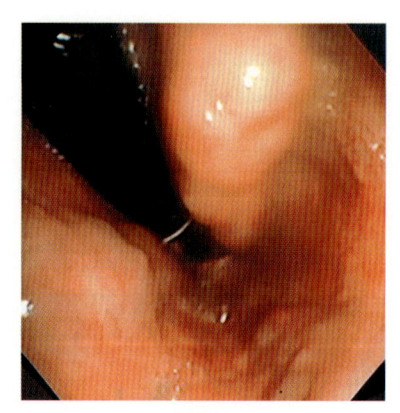

図94

患者：13歳，男性．

　特発性肝外性門脈閉塞症で小児外科に通院中であった．3年前より食道静脈瘤からの出血がみられ，4回の硬化療法が施行された．その後もたびたび下血を生じていたが食道，胃からの出血はなかった．大腸内視鏡を施行したところ，下部直腸に連続する病変がみられた（図94）．

診断のflow chart

　病歴からすぐに直腸静脈瘤であるとわかるが，それを知らないものとして診断をしてみる．まず，内視鏡の直腸内反転像であるから内視鏡がとぎれて見える部分が肛門である．病変は三つあり，縦に連なったものである．病変の起始部，方向性の一致から，これらは同一機序で生じているものと解される．隆起の高低差はそれらの程度の差をあらわしているものと思われるが，一番低い病変は青い血管が粘膜から透けてみえる像であり，この隆起は血管であると推察される．しかし，介在する部分にはそのような隆起はなく，それらが癒合して，塊状になってもいない．すなわち，血管性の腫瘍の形態特徴はなく，食道静脈瘤と同様に直腸の静脈が拡張した状態と考える．

診　断　◆　直腸静脈瘤

経過　食道静脈瘤用のゴムバンドで結紮し，直腸静脈瘤の消失を認めた．その後，経過は順調であったが，2年後，小腸に生じた静脈瘤からの多量の出血のため死亡した．

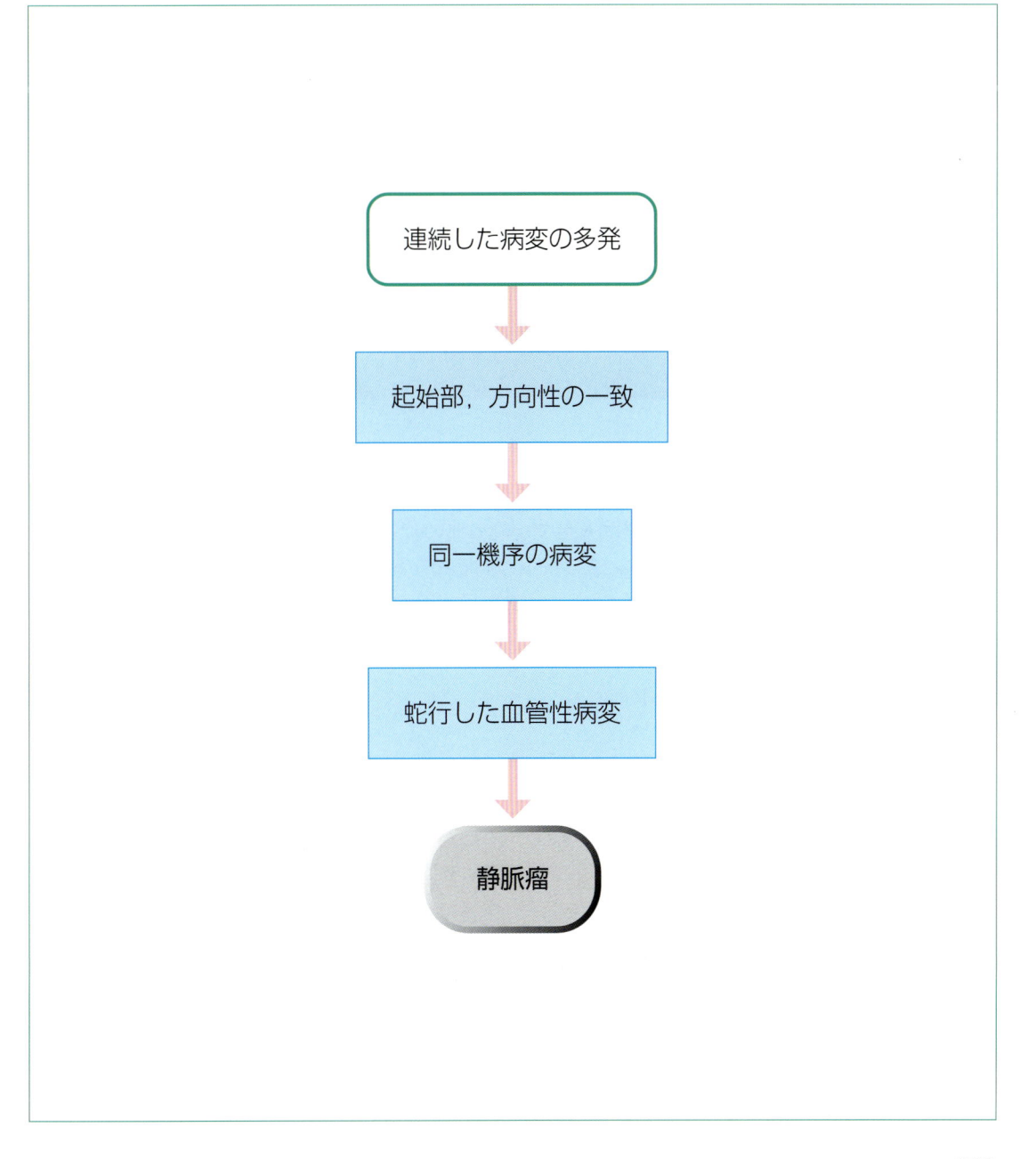

```
連続した病変の多発
      ↓
起始部，方向性の一致
      ↓
  同一機序の病変
      ↓
 蛇行した血管性病変
      ↓
     静脈瘤
```

95 虚血性腸炎(1)

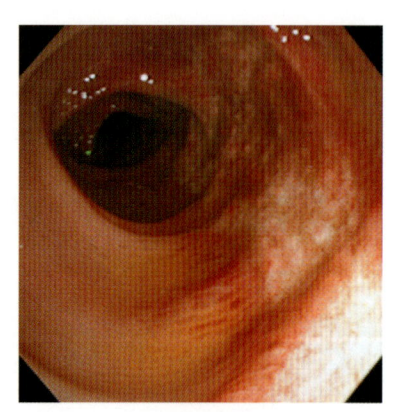

図95

患者：66歳, 男性.

　腹痛を生じたため近医を受診し, 巨大な腹部大動脈瘤を指摘され当院緊急入院となった. 幅5cm, 長さ9cmの動脈瘤があり, Graft置換術予定であったが, 入院時より下血が続くため大腸内視鏡検査を施行した. 下行結腸に縦走潰瘍を認めた (図95).

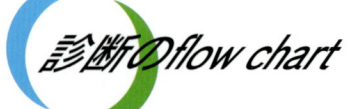

診断のflow chart

　縦走潰瘍は直線的な浅い1本の長いものである. 三角形の管腔の角の部分に位置し, 結腸紐に一致している. 潰瘍の縁は赤い粘膜がみられるが, それ以外の粘膜は全く正常である. 赤い粘膜も無名溝は正常であり, 粘膜間質の赤血球浸潤を伴う炎症があるものの, 上皮自体の構造は保たれている. このような直線的な境界明瞭な縦走潰瘍と周囲粘膜から虚血性腸炎と診断される. この内視鏡像は虚血性腸炎で急性期を過ぎ, 周囲の粘膜浮腫が沈静化した時期として典型的な所見である. 周囲の発赤は再生性の変化ではなく, かろうじて粘膜の脱落を逸がれたが, 虚血の変化が粘膜間質に生じている境界であり, これも特徴的な所見である. その他に下行結腸に縦走潰瘍を来す疾患には, 潰瘍性大腸炎, Crohn病, 憩室炎などがあるが, 潰瘍性大腸炎では周囲粘膜に炎症性の粘膜構

造の異常があること，Crohn病では狭窄や変形を来すこと，潰瘍形成する憩室炎では潰瘍出現時には浮腫が強く憩室はわかりにくいが，浮腫がなくなった時点では憩室が明らかとなることから容易に鑑別される．

診　断　◆　虚血性腸炎

経過　本例は内視鏡検査の10日前に腹痛を生じており，それが虚血性腸炎の発症時期で，偶然に腹部大動脈瘤が発見されたものである．本検査後，絶食，中心静脈栄養を施行し2週間後に行った内視鏡検査では縦走潰瘍は完全に消失していた．

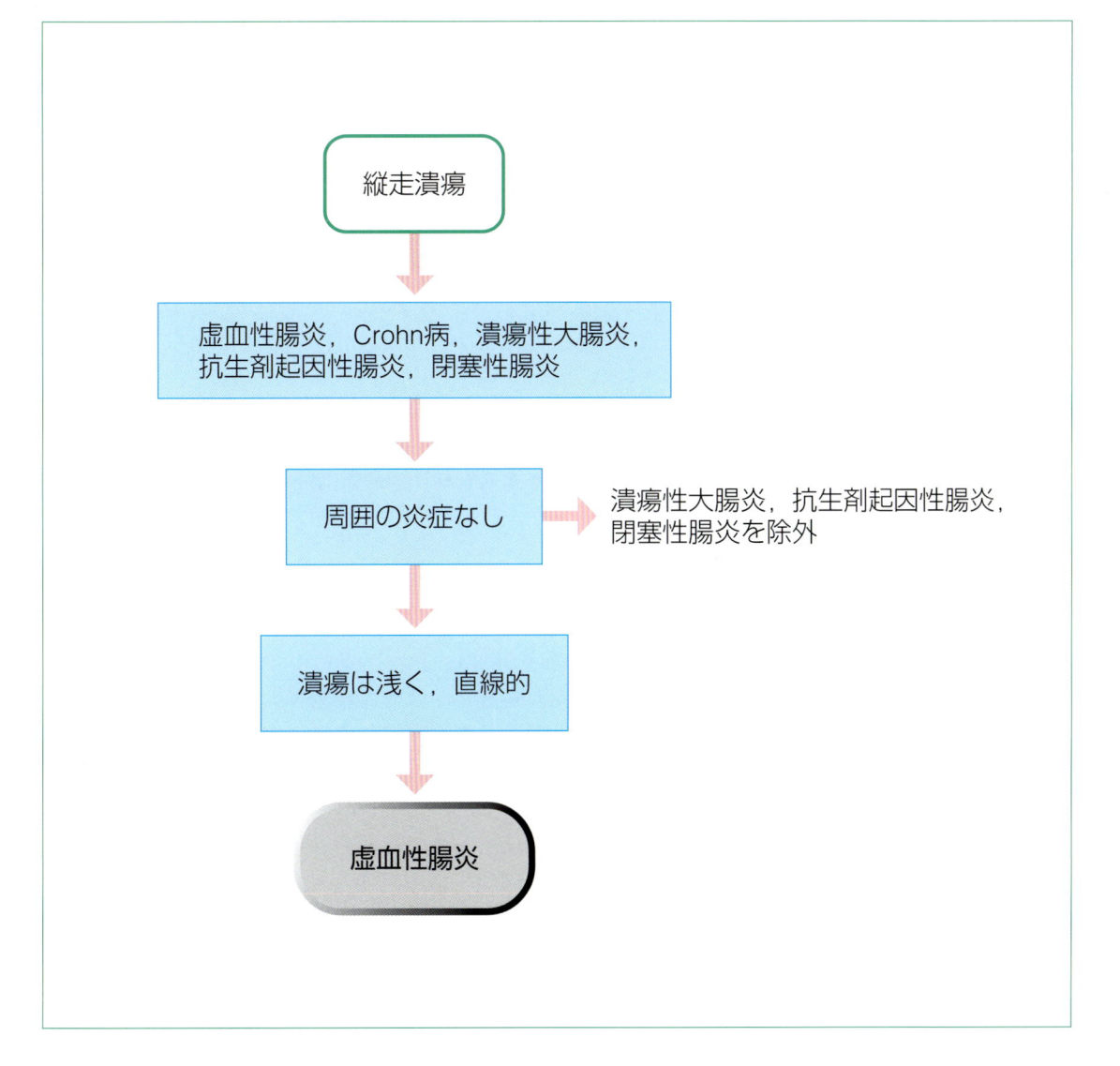

```
縦走潰瘍
   ↓
虚血性腸炎，Crohn病，潰瘍性大腸炎，
抗生剤起因性腸炎，閉塞性腸炎
   ↓
周囲の炎症なし  →  潰瘍性大腸炎，抗生剤起因性腸炎，
                  閉塞性腸炎を除外
   ↓
潰瘍は浅く，直線的
   ↓
虚血性腸炎
```

96 虚血性腸炎（2）

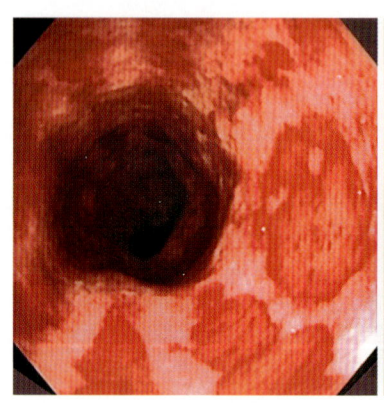

図96-1 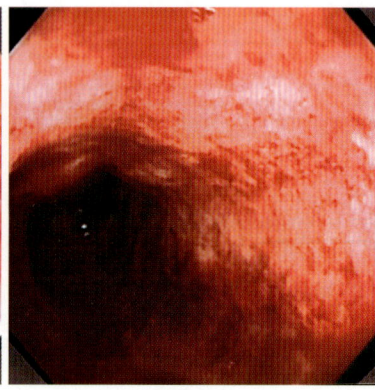　　　　　　　　図96-2 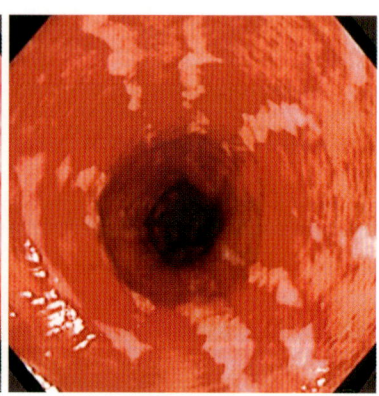　　　　　　　　図96-3

患者：65歳，男性．

　上気道炎で抗生剤を5日間投与された．その3週間後，突然の腹痛を生じショック状態となった．1時間後，多量の新鮮血の下血を生じ入院した．発症翌日の大腸内視鏡検査では直腸に異常はみられず，S状結腸から下行結腸にかけて炎症粘膜像がみられた（図96-1）．

診断のflow chart

　病歴から抗生剤による出血性大腸炎または虚血性腸炎に絞られるが，純粋に内視鏡像からのみで診断してみよう．まず，縦走潰瘍に着目したい．多発する縦走潰瘍は浅く，下行結腸で癒合している（図96-2）．多発する縦走潰瘍の間の粘膜は点在する発赤もみられるが正常な色調の粘膜もみられる（図96-3）．この所見と直腸から連続した病変でなく，区域性であることから潰瘍性大腸炎は考えがたい．つぎに潰瘍は浅く，周囲の隆起に乏しいことからCrohn病も否定的である．以上から抗生剤による出血性大腸炎もしくは虚血性腸炎の診断が得られる．3週間前ではあるが，抗生剤投与の既往があることから抗生剤によるものを否定できないが，内視鏡所見は少なくとも非常に強い区域性の虚血が生じていることは明らかである．内視鏡診断は広い意味での虚血性腸病変症候群と

することにとどめたい．

経過　絶食・補液のみで数日で症状の軽快を認め，2週間後の大腸内視鏡では瘢痕のみとなった．

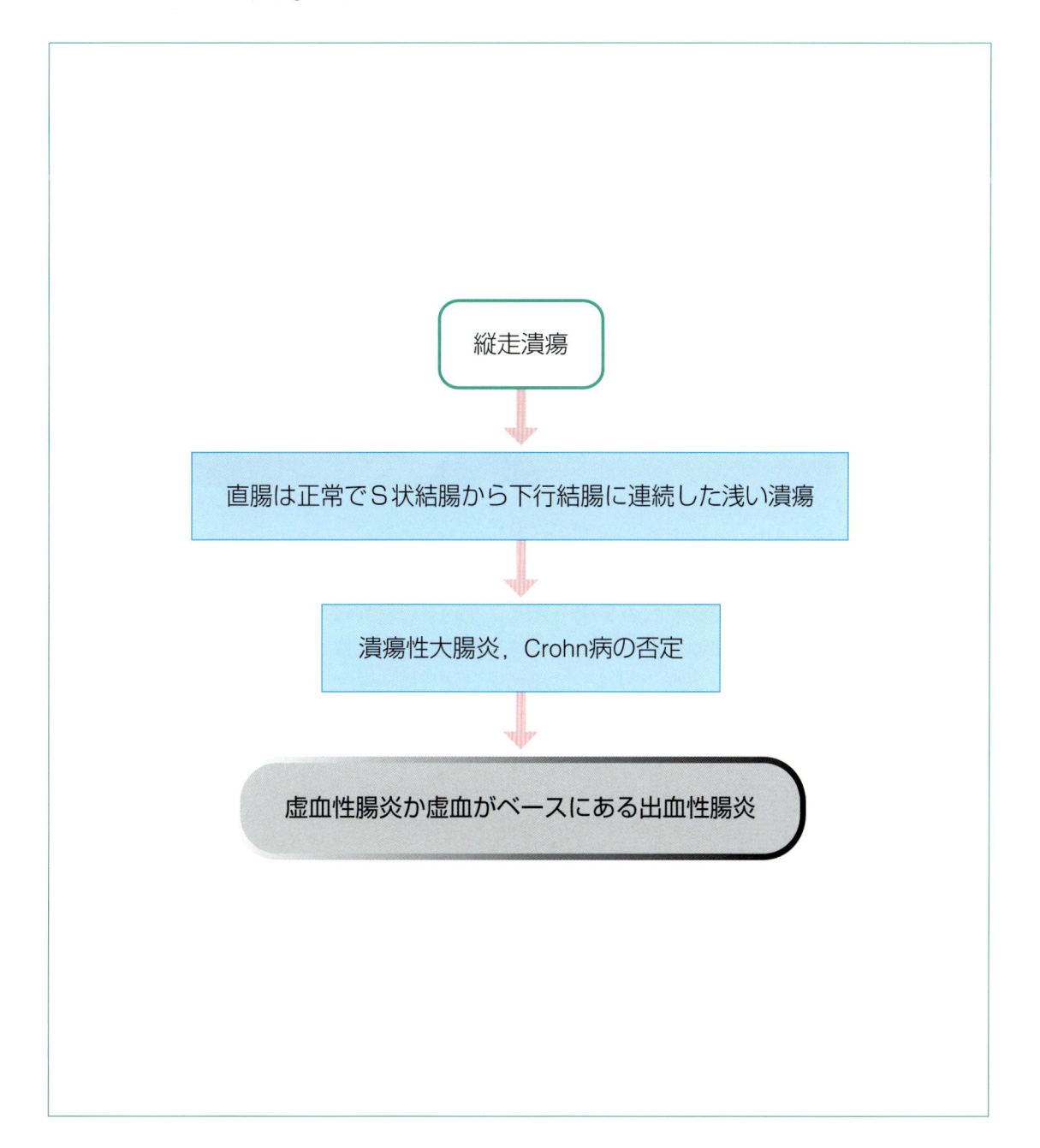

```
┌──────────┐
│  縦走潰瘍  │
└────┬─────┘
     ↓
┌─────────────────────────────────────────┐
│ 直腸は正常でS状結腸から下行結腸に連続した浅い潰瘍 │
└─────────────────┬───────────────────────┘
                  ↓
    ┌──────────────────────────┐
    │ 潰瘍性大腸炎，Crohn病の否定  │
    └─────────────┬────────────┘
                  ↓
    ┌──────────────────────────────────┐
    │ 虚血性腸炎か虚血がベースにある出血性腸炎 │
    └──────────────────────────────────┘
```

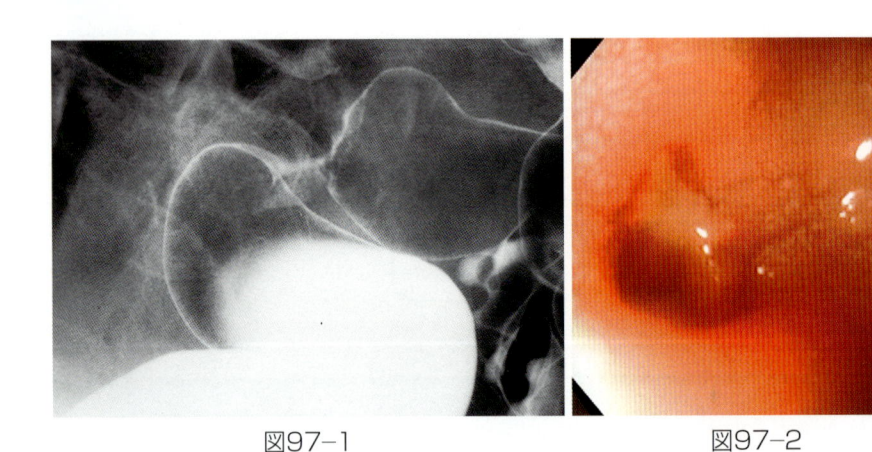

97 虚血性腸炎(3)

図97-1

図97-2

患者：82歳，男性．
　両総腸骨動脈瘤の手術が過去に2回行われている．2カ月後に血便を生じ．その後，便秘傾向となった．大腸X線検査でS状結腸に両側性の狭窄がみられた（図97-1）．大腸内視鏡では同部位の狭窄部には全周性の潰瘍がみられた（図97-2）．放射線治療の既往はない．

診断のflow chart

　狭窄部に全周性の潰瘍がみられる．潰瘍の口側は内視鏡が通過できないので不明であるが，大腸X線検査からみれば長軸方向への拡がりがあり帯状潰瘍に近い．このような潰瘍を来す疾患には虚血性腸炎，腸結核，Crohn病，放射線腸炎，宿便性潰瘍がある．潰瘍の周辺の粘膜は全く正常である．宿便性潰瘍は直腸に生じるものであり，まず，除外され，周辺粘膜の炎症がないことからアメーバ赤痢が除外され，毛細血管の拡張がないことから放射線腸炎は考えにくい（既往からも除外される）．また，高度の狭窄からみても虚血性腸炎，Crohn病，腸結核がある．しかし，後2者では1カ所のみに狭窄をきたし，周辺は全く変形や瘢痕がなく正常ということはあり得ない．以上から，虚血性腸炎による狭窄，潰瘍が最も考えられる．

診　断　◆　虚血性腸炎による狭窄疑い

経過　潰瘍辺縁からの生検では悪性像はなく，肉芽組織と軽度の炎症の所見のみであった．既往，現病歴を加味して，手術操作による虚血性の良性狭窄と診断し，経内視鏡的バルーン拡張術が行われ，狭窄部の改善がみられ，症状も消失した．

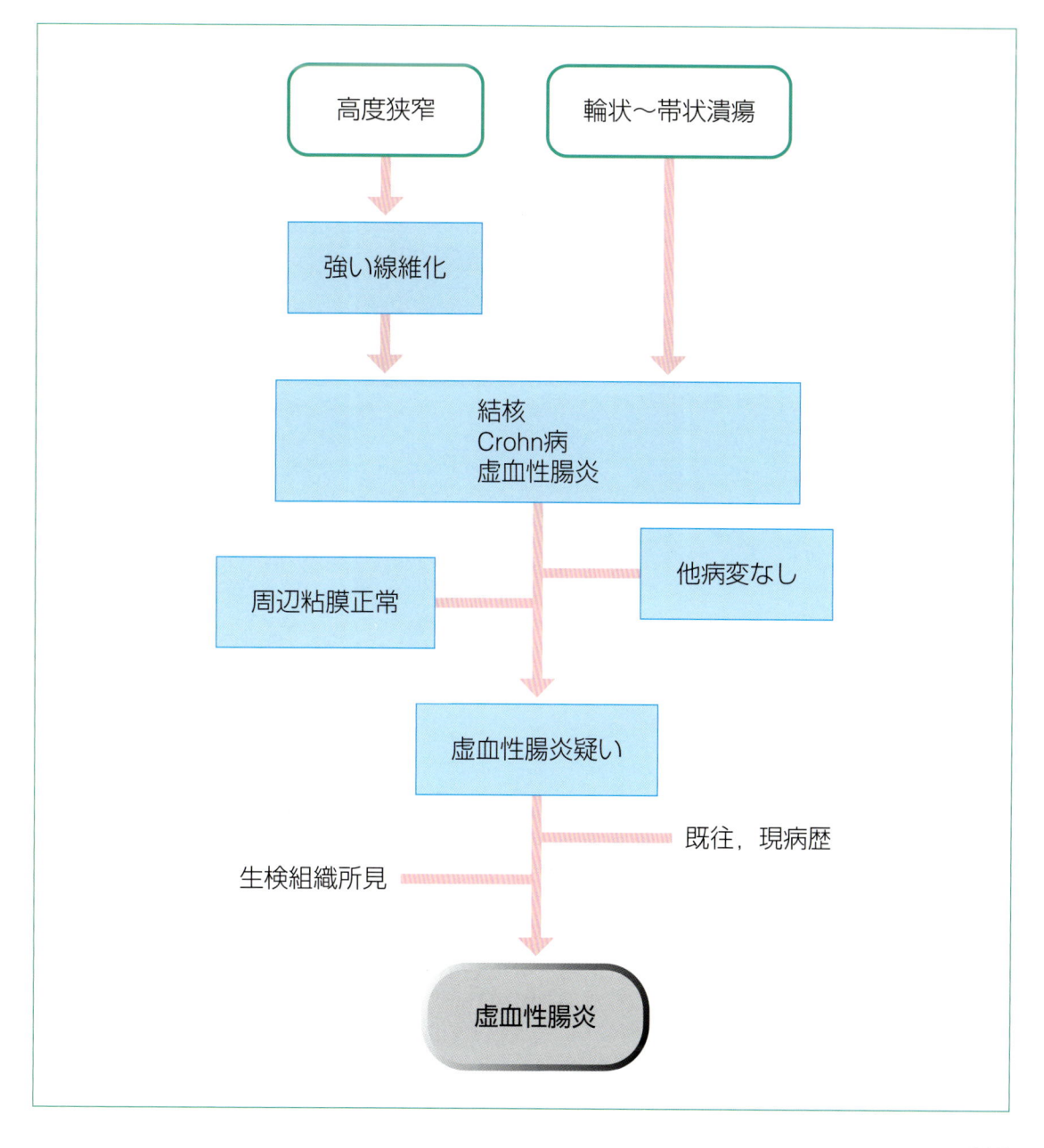

```
高度狭窄              輪状〜帯状潰瘍
    ↓                     │
強い線維化                 │
    ↓                     ↓
        結核
        Crohn病
        虚血性腸炎
            ↓
周辺粘膜正常 ══╪══ 他病変なし
            ↓
        虚血性腸炎疑い
                    ⇐══ 既往，現病歴
    生検組織所見 ══⇒
            ↓
        虚血性腸炎
```

98 99 100 腸梗塞(1)(2)(3)

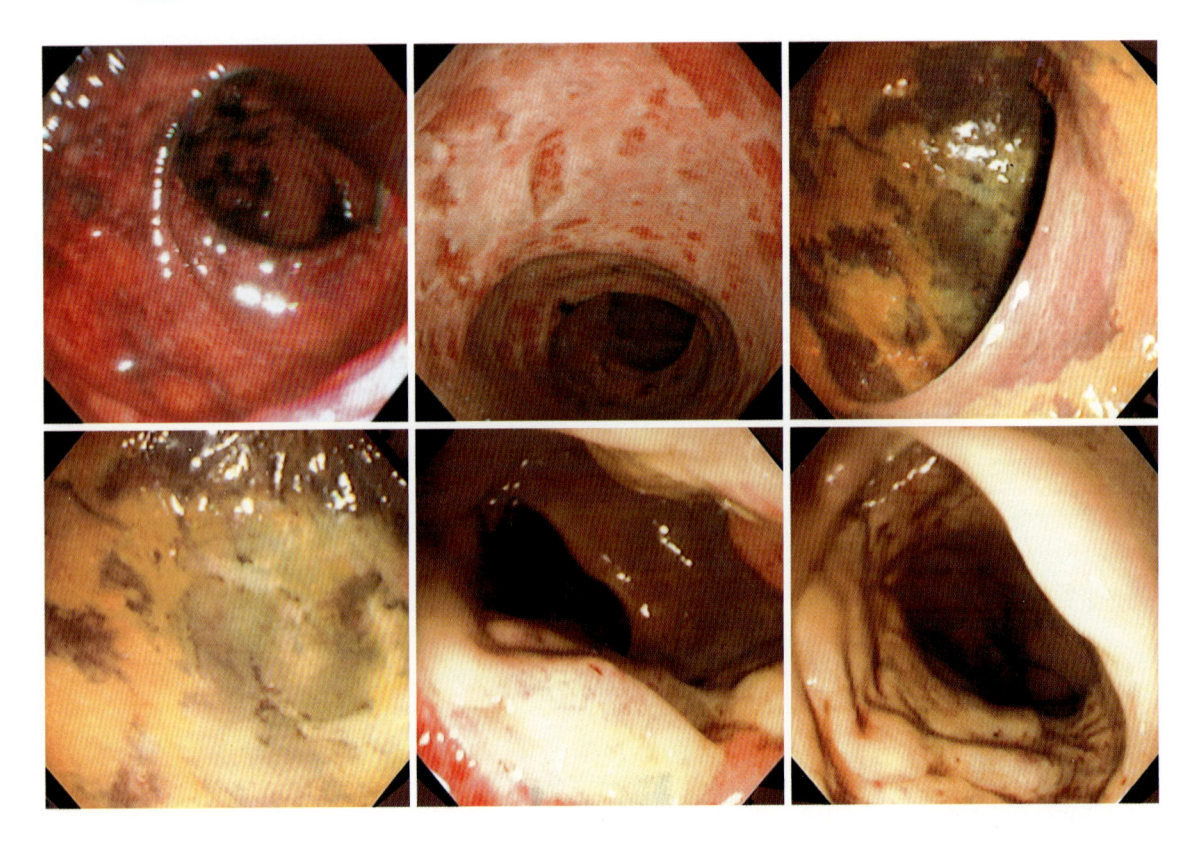

図98-1	98-2	99-1
99-2	100-1	100-2

(98) 患者：75歳，男性．
　腹部大動脈瘤があり，Graft置換術が行われた．術後の翌日より多量の下血を生じたため緊急内視鏡検査を施行した．肛門直上の直腸からRS部まで連続する出血性の粘膜がみられた（図98-1）．その口側は正常粘膜であった．

診断のflow chart

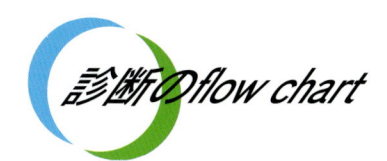

　動脈血管系の手術直後からみられた出血であり，動脈閉塞性の虚血と考えられる．このような虚血は区域性にび漫性に粘膜の壊死を伴う．診断のポイントは粘膜の色調である．このように一様な紫色は動脈性虚血に特有である．また，区域性であり，ある部位から突然正常粘膜になる（境界明瞭）という特徴がある．

経過　2週間後には全周性の帯状潰瘍がみられ（図98-2），4週後に潰瘍瘢痕が確認された．

（99）　患者：77歳，男性．
　数年来，高度の痴呆症状があり会話ができない状態で徘徊を繰り返していた．苦悶状を呈し，腹部を押さえて路上で倒れているのを発見され救急車で来院した．来院後，多量の新鮮血下血がみられた．大腸内視鏡では上行結腸と回盲部の紫色（図99-1）から緑色（図99-2）の変色がみられた．

診断のflow chart

　本例も同様に下血を主訴とし，区域性の変色がみられ動脈閉塞の病態である．支配領域から上腸間膜動脈閉塞症と考えられる．

経過　緊急の血管造影で上腸間膜動脈の閉塞が確認された．全身状態が悪く，手術不可能の状態だったため保存的に治療を行ったが，1カ月後に死亡した．

（100）　患者：72歳，男性．
　腹部大動脈瘤あり，Graft置換術が行われた．術後の翌日に下血が一過性に生じた．その3日後の内視鏡像は直腸全体が白色調に変色していた（図100-1, 2）．本例は検査施行後3日目にDICで死亡した．

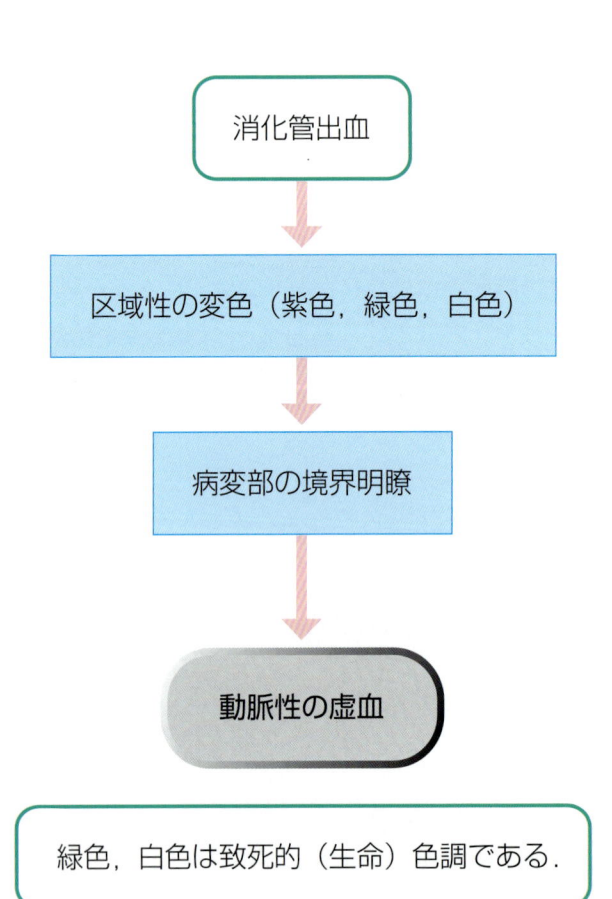

```
┌─────────────┐
│  消化管出血  │
└──────┬──────┘
       ↓
┌──────────────────────────┐
│ 区域性の変色(紫色,緑色,白色) │
└────────────┬─────────────┘
             ↓
┌──────────────────┐
│  病変部の境界明瞭  │
└─────────┬────────┘
          ↓
   ┌──────────────┐
   │  動脈性の虚血  │
   └──────────────┘

┌────────────────────────────┐
│ 緑色,白色は致死的(生命)色調である. │
└────────────────────────────┘
```

問題と解説

問題 1　49歳，女性．上行結腸の腫瘍に対し粘膜下層への注入をおこなった．みられる所見を選べ．

a. cushion sign
b. tenting sign
c. lifting sign
d. non-lifting sign
e. apple-core sign

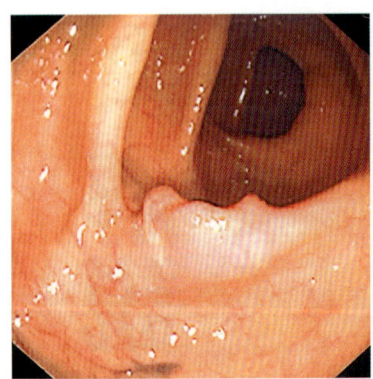

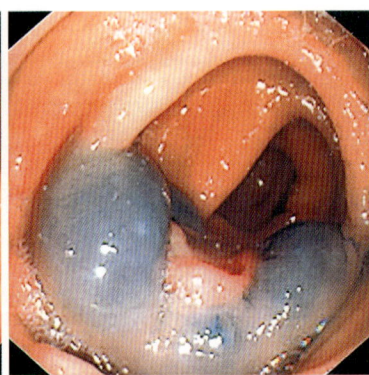

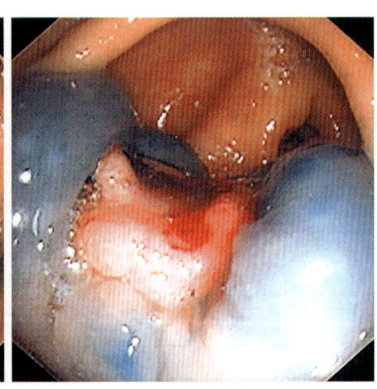

問題 2　33歳，女性．Behçet病で眼科入院中の患者である．大腸内視鏡でS状結腸（左），横行結腸（中央），回腸（右）に異常を認めた．誤っているのはどれか．

(1) S状結腸の病変は白苔を有す深い小円形潰瘍である．
(2) 横行結腸にアフタ様病変，または治癒期の潰瘍がみられる．
(3) 回腸の病変は円形潰瘍に近い不整形潰瘍で白苔を有し深い．
(4) 回腸の病変は単発性であり，単純性潰瘍である．
(5) すべての病変は個々の疾患であり，単一疾患ではない．

a. (1), (2)　b. (1), (5)　c. (2), (3)　d. (3), (4)　e. (4), (5)

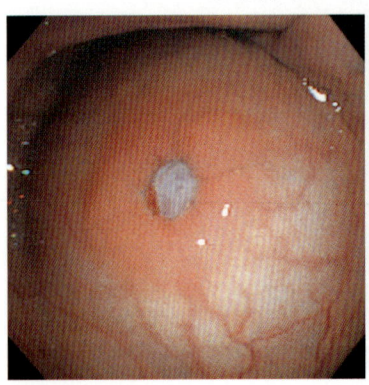

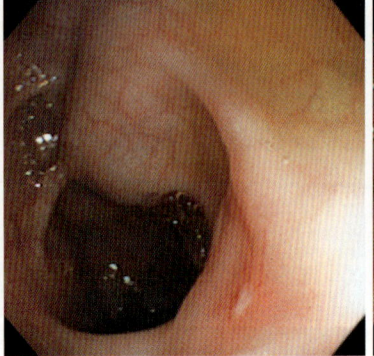

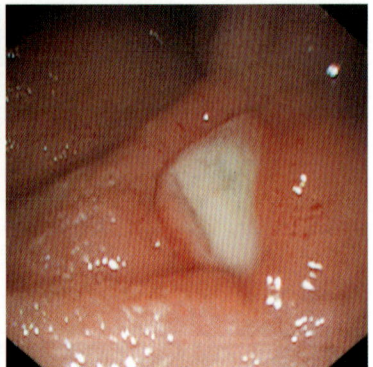

220

| 問題 3 | 44歳，男性．上行結腸に2cmの隆起性病変がみられた．正しいのはどれか． |

  a. 鉗子で押して，cushion signを確認する．診断は脂肪腫である．
  b. 鉗子で押して，cushion signを確認する．診断はリンパ管腫である．
  c. 内視鏡の機械的接触による粘膜下浮腫である．
  d. 空気を内容とした腸管嚢腫様気腫である．
  e. 肥大したバウヒン弁である．

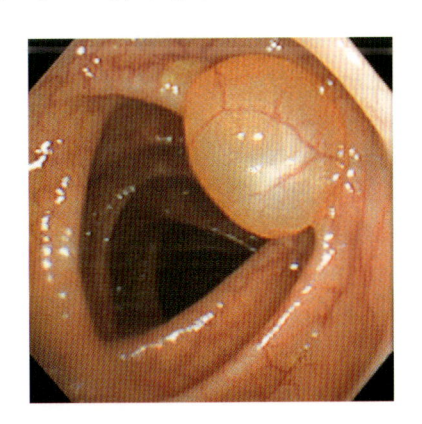

| 問題 4 | 70歳，男性．腹部大動脈瘤の手術後3日目に下血を認めた．腸管洗浄や浣腸をせずに直腸を観察した．正しいものを選べ． |

  a. 多量の便があり，観察不可能である．腸管洗浄を行い盲腸まで観察する．
  b. 多量の便があり，観察不可能である．高圧浣腸を繰り返し行って再検する．
  c. 広範な潰瘍がみられる宿便性腸潰瘍である．
  d. 片側性の縦走潰瘍がみられる腸梗塞である．
  e. 手術に使用された抗生剤に起因した腸炎である．

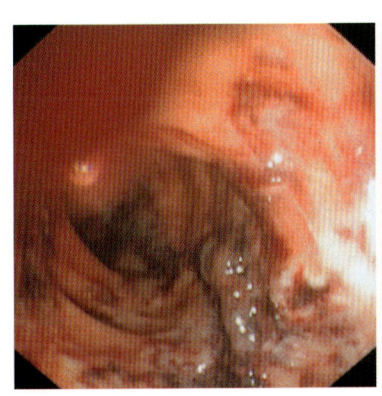

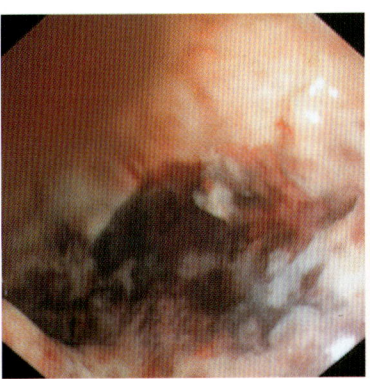

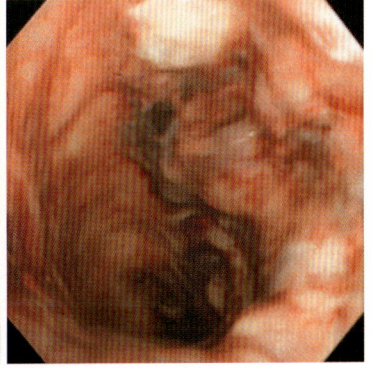

問題 5 53歳，男性．直腸に2〜3cmの腫瘍があり，生検で腺腫と診断された．粘膜下層への注入では腫瘍は平坦化した．正しいものを選べ．

（1）生検診断が腺腫であるため，経過観察する．
（2）いわゆるnon-lifting signであるが，生検で腺腫なのでpolypectomyする．
（3）組織診断が腺腫であっても外観から癌が考えられる．
（4）いわゆるnon-lifting signであり，内視鏡的切除は困難である．
（5）直腸外からの直接浸潤の所見であり，膀胱癌の検索を進める．

　　a. (1), (2)　**b.** (1), (5)　**c.** (2), (3)　**d.** (3), (4)　**e.** (4), (5)

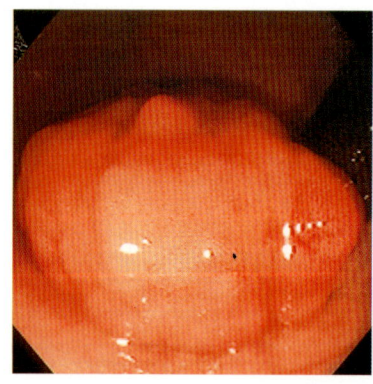

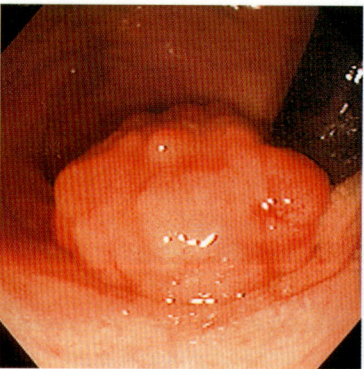

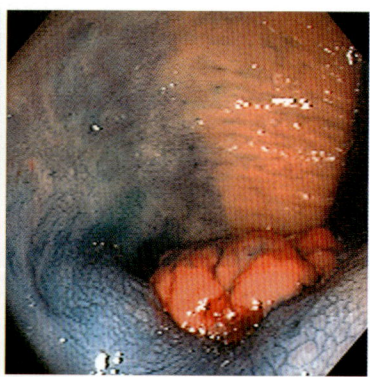

問題 6 62歳，男性．直腸腫瘍を指摘された．正しいものを選べ．

（1）表面は「ささくれ」を示す癌である．
（2）表面は「毛羽立ち」を示す絨毛状であり，管状絨毛腺腫である．
（3）はっきりした潰瘍がなく，粘膜病変である．
（4）表面は凹凸が強いが，腺管構造がみえるのでsm軽度浸潤癌である．
（5）潰瘍形成に至る前段階の癌で，sm高度浸潤またはmp癌である．

　　a. (1), (2)　**b.** (1), (5)　**c.** (2), (3)　**d.** (3), (4)　**e.** (4), (5)

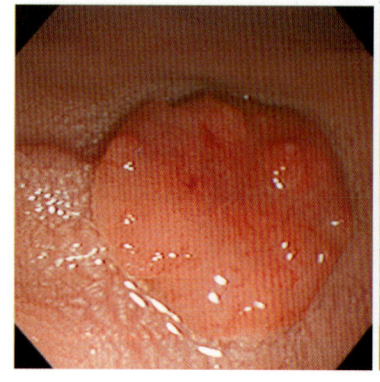

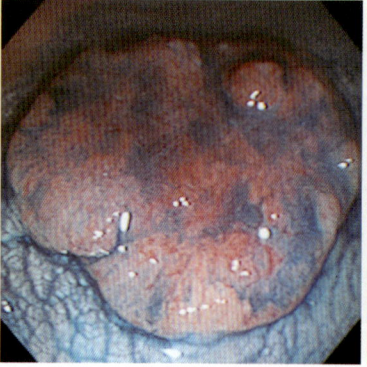

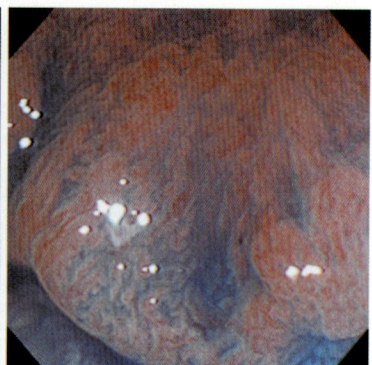

| 問題 7 | 47歳，女性．下血を主訴に来院した．直腸に下図のような病変がみられた．正しいのはどれか．|

(1) 家族性大腸腺腫の可能性があり，家族歴の聴取と検査が必要である．
(2) 平坦腺腫，カルチノイドの集簇の可能性が高い．
(3) アフタ様病変であり，Crohn病，潰瘍性大腸炎は否定される．
(4) 各種細菌培養，クラミジア抗体の検査を行う．

a. (1), (3), (4)　**b.** (1), (2)のみ　**c.** (2), (3)のみ　**d.** (4)のみ
e. (1)〜(4)のすべて

| 問題 8 | 直腸に病変がみられた．粘膜下層への注入で右図のように変化を認めた．正しいのはどれか．|

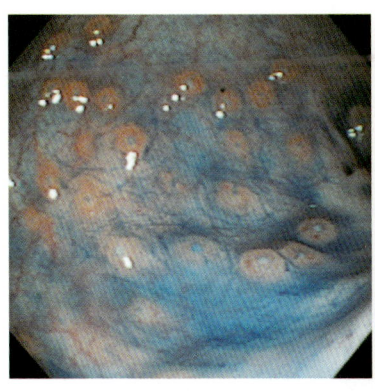

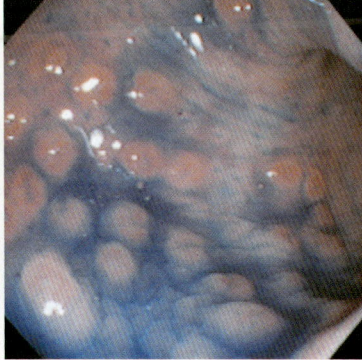

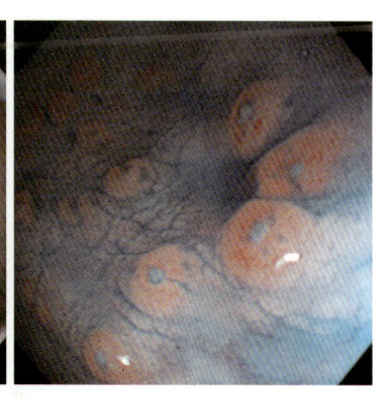

(1) non-lifting signであり，内視鏡的切除の適応ではない．
(2) 粘膜下層に高度に浸潤した早期癌または進行癌が考えられる．
(3) 内視鏡的切除をしても追加切除が必要と予想される．
(4) 粘膜癌が考えられる．

a. (1), (3), (4)　**b.** (1), (2)のみ　**c.** (2), (3)のみ　**d.** (4)のみ
e. (1)〜(4)のすべて

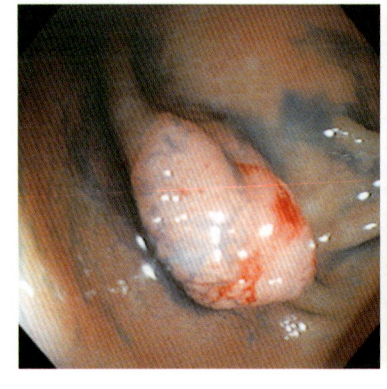

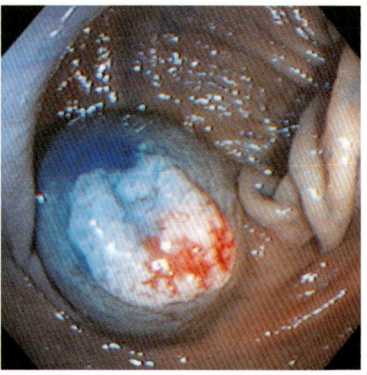

問題 9 42歳，女性．左は入院時，右は治療後2カ月後の所見である．正しいのはどれか．

(1) 左図で潰瘍がみられるが，粘膜が残在する．
(2) 左図の粘膜に炎症像がみられる．
(3) 右図の瘢痕からみて結核性腸炎が考えられる．
(4) 悪性リンパ腫，腸管嚢胞様気腫，ポリポーシスの鑑別が難しい．
(5) 左図は潰瘍性大腸炎の敷石様所見である．

a. (1), (2), (3)　　b. (1), (2), (5)　　c. (1), (4), (5)
d. (2), (3), (4)　　e. (3), (4), (5)

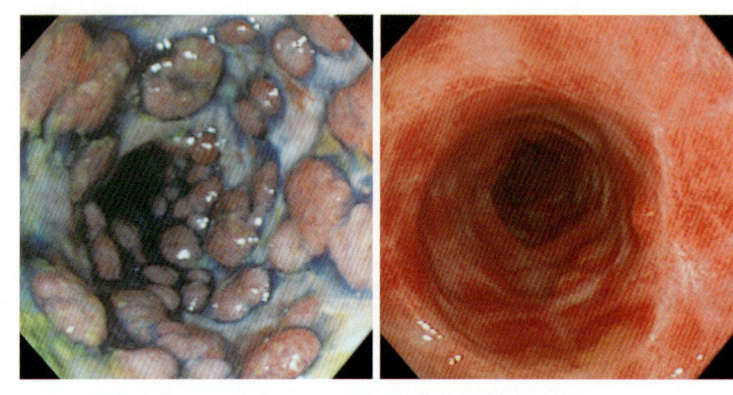

問題10 下の写真はすべて同一疾患の大腸の内視鏡像である．最も考えられる疾患を下から選べ．

a. 腸結核
b. Crohn病
c. 虚血性腸炎
d. 感染性腸炎
e. 潰瘍性大腸炎

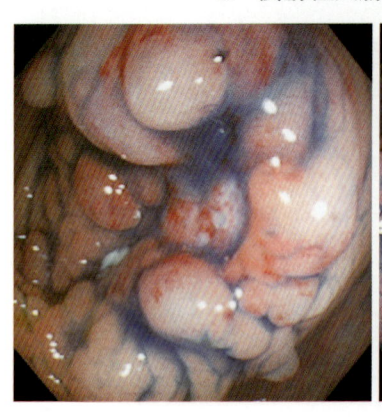

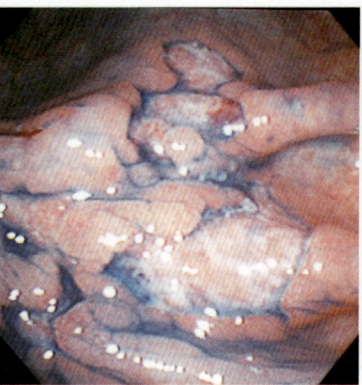

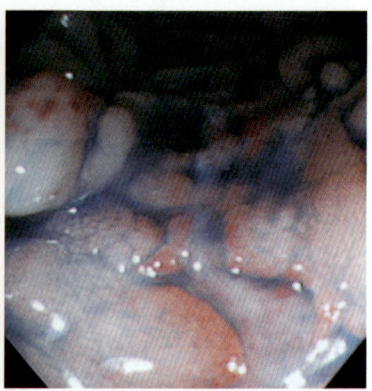

問題11

22歳，女性．免疫不全のため敗血症となり抗生物質を投与され，1週間後から難治性の下痢が生じた．内視鏡で直腸に下図のような所見がみられた．正しいのはどれか．

(1) 免疫不全によるサイトメガロ腸炎が考えられる．
(2) 癒合した偽膜がみられる．
(3) 診断は直腸だけの観察で十分である．
(4) 抗生物質を中止する． (5) 若い患者であり偽膜性腸炎ではない．

a. (1), (2), (3) **b.** (1), (2), (5) **c.** (1), (4), (5)
d. (2), (3), (4) **e.** (3), (4), (5)

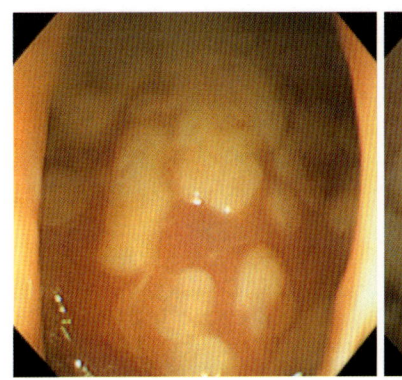

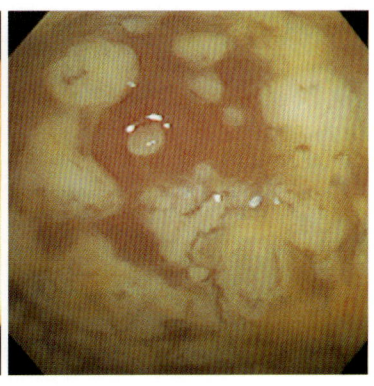

問題12

71歳，女性．慢性の便秘あり来院した．大腸内視鏡検査で下図のような所見がみられた．正しいのはどれか．

(1) 高齢発症の潰瘍性大腸炎を鑑別する必要がある．
(2) 前処置の洗浄液による腸炎である．
(3) アフタ様病変の白色点がみられる．
(4) メラノーシスである．

a. (1), (3), (4) **b.** (1), (2)のみ **c.** (2), (3)のみ **d.** (4)のみ
e. (1)〜(4)のすべて

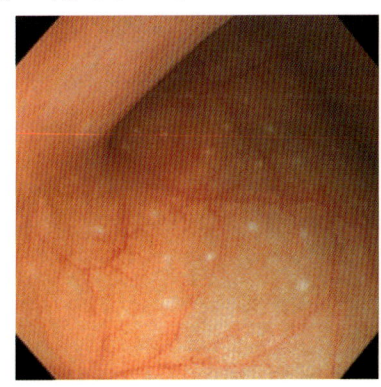

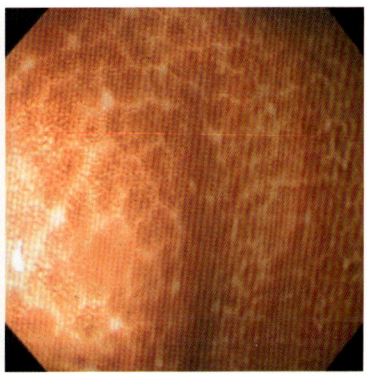

問題13

44歳，男性，盲腸癌の手術既往がある．手術から1年後にS状結腸に狭搾を認め内視鏡を施行した．癌の腸管転移と診断した．正しいのはどれか．

(1) 片側性狭搾とそれを形成する硬くなだらかな隆起．
(2) 粘膜間質発赤，無名溝で仕切られた小区の開大．
(3) 発赤中央の浅いび爛．
(4) 広範な上皮性腫瘍を呈する腫瘍性粘膜．　(5) アフタ様病変の集合．

a. (1)，(2)，(3)　b. (1)，(2)，(5)　c. (1)，(4)，(5)
d. (2)，(3)，(4)　e. (3)，(4)，(5)

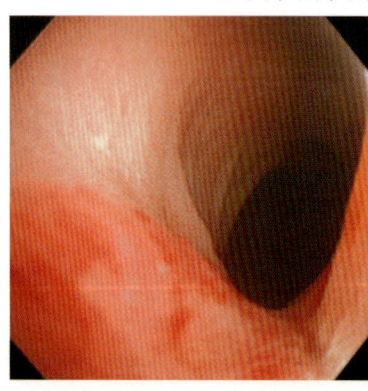

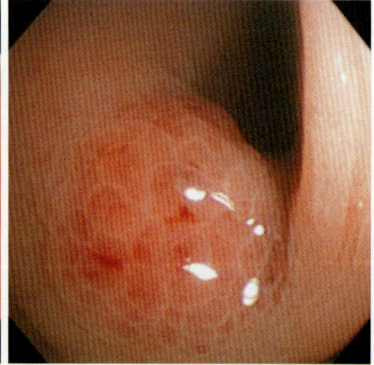

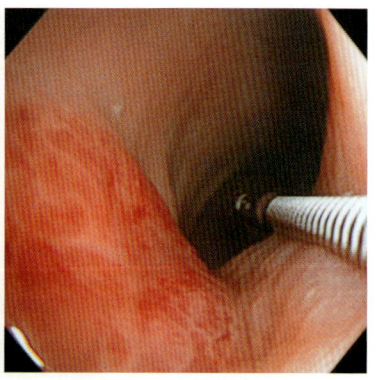

問題14

64歳，女性．右尿管腫瘍で泌尿器科入院中である．血便あり内視鏡を施行した．正しいものを選べ．

(1) 毛細血管の拡張が著しい．
(2) この疾患は悪化すると潰瘍，狭搾を生じる．
(3) アフタ様病変はみられない．
(4) 粘膜混濁，浮腫がみられる．

a. (1)，(3)，(4)　b. (1)，(2)のみ　c. (2)，(3)のみ
d. (4)のみ　e. (1)〜(4)のすべて

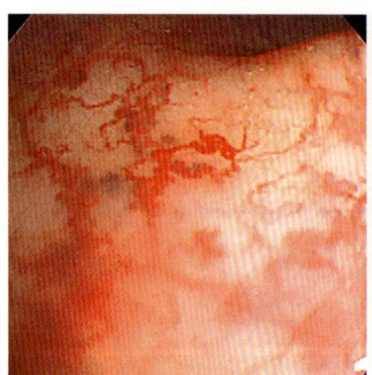

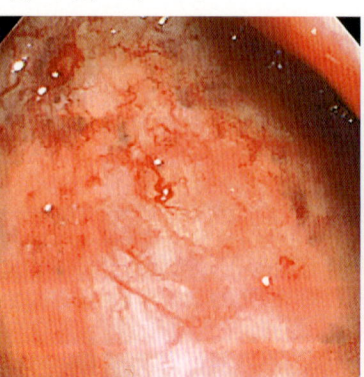

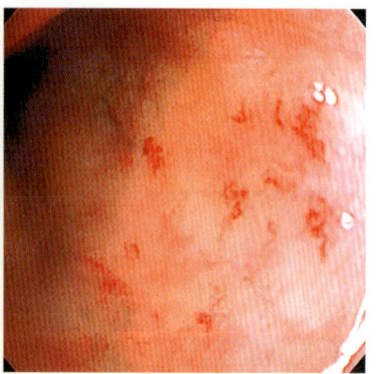

問題15 37歳，男性．数年前からある疾患で通院中である．病気が悪化して入院した．左は直腸の色素散布像である．右はS状結腸である．正しいものを選べ．

(1) 直腸の粘膜は無名溝，cryptも正常である．
(2) 直腸の粘膜からみて潰瘍性大腸炎ではない．
(3) S状結腸にび漫性の炎症がみられる．
(4) 区域性の潰瘍性大腸炎である．

a. (1), (3), (4)
b. (1), (2)のみ
c. (2), (3)のみ
d. (4)のみ
e. (1)〜(4)のすべて

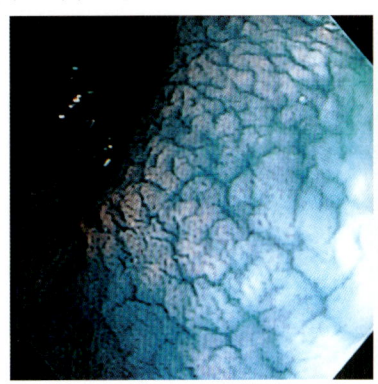

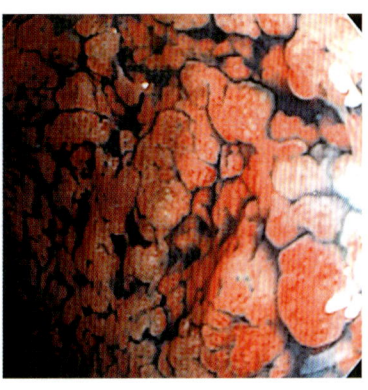

問題16 75歳，男性．下行結腸にポリープを認めた．正しいのはどれか．

(1) 高齢発症の若年性ポリープである．
(2) 茎が太く内視鏡的切除をすべきではない．
(3) non-lifting signの有無をみる．
(4) polypectomyの適応である．

a. (1), (3), (4)
b. (1), (2)のみ
c. (2), (3)のみ
d. (4)のみ
e. (1)〜(4)のすべて

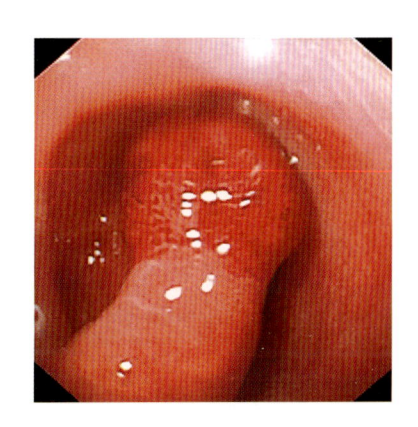

解答

問題1．d
cushion signとtenting signはリンパ管腫，脂肪腫にみられる．粘膜下注入で腫瘍は隆起せず，non-lifting signである．((49)～(52)参照)

問題2．e
すべてBehçet病の腸管病変にみられる所見である．((15)～(18)参照)

問題3．b
透明感のある粘膜下腫瘍でリンパ管腫と診断できるが，chshion signを確認し，診断に客観性をもたせる．((70)～(72)参照)

問題4．d
範囲をもって変色しており，腸梗塞と診断できる．診断がつけばそれ以上の観察は行なわない．浣腸なども穿孔の原因となり得るので行わない．
((98)～(100)参照)

問題5．d
進行癌であっても生検診断で腺腫と診断されることも少なくない．その場合，内視鏡の所見とnon-lifting signが治療方針決定の指標となる．外観はBorrmann 1型の進行癌であり，non-lifting signであるから内視鏡的切除適応ではない．((60)参照)

問題6．e
表面のささくれ所見が全体にみられsm高度浸潤またはmp癌と診断される．((45)参照)

問題7．d
アフタ様病変である．((3)参照)

問題8．d
易出血性で表面構造の不明瞭な腫瘍であり，癌が考えられる．しかし，粘膜下層への注入で病変は隆起し，病変自体も広がりを示すことから粘膜癌と診断できる．
((37)参照)

問題9．b
残存する粘膜に炎症がある．潰瘍性大腸炎の敷石様所見である．(総論P.18参照)

問題10．b
すべてCrohn病の潰瘍である．((5)参照)

問題11．d
偽膜性腸炎である．((11)～(13)参照)

問題12．d
メラノーシスのほとんどは便秘薬の常用による．白色点はリンパ濾胞である．
((29)参照)

問題13．a
発赤した表面に開大した小区がみられる．全体が硬く浅いび爛もある．腹腔内転移であるが，子宮癌などの直腸への直接浸潤と類似した所見を示す．
((83)～(85)参照)

問題14．e
放射線腸炎である．((77)～(79)参照)

問題15．a
潰瘍性大腸炎は直腸から連続して口側へ炎症が続くのが通常であるが，本例のように直腸に炎症像がなくその口側から炎症をみる場合も稀にある．(区域性という)．

問題16．d
茎は太いが，頭部は腺腫様でありpolypectomyの適応である．有茎性で頭部に癌の所見がなければnon-lifting signを調べる必要はない．

和文索引

〔あ 行〕

悪性リンパ腫　183
アフタ様病変　19, 41, 44
アミロイドーシス　53
アメーバ赤痢　13, 55
円形潰瘍　14, 46, 67
横行結腸　6
大きさ診断　23

〔か 行〕

回盲弁　8
潰瘍性大腸炎　11, 41, 43, 46
拡大内視鏡　18
下行結腸　6
カラーボタン様潰瘍　15
カルチノイド　172
簡易円盤法　24
間質の線維化　28
感度　33
カンピロバクター　15
偽膜性腸炎　61
急性出血性直腸潰瘍　206
虚血　122
虚血性腸炎　11, 210, 212, 214
緊満感　28
クラミジア直腸炎　13
形状保持隆起　29, 151, 153
形態診断　24
結腸半月ひだ　2
結腸紐　2
毛羽立った，毛羽立つ　105, 127
好酸球性大腸炎　50
高度腫瘍　107
肛門管　8

〔さ 行〕

細菌性赤痢　12, 13, 16, 57
臍状挙上　154
ささくれる　127
敷石像　11, 16
敷石様所見　18
色素はじき所見　148
下掘れ潰瘍　75
脂肪腫　179
若年性ポリープ　167, 169
縦走潰瘍　16, 38, 48
宿便性潰瘍　201, 203
出血性大腸炎　59
小円形潰瘍　71, 73
白い粘膜像　9
浸潤癌　107
正診率　33
全周性の狭窄　162
腺腫内癌　89, 92
挿入時の観察　20
存在診断　20

〔た 行〕

帯状潰瘍　17
タコイボ状　55
だるま型　141
単純性潰瘍　75
腸管嚢腫様気腫症　181
腸結核　17, 77, 81
腸結核瘢痕　79
腸梗塞　216
直腸横ひだ　3
直腸内反転観察　200
直腸粘膜脱症候群　204
直腸静脈瘤　208
特異度　33

〔な 行〕

内痔核　207
内視鏡的粘膜切除　29
粘膜下腫瘍　27
粘膜下腫瘍様病変　174

〔は 行〕

ハウストラ　2
白色粘膜　50
白斑　65, 168
瘢痕　17
病原大腸菌（0157）　16
部位診断　22
不整形潰瘍　15, 69
浮腫　9
平滑筋腫　175
平滑筋肉腫　180
平坦腺腫　94, 99, 109, 111
放射線腸炎　19, 185, 186, 187
ポリポーシス　164, 166

〔ま 行〕

無名溝　8
盲腸　8

〔や 行〕

薬剤性出血性大腸炎　12
有茎性腺腫　83, 85, 87, 89, 92

〔ら 行〕

乱反射　9
臨床的左結腸曲　6
輪状潰瘍　17
輪状ひだ　2
輪状模様（bandage appearance）
　　120, 132
リンパ濾胞　44, 95, 97, 98, 106

欧文索引

bandage appearance　120
Behçet病　67, 69, 71, 73

cap polyposis　64
carpet polyp　107
cecum　8
circular ulceration　17
clamshell polyp　103
coddle-stone apearance　11
colonic muco-submucosal elongated polyp(CMSEP)　170
Crohn病　11, 48
crypt　32
cushion sign　27, 175, 177, 180

descending colon　6
desmoplastic response　28

EMR(endoscopic mucosal Resection)　29

fold　28, 128, 130
fold集中　17, 112

hangnail sign　126, 127

ileocecal valve,Bauhin　8

Kerckring fold　2

linear ulcer　16
longitudinal ulcer　16
LST　107

navel sign　154
non-lifting sign　134, 136, 138, 139, 140, 146, 156, 157, 159
non-lifting sign　29

pit　32
pattern　115

ridge　32, 83, 114, 115

sailor hat　121, 196
Sherman分類　187
S状結腸（sigmoid colon）　6

tenting sign　176, 179
transverse colon　6

waterproof sign　148
X線透視　22
IIa集簇型腺腫　101, 105, 108, 124
IIb型　161

230

大腸内視鏡の診かた
―フローチャートで考える―

定価(本体9,500円+税)　　　　　　　　　　　　　　　検印省略

2000年5月1日　第1版第1刷発行

編　者　棟方昭博
発行者　太田　博
発行所　株式会社 杏林書院
　　　　〒113-0034　東京都文京区湯島4-2-1
　　　　Tel 03(3811)4887　Fax 03(3811)9148

ISBN4-7644-0048-0　C3047　　　サンエー印刷／坂本製本所
Printed in Japan

Ⓡ〈日本複写権センター委託出版物・特別扱い〉

本書の無断複写は，著作権法上での例外を除き，禁じられております．
本書は，日本複写権センターへの特別委託出版物（日本複写権センター「出版物の複写利用規定」で定める特別許諾を必要とする出版物）です．本書を複写される場合は，すでに日本複写権センターと包括契約をされている方も，そのつど事前に日本複写権センター（電話03-3401-2382）を通して当社の許諾を得てください．

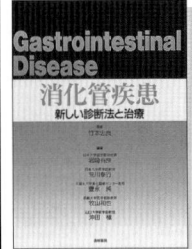

消化管疾患　新しい診断法と治療

竹本　忠良　監修
岩崎　有良（日本大学医学部助教授）・荒川　泰行（日本大学医学部教授）・豊永　純（久留米大学消化器病センター教授）・牧山　和也（長崎大学医学部助教授）・沖田　極（山口大学医学部教授）　編著

- ●184頁
- ●B5判
- ●図49/写真66

本体価格 6,000円

■概略目次■

1. 消化管疾患研究の最近の動向
   1. 胃粘膜微小循環
2. 消化管疾患の疫学
   1. 記述疫学とは／2. 記述疫学の資料／3. 記述疫学の指標／4. 消化管疾患の動向／5. 疫学的仮説の設定と証明
3. 消化管の形態と機能
   1. 消化管の基本構造／2. 口腔・咽頭／3. 食道／3. 1 食道の形態／3. 2 食道の機能／4. 胃／5. 小腸／6. 大腸
4. 消化管と免疫
   1. 腸管における免疫担当器官と細胞／2. 粘液層／3. 腺窩上皮細胞のアポトーシス
5. 消化管疾患の診断法
   1. 症例からみた診断法／2. 食道内圧測定／3. 胃液検査／4. 24時間pHモニタリング／5. 消化管ホルモン／6. 消化管系の腫瘍マーカー／7. 胃排泄能／8. Helicobacter pylori／9. 消化吸収試験と蛋白漏出試験／10. 画像診断法／11. 消化器集団検診／12. 病理組織診断
6. 消化管疾患の治療
   1. 消化性潰瘍薬
   2. 炎症性腸疾患の治療
   3. 内視鏡的治療
   4. 食道静脈瘤に対する治療
   5. 消化管癌の化学療法
   6. 栄養療法

上部消化管疾患

疾病の概念，臨床像から診断，治療を一連の流れの中で詳説

竹本　忠良　監修
岩崎　有良（日本大学医学部助教授）・荒川　泰行（日本大学医学部教授）・豊永　純（久留米大学消化器病センター教授）・牧山　和也（長崎大学医学部助教授）・沖田　極（山口大学医学部教授）　編著

- ●184頁
- ●B5判
- ●写真157

本体価格 6,700円

■概略目次■

1. 逆流性食道炎
2. 腐食性食道炎
3. アカラシア
4. 食道早期癌
5. 食道進行癌
6. 食道静脈瘤
7. Mallory-Weiss症候群
8. Boerhaave症候群（特発性食道破裂）
9. 急性胃炎
10. 慢性胃炎
11. 胃潰瘍
12. 十二指腸潰瘍
13. Dieulafoy潰瘍
14. 吻合部潰瘍
15. 胃ポリープ
16. 異型上皮と異型上皮巣（ATP）
17. 早期胃癌
18. 進行胃癌
19. 胃粘膜下腫瘍
20. 胃悪性リンパ腫
21. 平滑筋肉腫
22. Non-ulcer dyspepsia
23. ダンピング症候群
24. Menetrier病
25. 小腸良性腫瘍
26. 小腸悪性腫瘍
27. メッケル憩室
28. 急性虫垂炎
29. 盲係蹄症候群
30. 短腸症候群

下部消化管疾患

竹本　忠良　監修
岩崎　有良（日本大学医学部助教授）・荒川　泰行（日本大学医学部教授）・豊永　純（久留米大学消化器病センター教授）・牧山　和也（長崎大学医学部助教授）・沖田　極（山口大学医学部教授）　編著

- ●176頁
- ●B5判
- ●写真113

本体価格 6,700円

■概略目次■

1. 単純性潰瘍
2. ベーチェット病
3. 絨毛腺腫
4. 潰瘍性大腸炎
5. クローン病
6. 腸結核
7. 若年性ポリポーシス
8. 家族性大腸ポリポーシス
9. Peutz-Jeghers症候群
10. Cronkhite-Canada症候群
11. 大腸早期癌
12. 大腸進行癌
13. アフタ性大腸炎
14. 虚血性大腸炎
15. 薬剤性大腸炎
16. 赤痢アメーバ
17. 直腸粘膜脱症候群
18. 腸管のう胞様気腫
19. 消化管カルチノイド
20. 腸閉塞（Ileus）
21. 腸重積症
22. S状結腸軸捻転症
23. 過敏性腸症候群
24. 神経性食欲不振症
25. Zollinger-Ellison症候群
26. WDHA症候群

疾病の概念，臨床像から診断，治療を一連の流れの中で詳説

杏林書院　東京都文京区湯島4-2-1　TEL03-3811-4887　FAX03-3811-9148